Massimo Zecchin / Gianfranco Sinagra

The Arrhythmic Patient in the Emergency Department

A Practical Guide for Cardiologists and Emergency Physicians

急诊心律失常

临床处理实用指南

主　编　〔意〕马西莫·泽钦
奇安弗兰科·辛那格拉

主　译　刘元生　郭继鸿

天津出版传媒集团
天津科技翻译出版有限公司

著作权合同登记号:图字:02-2018-221

图书在版编目(CIP)数据

急诊心律失常 :临床处理实用指南 / (意) 马西莫·泽钦 (Massimo Zecchin), (意) 奇安弗兰科·辛那格拉 (Gianfranco Sinagra) 主编 ; 刘元生, 郭继鸿主译. —天津:天津科技翻译出版有限公司, 2021.8

书名原文:The Arrhythmic Patient in the Emergency Department:A Practical Guide for Cardiologists and Emergency Physicians

ISBN 978-7-5433-4117-3

Ⅰ. ①急… Ⅱ. ①马… ②奇… ③刘… ④郭… Ⅲ. ①心律失常-急诊-指南 Ⅳ. ①R541.705.97-62

中国版本图书馆 CIP 数据核字(2021)第 067014 号

授权单位:Springer International Publishing AG.
出　　版:天津科技翻译出版有限公司
出 版 人:刘子媛
地　　址:天津市南开区白堤路 244 号
邮政编码:300192
电　　话:(022)87894896
传　　真:(022)87895650
网　　址:www.tsttpc.com
印　　刷:天津新华印务有限公司
发　　行:全国新华书店
版本记录:880mm×1230mm　32 开本　7.5 印张　260 千字
2021 年 8 月第 1 版　2021 年 8 月第 1 次印刷
定价:98.00 元

(如发现印装问题,可与出版社调换)

译者名单

主　译　刘元生　郭继鸿

译　者　(按姓氏汉语拼音排序)

陈　琪　美国得克萨斯心脏研究中心
高瑞龙　北京中日友好医院
郭继鸿　北京大学人民医院
郭树彬　首都医科大学附属北京朝阳医院
洪　江　上海复旦大学第九人民医院
黄织春　内蒙古医科大学第一附属医院
黎檀实　中国人民解放军总医院
李开源　中国人民解放军总医院
刘德平　北京医院
刘丽华　北京大学人民医院
刘霄燕　北京大学第一医院
刘元生　北京大学人民医院
马建新　中国人民解放军第三〇五医院
宋焕秋　北京大学人民医院
孙雅逊　浙江大学医学院附属邵逸夫医院
王程瑜　北京大学第一医院
吴　林　北京大学第一医院
余剑波　北京大学人民医院
章登峰　北京医院
周益锋　北京中日友好医院

中文版前言

《急诊心律失常:临床处理实用指南》一书是由刘元生教授和郭继鸿教授带领的译者团队献给广大急诊科和心内科医师的一件礼物。

近年来,刘元生教授先后翻译和编写了3部专著,分别是2004年主译的《心律失常:机制、诊断及治疗》(第2版)、2007年主译的《急诊与急救心电图学》以及2013年主编的《急诊、急救心电图》。本译著与刘元生教授此前翻译和编写的3部专著明显不同。不同之处在于本书原编者是在当下心血管疾病诊治技术与理论发生巨大变化后编写的。近10年来,心律失常,包括急诊心律失常的介入治疗及电子植入装置治疗技术的发展突飞猛进,其已超出了此前临床医师的想象。同时,心血管的临床与基础研究出现了众多新进展,使临床医师对心律失常病理生理的认识发生了巨大变化。既往有关缓慢性心律失常对心功能的不良影响,临床医师已有所认识,是其每分输出量的下降造成了心功能的严重损害。因此,及时应用药物和非药物治疗,尽快终止缓慢性心律失常才能解决根本问题。而对快速性心律失常损害心功能的机制和严重性尚认识不足,实际上其首先损害的是心脏舒张功能,严重时能很快引起肺水肿和急性左心衰竭。已有统计,所有的肺水肿和急性左心衰竭中,30%是由舒张功能障碍引起的。近10年来,对舒张性心力衰竭认识的提高,使急诊科和心内科医师都更加深刻地认识到这一问题的重要性。因此,要想及时逆转发生的急性左心衰竭,保护患者的生命安全,唯一的办法就是尽快终止快速性心律失常,包括电转复和静脉药物治疗。越早实施有效的措施,患者就能越早地脱离危险,病情就能越早得到控制。急诊科医师应熟知患者病情不稳定的各种体征,进而果断地采取相应的治疗措施,这就是本书编者的初衷。

全书分为13章,针对不同病因的急诊心律失常,分别就诊断、病情评估和选择有效的治疗方法等进行了翔实的阐述,使本书成为急诊科和心内科医师处理最为棘手的急诊心律失常的教材和依据。我坚信，本译著的出版与发行，对于国内急诊科和心内科医师处理急诊心律失常水平的提高，一定会起到举足轻重的作用。

刘元生教授多年来不懈的付出与努力为提高国内急诊心血管疾病的诊治水平做出了重要贡献，这种默默耕耘与奉献精神也为当今年轻一代的医师树立了榜样。

最后，让我用十分喜爱的一句励志之语与各位读者同道共勉：“现在睡觉的话，会做美梦；而现在读书的话，会将美梦变为现实”。

郭继鸿

2021 年 3 月 30 日

序 言

近20年来,心血管疾病的治疗方法已发生显著变化。随着对病理生理学的深入理解和可选择的适用性治疗方案的增多，该专业知识领域在迅速发展。

心脏电生理学是这些迅速发展的专业知识领域之一。基于人体心脏电激动的基本原理分析，该领域已经出现更加复杂的治疗设备和导管消融的治疗策略。当今绝大多数电生理领域的患者主要来自日常临床心内科,其临床表现为常见的缓慢性和快速性心律失常。

基于这一领域的进展,心脏电生理学已被应用到急诊科。

现在，我们有责任把我们学到的知识和专业技能传授给心内科和急诊科医师,以处理由心律失常引起的或心律失常伴发的各种急症。

这一领域的相关专业文献确实稀缺。因此,我要十分感谢本书的编辑和作者,他们勇于面对挑战,精心组织编写,使心脏电生理学的知识得到广泛普及,并且重点论述了急诊患者这一特定人群。

该书应成为年轻心内科医师和急诊科医师培训时的必备参考书,并将成为所有医师处理急诊心律失常患者的临床实用指南。

克里斯托弗·皮奥尔科夫斯基
德勒斯登大学心脏中心电生理科主任

前 言

本书是一部专为急诊科医师和心内科医师编写的临床实用指南，因为这两个科室医师作为首诊医师需要评估和治疗急诊环境下的心律失常患者或存在潜在发生心律失常问题的患者。该书也可作为心脏病学和急诊医学专业学生及住院医师的一本实用工具书。

该书内容全面，论述简明扼要，旨在提供关于理论和实践指导的概括总结，以满足参与心律失常患者初级保健的急诊科医师和心内科医师的不同需求。

对于急诊就诊的晕厥和心律失常患者，对其诊断路径和治疗选择分别进行了讨论，包括心动过缓、心房颤动、窄 QRS 波心动过速和宽 QRS 波心动过速。此外，对于植入心脏设备及可能的功能障碍、电风暴及需要紧急手术的患者处理方法也提出了明确的建议。

这些临床实践建议主要针对急诊患者的短期处理，例如，关于何时收住患者入院的决策以及长期药物治疗和非药物治疗的提示。

该书第 1 章概述了心律失常患者的处理原则，这些内容来自急诊医师的观点。第 2 章论述的是权威专家提出的关于晕厥处理的一些意见，其内容超出已颁布的指南。第 3~5 章是关于心动过缓和心动过速的广泛的理论概述，并附有实用流程图。第 6 章由该领域最权威的专家之一结合典型病例讨论了宽 QRS 波心动过速的鉴别诊断。第 7 章和第 8 章分别讨论了极少见的心脏病，有的心脏病急诊科医师甚至心内科医师也不十分了解，在制订治疗决策时会感到困惑。而且这种情况在急诊科常常会见到，但患者发生心律失常的可能性有时难以确定，这些内容将在第 9 章和第 10 章进行讨论。此外，最后 3 章针对急诊就诊的植入心脏设备患者以及需要紧急外科手术患者的处理提出一些建议，同时也提供了有关这类患者初级保健的各种医疗数据处理的不同技术。

由于该书中各章论述的内容不同，各章框架结构设计也有所不同。但该书旨在为急诊环境下的各种问题提供具体的信息和解决方案,而不是提供系统的综述。

马西莫·泽钦
奇安弗兰科·辛那格拉
意大利,里雅斯特

目录

第 1 章

急诊心律失常患者的处理：一般原则

Alessandro Surian，Luca Visintin

急诊科医师和心内科医师经常需要处理心律失常的患者。无论是急诊科医师还是心内科医师，虽然他们采用的方法和手段不同，但他们十分清楚心律失常的临床和统计学的相关性。

促使患者来急诊就诊的诸多症状可能与心律失常有关。这些症状可能是简单的心悸，严重的可能为心脏骤停。除此以外，也有由于其他疾病来急诊就诊的患者被诊断为心律失常。

急诊科医师作为患者的首诊医师，需最先界定患者由于心律失常引起的血流动力学状态。需要把确保血流动力学稳定作为首要目标，不应因其他任何疑诊而延误。

一旦患者的血流动力学稳定状态得以维持，心内科医师就可以进一步明确诊断和治疗方案。只有急诊科医师与心内科医师之间紧密合作才能保证患者的最佳疗效。

1.1 分诊

心律失常患者的分诊必须依据血流动力学状态及症状和体征出现的时

A. Surian (✉) • L. Visintin
Emergency Medicine Unit, Cardiovascular Department,
Cattinara University Hospital, Trieste, Italy
e-mail: dottalesurian@yahoo.it

间。对于血流动力学状态不稳定的患者,要尽早收住入院,由医师进行评估;而对于无症状的患者,可能需要等待较长的时间。

需要尽快收住入院的血流动力学标准:

- 收缩压(SBP):<90mmHg。
- 舒张压(DBP):<60mmHg。
- 心率:>120 次/分或<50 次/分。
- 呼吸频率:>30 次/分或<10 次/分。
- 体温:>39.0℃或 <36.0℃。
- 血氧饱和度:<90%。

此外,分诊时还需要对胸痛、呼吸困难、急性心力衰竭、急性精神状态改变和休克征象等进行评估。

血流动力学状态不稳定的患者,应立即被送至急诊复苏室处理;而血流动力学稳定的患者,可以等待或被送至留观室做心电图检查,以便进行首次评估,随后在有足够设备条件的场所进行治疗[1-2]。

1.2 急诊科医师对心律失常患者的处理方法

急诊科医师的主要任务是识别“血流动力学状态不稳定”的患者,并对其意识状态、通气水平、氧合作用、心率和血压等指标快速做出评估(表1.1)。临床评估的重点在于确定有无休克征象(如精神状态改变、皮肤湿冷、脉搏

表 1.1 第一步

寻找:
休克征象
胸痛
呼吸窘迫
处理:
监测患者病情,开放静脉通路,留取血液样本
保持呼吸道通畅,通气良好,必要时给氧
支持灌注压(将平均动脉压作为一个优选指标)
12 导联心电图;了解患者服药史
治疗可逆性病因

细速、呼吸浅快、焦虑、头晕、胸痛、少尿、口干口渴、低血糖、意识模糊、恶心、眼神黯淡等）、有无呼吸困难和呼吸急促，以及氧饱和度降低等征象。

应立即对患者的心电图、血压和血氧饱和度进行连续动态监测，并开放静脉通路留取血液样本。保持呼吸道通畅，若血氧饱和度<94%，需给予辅助呼吸或吸氧支持。此外，还要尽快做 12 导联心电图以便对心律失常进行正确的诊断评估。了解患者的服药史。

一旦出现心脏骤停，须立即进行高级生命支持。

若患者血流动力学状态不稳定并被确诊为急性器官功能衰竭或先兆心脏骤停，可能的原因是快速性或缓慢性心律失常。

如为快速性心律失常，无论心律失常的发生机制如何，都应立即进行心脏电除颤或同步电复律。

此外，缓慢性心律失常也可引起心输出量显著下降，使血流动力学状态不稳定，出现低血压、眩晕、意识模糊、发绀和呼吸困难等。

可选用阿托品、儿茶酚胺或电刺激（起搏）进行治疗，可能有益，甚至可以挽救生命[1-2]。

1.2.1　快速性心律失常

快速性心律失常是指心率>100 次/分。

迄今为止，急诊诊断中最常见的快速性心律失常是窦性心动过速。

在健康人群中，窦性心动过速是躯体对压力或焦虑所做出的正常生理反应。窦性心动过速还是妊娠期的一种正常情况。而在其他大多数情况下，窦性心动过速是由基础的病理状态引起的，如发热、脱水、贫血及缺氧、急性冠脉综合征、肺栓塞、甲状腺功能亢进、高血压、吸烟、饮酒、饮用含咖啡因的饮料、药物副作用、滥用可卡因类娱乐性药物和电解质紊乱等[3]。

“适当性”窦性心动过速见于基础疾病状态，而“不适当性”窦性心动过速可能是迷走神经张力降低或对交感神经刺激过度敏感的结果。当窦性心动过速时，心率通常低于 140~150 次/分。但在年轻人中，若给予足够强的刺激，心率可超过 220 次/分。窦性心动过速的心电图特点是，通常在下壁和侧壁心电图导联上 P 波直立。由于交感神经兴奋可加快房室传导，心电图上 PR 间期短于正常窦性心律；因此，除了少数病例外，即使是正常窦性心律并一度房室传导阻滞的患者,也不可能出现长 PR 间期和窦性心动过速并存,这提示心动过速可能是由其他机制引起,如房性心动过速或心房扑动 2:1 下传,其 P 波埋藏于 QRS 波群内。

为确定心动过速是否是引起患者症状的主要原因,应进行完整的体格检查、血液生化检查和肾功能检查、血气分析、常规 12 导联心电图,并采集其服药史以及纠正任何潜在的可逆性病因。

通常认为,当心动过速的频率>150 次/分时,血流动力学可发生显著变化。

不过,很重要且值得注意的是,即使心动过速的频率<150 次/分时,也可能引起血流动力学障碍,尤其是当持续时间过长和(或)合并基础心脏病时,心动过速可引起胸痛、精神状态改变、肺水肿和心源性休克,此时需要进行紧急电复律。

若患者意识清楚,即使血流动力学状态不稳定,也需进行有效的操作前镇静。

1.2.1.1 心脏电复律过程中镇静/麻醉

镇静药物或意识分离性药物与止痛药联合应用可用于缓解操作过程中患者的不适。这些药物大部分可使中枢神经系统以及呼吸循环系统受抑制。需要考虑到这些药物潜在的风险,相关管控部门正在商讨开展此项操作所需的医疗权限,尤其是操作过程中是否需要有麻醉医师在场。

安全操作要求有适当的设施环境,如心电图、呼吸频率、血氧饱和度、无创血压监测以及经过高级生命支持训练的人员、生命支持设备等;此外,还要反复进行操作前、操作中和操作后的评估;经过培训的医护人员应根据每例患者的不同特点选择合适的药物和剂量。

已有越来越多的文献强调急诊应用氯胺酮、咪达唑仑、芬太尼、异丙酚和依托咪酯等药物的安全性[4-6]。

- **设备和供应**:氧气、吸引器、药物解毒剂、高级生命支持药物和设备、除颤器和二氧化碳监测仪。此外,还应开放静脉通路,并备好阿片类和苯二氮䓬类药物的解毒剂。
- **医护人员**:在操作过程中,专门负责患者监测的人员应只关注药物对患者的镇定作用,而无须关注其他。

• **培训**：操作医师应了解药物的药理作用及其拮抗剂。而且在操作过程中应有具备高级生命支持经验的人员在场。

• **药物**：心脏电复律是一个简短而伴有疼痛的操作。轻度镇静不足以缓解患者的疼痛。因此，需要中度至深度镇静和镇痛或全身麻醉。在大多数美国和欧洲医院中，急诊科医师禁止进行全麻操作，因此，当无麻醉医师在场时，镇静是唯一的选择。镇静药咪达唑仑和芬太尼较为常用，但由于其作用效果持久，因而应用不方便并有发生危险的可能性。相反，为产生短暂且滴定速度可控的强镇静作用，可采用异丙酚、依托咪酯或巴比妥联合芬太尼的方案。美国麻醉医师协会指南对急诊科医师使用异丙酚的指导意见不一。已有越来越多的证据表明，非麻醉科医师使用异丙酚镇静，其作用安全有效，甚至优于苯二氮䓬类药物合用或不用阿片类药物。药物的使用应循序渐进，留有足够的时间来观察剂量和作用效果。如同时应用镇静药和止痛药，需考虑药物减量。

• **恢复**：观察期应延长，直到没有更多的心肺抑制风险。医疗机构应制订适当的出院标准[4-6]。

1.2.1.2　心脏电复律/电除颤

如果选择心脏电复律，需将除颤器设置为同步模式。这是为了避免在心室“电易损”期（T 波顶端和下降支）发放电击，因为“电易损”期发放电击可触发心室颤动。而除颤用于终止无脉搏室性心动过速、心室颤动和尖端扭转型室性心动过速。由于不能识别 QRS 波群，应避免使用同步电复律。

急诊科医师应具备识别 P 波以及区分窄 QRS 波心动过速（室上性心动过速）与宽 QRS 波心动过速的能力，并在紧急情况下诊断室性心动过速及做出相应处理。

不同类型的心动过速可以选用不同能量的电复律治疗：

• 国际指南推荐：对于规则的窄 QRS 波心动过速，双相波除颤器初始能量设置为 50~100J，单相波除颤器初始能量设置为 200J（Ⅱa；LOE B）。

• 对于不规则的窄 QRS 波心动过速，指南建议双相波除颤器初始能量设置为 120~200J（Ⅱa；LOE A）。

• 对于规则的宽 QRS 波心动过速，无论是单相波除颤器还是双相波除颤器，100J 能量足以纠正（Ⅱb；LOE C）。

然而，如果首次电击不足以纠正心律失常，则应逐渐增加能量值。

当使用单相波除颤器时，初始能量应设置为 200J，如不成功需要逐步增加能量值继续进行电复律。

对于不规则的宽 QRS 波心动过速，应使用高能量非同步电击治疗，因为除颤器很难区分 QRS 波群与 T 波。

无论是单形性还是多形性心动过速，都应立即进行高能量非同步电除颤。

对于血流动力学状态不稳定但无低血压的规则窄 QRS 波心动过速的患者，可使用腺苷并同时备好心脏电复律进行治疗（当房室结参与构成心动过速折返环时）和诊断（在房性心律失常时，可减慢房室传导而显露心房电激动）。

如果心动过速患者的血流动力学状态稳定，急诊科医师将会有更多的时间来做出明确诊断。如有必要，可在心内科医师的帮助下选择最佳治疗方案。

当充分了解患者的服药史并完成仔细的体格检查后，需要对 QRS 波群形态做出评估。QRS 波群宽度应至少在两个正交导联上测量：如窄 QRS 波心动过速，其 QRS 波群宽度<120ms，应考虑室上性心动过速，例如，窦性心动过速、心房颤动（AF）、心房扑动、房室结折返性心动过速（AVNRT）、预激旁路参与的心动过速、房性心动过速、多源性房性心动过速（MAT）及交界区心动过速（成人少见）。

根据心电图表现，RR 间期是否规则及心动过速发生时 P 波与 QRS 波群间的关系，有助于鉴别不同类型的室上性心动过速。

如果患者既往有突发心悸并迅速缓解的病史，则可能是心房颤动、心房扑动、房室结折返性心动过速、房室折返性心动过速和房性心动过速。相反，窦性心动过速、永久性心房颤动、永久性心房扑动以及多源性房性心动过速和房性期前收缩时，症状出现缓慢且不是突然缓解[7]。

P 波之后紧跟 QRS 波群，有助于急诊科医师做出窦性心动过速、房性心动过速、多源性房性心动过速或多源性房性期前收缩的诊断。

P 波位于 QRS 波群之后时，提示房室结折返性心动过速、房室折返性心动过速或房性心动过速。然而，当心率足够快时，可以使 T 波和 P 波重叠在一起。

若心动过速呈窄 QRS 波群，可通过迷走神经刺激方法来终止。如果无效，应在心电监护下应用腺苷 6~12mg，可有双重作用。

• **诊断作用**：由于房室传导阻滞程度加重可显露心脏潜在异位节律点，因此，心室率暂时减慢可突出心房颤动、心房扑动以及窦性心动过速，但对多源性房性心动过速或频繁的房性期前收缩没有影响。

• **治疗作用**：由于副交感神经张力增加可减慢房室结传导，从而可终止迷走神经刺激敏感组织的折返性心律失常：如房室结折返性心动过速、房室折返性心动过速，有时可终止房性心动过速。

如果迷走神经刺激或腺苷治疗不能成功转复窦性心律，则可考虑心房颤动或心房扑动的诊断，建议采用如下治疗。

• **地尔硫䓬**：15~20mg 或 0.25mg/kg，静脉注射 2min 以上；必要时，15min 后再静脉注射 20~25mg(0.35mg/kg)；静脉输注维持剂量 5~15mg/h，滴定速度根据心率而定。

• **维拉帕米**：2.5~5mg，静脉注射 2min 以上；如果无效或无药物不良反应发生，可每隔 15~30min 重复给药 5~10mg，给药总量不超过 20mg。

• **β 受体阻滞剂**：如美托洛尔、阿替洛尔、普萘洛尔、艾司洛尔和拉贝洛尔等。

β 受体阻滞剂可通过作用于房室结来转复折返性心动过速或者在其他室上性心律失常时减慢心室反应[1]。

对心房颤动或心房扑动快速性心律失常发作持续时间>48h 或其发生时间不详的患者，由于缺乏前 3 周的充分抗凝，所以不能进行电复律或药物复律。另外，当需要及时或优选转复窦性心律时，只有在通过经食管超声心动图除外左心房血栓后，才可进行心脏复律(Ⅱa，LOE B)[8]。

大多数窄 QRS 波心动过速的患者是在急诊科接受治疗，主要为转复窦律或控制心率治疗，随后安排门诊心内科医师会诊，进一步明确诊断，必要时再去急诊科进行治疗。

宽 QRS 波心动过速(>120ms)的处理方法不同。宽 QRS 波心动过速不能在普通诊疗场所治疗，需要急诊科医师分析心电图和经食管超声心动图来对心脏做出初步评估,并在专科医院住院治疗。

1.2.1.3 何时需要请心内科医师会诊?

当心内科医师被请到急诊科处理宽QRS波心动过速的患者时,其任务很艰巨,因为一旦误诊可能会给患者预后带来灾难性影响。

宽QRS波心动过速可能是:

–室性心动过速。

–室上性心动过速伴束支传导阻滞。

–心动过速相关的束支传导阻滞(差异性传导)。

–药物可引起宽QRS波心动过速,因为药物可使QRS波群增宽。

–显性预激合并房性心律失常。

在宽QRS波心动过速诊断过程中,需格外注意临床检查结果:如房室分离时出现的桡动脉脉搏声音和强度的变化,并仔细分析心电图特点[9]。

以下是一些有助于心内科医师识别心动过速起源的大体标准汇总(有关ECG的详细介绍,见第6章):

A.识别心房电激动是否存在;P波与QRS波群不重叠,PP间期恒定,需要格外注意Ⅱ导联和V1导联,因为这两个导联P波较容易被发现。

如果有些心室冲动不能传到心房,且QRS/P>1,可诊断为室性心动过速。

规律出现在QRS波群中的小的波折,当窦性心律低于心室率时,提示有基础窦性P波存在。因此,可诊断为室房分离和室性心动过速。如果心房和心室电激动存在一定数量关系,很可能是室房逆向传导,约见于50%的病例。

当QRS/P = 1时,诊断会更加困难。可能是房性心动过速、窦性心律伴差异性传导、房室结折返性心动过速、自主性交界区心动过速、顺向型折返性心动过速伴差异性传导或室性心动过速伴1:1逆向传导。

B.在胸前导联寻找QRS波群的同向性变化。如果存在同向性,提示心动过速起源于心室。如果V1~V6导联QRS波群呈R样改变,则定义为正向同向性;相反,如果呈QS样改变,则定义为负向同向性。

心内科医师必须谨记,虽然QRS波群呈负向同向性对于诊断室性心动过速具有高度特异性,但在极少数情况下,正向同向性还可能是左后Kent束(附加旁路传导引起的预激综合征)引起的预激综合征。

C.正如 Brugada 等所报道的,在规则宽 QRS 波心动过速的诊断方法中,当胸前导联出现 RS 型波（R 波后出现 S 波）且 R 波起始到 S 波最低点间期>100ms 时,提示室性心动过速的诊断[10]。

D.对 QRS 波群的分析,尤其是 V1 和 V6 导联,是非常有用的。

宽 QRS 波心动过速伴右束支阻滞(V1 导联 QRS 波主波向上),V1 导联 QRS 波群形态呈 R、Rs、RrD 及 qR 型,V6 导联 R 波形态呈 QS、qR 或 rS 型,也提示为室性心动过速。

V1 导联 QRS 波群形态呈 3 相 rsR'和 rSR'型波形或双相 rRD 型波形,或 V6 导联呈 3 相 qRs 型波形,提示室上性心动过速伴差异性传导。

宽 QRS 波心动过速伴左束支阻滞(V1 导联 QRS 主波向下)、V1 导联起始 R 波>30ms、QRS 波起点至 S 波最低点间期>60ms、S 波下降支出现顿挫、V6 导联出现 Q 波(qR、QRS 或 QS 型),提示室性心动过速。

V1 导联起始 R 波<30ms,QRS 波起点至 S 波最低点间期<60ms,提示室上性心动过速伴差异性传导。

迷走神经刺激可用于协助诊断宽 QRS 波心动过速,根据其对迷走神经刺激的反应,可获得如下重要信息:

• 如果心动过速终止,则高度怀疑室上性折返性心动过速,但在某些情况下,即使是特发性室性心动过速,也可通过迷走神经刺激来终止。

• 房性心动过速以及心房扑动时,也可观察到房室传导减慢。

• 室性心动过速伴室房 1:1 逆向传导时,可观察到室房间期改变或短暂二度逆向室房传导阻滞。

1.2.1.4　宽 QRS 波心动过速的治疗原则

如前所述,如果患者病情加重,出现血流动力学状态不稳定时,医师必须做好准备立即实施心脏电复律；若出现心室颤动或由多形性室性心动过速引起血流动力学不稳定,则应实施非同步高能量电击。

当心动过速的起源点不确定时,应按室性心动过速处理。

当出现规则单形性 QRS 波群时,可考虑应用腺苷,既安全同时也有助于诊断和治疗。当患者血流动力学状态不稳定或出现不规则多形性 QRS 波群时,禁止应用腺苷,因为腺苷可引起室速退变成心室颤动(Ⅲ,LOE C)。

室性心动过速一经诊断,就要应用抗心律失常药物治疗,如普鲁卡因胺(Ⅱa,LOE B)、胺碘酮或索他洛尔(Ⅱb,LOE B)或进行心脏电复律治疗。

窦性心律伴长 QT 患者,禁止应用普鲁卡因胺和索他洛尔。

普鲁卡因胺:推荐用量为初始剂量 10mg/kg,20~50mg/min 静脉注射,最大剂量 17mg/kg,维持剂量 1~4mg/min。

胺碘酮:150mg,静脉注射 10min 以上;可重复静脉给药,24h 最大剂量 2.2g。

若应用抗心律失常药物无效, 不建议未经心内科医师指导二次用药或改用心脏电复律。

利多卡因:目前被认为是治疗室性心动过速的二线用药(剂量 1~1.5mg/kg,静脉注射),维持剂量 1~4mg/kg 或每分钟 30~50μg/kg。

若宽 QRS 波心动过速不规则,可能是心房颤动伴差异性传导。这种情况下,需考虑最佳治疗方案(控制心室率或转复窦性心律),尤其见于如下情况:

• 患者心动过速持续时间>48h,虽然血流动力学状态稳定,也应禁止心脏电复律。咨询心内科医师的治疗意见,特别是经食管超声心动图除外左心房血栓后。

• 若无药物禁忌,在心脏复律前静脉注射肝素。

不规则多形性心动过速需立即进行电除颤, 并停止使用延长 QT 间期的药物,以及纠正血清电解质。

若无 QT 间期延长,心肌缺血是多形性室性心动过速的最常见原因。这种情况下,胺碘酮和索他洛尔可减少心律失常的复发(Ⅱb,LOE C)。

1.2.2 心动过缓

通常将心率<60 次/分定义为心动过缓。虽然在年轻健康人群,尤其是运动员中,这是一种常见且无争议的心律,但是其能掩盖多种疾病。

心动过缓的常见症状包括:乏力、疲劳、呼吸困难、胸部不适或疼痛、完全性意识丧失或丧失前状态、头晕和意识模糊等。体征包括:低血压和(或)直立性低血压、出汗、心动过缓相关室性逸搏心律或其他室性快速性心律失常。以上症状和体征都是由于低心率和机体代谢需要不平衡引起的。

临床症状通常与心率<40 次/分或存在其他心脏疾病使心率加快有关[1,2,11-13]。

第一步：无论何种病因，急诊科医师都必须明确患者的血流动力学代偿状态。如果心率慢是引起患者症状的原因，应立即用药并经皮或经静脉进行起搏治疗。同时还要请心内科医师会诊以便对诊断和治疗提出建设性意见。

如果心动过缓发作不伴临床症状或血流动力学状态几乎正常，诊断基本可以被排除。

需要尽早做 12 导联心电图，通过观察Ⅱ导联或 V1 导联长条心电图来发现心房电激动，例如，隐匿性 2:1 房室传导阻滞。同时进行全面体格检查以及血液检测，包括血肌钙蛋白、药物浓度、电解质和血肌酐。如果条件允许，可以加做超声心动图。胸部 X 线片或胸部超声检查有助于除外肺水肿或充血性心力衰竭[1,2,11,12]。

阅读心电图，我们可区分如下心脏节律。

1.2.3　窦性心动过缓

窦性心动过缓可能是潜在的病理征兆，如迷走神经张力亢进、药物作用、缺氧、右冠状动脉闭塞引起的窦房结缺血等。

心电图特点：窦性心律，心率<60 次/分，房室持续 1:1 传导，PR 间期 120~200ms；P 波规则且波形可见，电轴 0°~ 90°。

休息时症状可消失，活动后出现。常见原因见表 1.2。

从以上分析中可以清楚发现，找到窦性心动过缓的基础病因是非常重要的[14]。

表 1.2　窦性心动过缓常见原因

迷走神经刺激	呕吐、腹痛（如急性尿潴留、急腹症和腹主动脉瘤）、Valsalva 动作及颈动脉窦过敏
药物	β 受体阻滞剂、Ca^{2+}通道阻滞剂、伊伐布雷定、地高辛、胺碘酮、奎尼丁和其他几乎所有抗心律失常药物
高钾血症	急性或慢性心力衰竭，应用 ACE-I 或保 K^+药物
低温	
甲状腺功能减退症	自身免疫性疾病、甲状腺功能减退时左甲状腺素应用不当
颅内高压	急性颅内出血
窦房结灌注不足	右冠状动脉缺血
病态窦房结综合征	

1.2.4 误区

对于基础病因没有一个高而广的拟诊指标。

1.2.5 慢频率心房颤动

心电图特点：无可识别P波，RR间期绝对不等，窄或宽QRS波群，基于患者既往病史。

最常见原因包括：服用药物，如大部分抗心律失常药物、地高辛、β受体阻滞剂、Ca^{2+}拮抗剂等，特别是肾功能和（或）肝功能降低的老年患者；迷走神经亢进，常见于年轻人；房室传导阻滞等。当发生完全性房室传导阻滞时，心室率通常规则，因为交界区或希氏束下产生室性逸搏心律，分别为35次/分或<30次/分。

对于有症状的严重心动过缓的患者，治疗方案包括药物（儿茶酚胺）、经皮或静脉心内起搏，以达到血流动力学状态稳定。

在老年患者中，大多数心动过缓与药物相关，当停止服用相关药物，如地高辛和β受体阻滞剂等，该症状可逐渐消失；在某些情况下，可考虑首先服用阿托品，随后应用儿茶酚胺类药物[7]。

1.2.6 窦房结功能障碍：病态窦房结综合征

病态窦房结综合征的特点是广泛异常节律并存：如心动过缓、窦性停搏、阵发性房性心动过速及心动过缓/心脏停搏。

临床表现：乏力、头晕、晕厥、眩晕及心力衰竭。

常见病因：窦房结和（或）心房传导组织特发性退化性变、右冠状动脉缺血、损伤以及浸润性疾病。此外，还有常用的药物影响，如β受体阻滞剂、地高辛、Ⅰ类和Ⅲ类抗心律失常药物以及Ca^{2+}通道阻滞剂等。

三环类抗抑郁药、4-磷酸酯酶抑制剂和β受体激动剂可以引起快速性房性心律失常。

通过详细询问病史、常规心电图检查、24h动态心电图（Holter、环形记录器）以及电生理检查（腔内或经食管）可明确诊断。

根据心动过速或心动过缓以及基础心脏病的发生情况，可以选择药物治疗或心脏起搏治疗。

植入心脏起搏器的指征是出现与心动过缓有关的症状。

1.2.7 房室传导阻滞

房室传导阻滞的常见病因:

- 心脏电传导系统病变:如坏死、纤维化和硬化。
- 迷走神经功能亢进:见于急性下壁心肌梗死、颈动脉窦超敏、迷走神经刺激及腹痛等。
- 有效不应期延长(药物不良反应)。

根据临床特点和心电图表现,房室传导阻滞可分为以下 3 类:

- 一度房室传导阻滞:房室传导时间延长,但无房室传导阻断。
- 二度房室传导阻滞:间歇性房室传导阻断。
- 三度房室传导阻滞或完全性房室传导阻滞:完全性房室传导阻断。

1.2.8 一度房室传导阻滞

PR 间期>200ms,且所有 P 波都能下传至心室;常见于服用 β 受体阻滞剂、Ca^{2+}通道阻滞剂以及地高辛的患者,或继发于迷走神经功能亢进;极少数情况是由于右冠状动脉相关的急性冠脉综合征累及房室结而引起[15]。

1.2.9 二度Ⅰ型房室传导阻滞(文氏现象:莫氏Ⅰ型)

PR 间期进行性延长,直至 P 波后 QRS 波群脱落。二度Ⅰ型房室传导阻滞的阻滞部位通常位于房室结(希氏束上)。最常见病因包括:药物影响(如服用 β 受体阻滞剂、Ca^{2+}通道阻滞剂及地高辛),或迷走神经功能亢进。除此,也可能是继发于右冠状动脉房室支或左冠状动脉回旋支的房室支供血不足。极少发展成高度房室传导阻滞。因此,治疗方案的选择要根据所找到的病因,通常只需要观察。当出现症状或迷走神经功能亢进时,阿托品 0.5mg 静脉注射,总量不超过 3mg,可暂时改善临床状态。

1.2.10 高度房室传导阻滞:二度Ⅱ型房室传导阻滞和三度房传导室阻滞

高度房室传导阻滞病情严重,可迅速引起血流动力学状态不稳定和(或)心脏骤停。

1.2.11 二度Ⅱ型房室传导阻滞(莫氏Ⅱ型)

心电图特点:一个或多个P波后无QRS波群,但不伴PR间期进行性延长。其病因有:药物影响,如服用β受体阻滞剂、Ca^{2+}通道阻滞剂、地高辛及其他药物(如锂制剂);传导通路受损。除此,急性冠脉综合征有时累及左冠状动脉前降支或一个间隔支。二度Ⅱ型房室传导阻滞很容易进展为三度房室传导阻滞或心脏骤停,因此,应密切监测。

1.2.12 三度房室传导阻滞

完全性房室传导阻滞的心电图特点:正常房室传导完全不存在,呈完全性房室分离。依据阻滞水平的不同(希氏束上或希氏束下),QRS波群形态以及心室率也不同:希氏束上传导阻滞时,房室交界区出现逸搏心律,频率通常为35~40次/分,并呈窄QRS波群;而希氏束下传导阻滞时,心室出现逸搏心律,频率通常低于30次/分,并呈宽QRS波群。

急性冠脉综合征时,希氏束上传导阻滞通常继发于右冠状动脉供血不足,而希氏束下传导阻滞通常是由左冠状动脉前降支狭窄/闭塞造成室间隔大面积缺血引起。希氏束上传导阻滞,如二度Ⅰ型房室传导阻滞,可继发于右冠状动脉房室支或冠状动脉回旋支的房室支供血不足,通常预后较好,可自行恢复。

完全性房室传导阻滞也可能与服用减慢房室传导的药物有关,如β受体阻滞剂、Ca^{2+}通道阻滞剂和地高辛等,或与减慢室内传导的药物相关,如大部分抗心律失常药物,可引起希氏束下传导阻滞。

1.2.13 加速性室性自主心律

当心室肌自律性升高时,心室率可快于窦性心律,尤其是存在窦性心动过缓时,尽管心室率不超过100次/分。这种心律失常通常预后较好,且不引起任何症状;当急性冠脉综合征是心肌缺血再灌注损伤的标志时,只有在出现明显症状或血流动力学障碍的情况下,才可应用儿茶酚胺类药物(以提高窦性心律)和心房或心室起搏治疗。

1.2.14 治疗

对高度房室传导阻滞的治疗需要果断做出选择[11-13,16,17]。

如果血流动力学不稳定(表 1.3)：

• 请心内科专家行经静脉起搏；当高度怀疑急性冠脉综合征时，需要与心内科医师共同讨论冠状动脉造影结果。

• 尽早开始经皮心脏起搏(镇静)。

• 如条件不允许，应用药物治疗：多巴胺(每分钟 2~10μg/kg)或肾上腺素(2~10μg/min)。

如果血流动力学稳定：

对患者病情进行评估，采集病史和用药史，并与心内科医师共同商讨，制订处理方案。

1.2.15 误区

• 将三度房室传导阻滞与其他类型缓慢性心律失常混淆，尤其存在等律性房室分离，即心房率和心室率相等时。需仔细分析 P 波(特别是 V1 导联和 DⅡ导联)与 QRS 波群的关系。

• 了解药物适应证：阿托品对希氏束下传导阻滞无效；儿茶酚胺类可增加氧耗量；肾上腺素-异丙肾上腺素可引起快速性室性心律失常。因此，当心肌缺血时，应尽量避免使用这些药物。

• 检查股动脉搏动常可检出经皮起搏是否能稳定夺获。

• 心率缓慢通常不总是引起症状的原因，提示可能存在其他疾病。例如，主动脉夹层引起的迷走神经兴奋或颅内高压时的 Cushing 反射都可引起窦性心动过缓和低血压；此外，急性肾衰竭时，血钾升高可引起明显的心

表 1.3　不稳定性缓慢性心律失常处理要点

心电图、血压、心率、呼吸频率、血氧分压监测、血流动力学评价
药物：阿托品、肾上腺素或多巴胺、异丙肾上腺素
确保血流动力学正常
如果需要维持患者血流动力学稳定，应考虑立即给予临时起搏。但临时起搏只能作为一种临时手段，使患者有机会得到更好的治疗(例如，经静脉途径起搏器)

动过缓，而肾前性急性肾衰竭时，脱水可引起低血压。

1.2.16 何时需要请心内科医师会诊？

只要血流动力学不稳定，就需要立即采取干预措施，并由心内科医师界定其基础病因，以便于提出进一步治疗建议。

高度房室传导阻滞患者应被收入具有完善检测系统的医院。需要停药和植入永久性起搏器的指征应由心内科医师界定[13]。

药物相关心动过缓通过停用致心律失常药物后即可得到缓解，并同时需要应用儿茶酚胺类药物或进行临时起搏。

但并非所有的缓慢性心律失常患者都需要收入心内科病房。如无高度房室传导阻滞发生时，可将血流动力学状态稳定的患者收入普通病房或考虑出院行门诊随访[1,13,17]。

1.2.17 植入起搏器的明确指征

简而言之，在无暂时或可纠正病因的情况下，植入永久性起搏器的指征概括如下[19]。

- 交替性或进行性束支传导阻滞：右束支与左束支交替阻滞，右束支+左前分支与左后分支交替阻滞。
- 二度Ⅱ型房室传导阻滞：当血流动力学状态不稳定以及阻滞部位位于希氏束及以下时，即使患者无症状出现，也应进行起搏治疗。
- 三度房室传导阻滞：在对所有获得类型中，三度房室传导阻滞引起晕厥、血流动力学状态不稳定、心率<40 次/分及 RR 间期>3000ms 的停搏，均是心脏起搏的指征。

对于老年患者，很难确定植入永久性起搏器的成本/效益比，而且保守治疗与积极治疗之间的平衡利弊还需要进一步讨论。

如果患者没有临床症状，基础心率>40 次/分，其在进行体力活动时，心脏代偿性增加心率的能力可能会提供一种非干预治疗措施，因而不必立即进行心脏起搏干预[17]。

1.2.18 诊断和治疗建议方案/途径

相关内容见表 1.4 至表 1.6。

表 1.4　所有患者诊断和治疗建议方案/途径

所有患者	需要做什么	如何做
	评估血流动力学状态	临床评估;无创血压监测、心率、呼吸频率、血氧饱和度和体温监测,开放静脉通路
	识别心律失常	心电图
	识别基础病因	药物史、临床评估、心电图、化验检查、血气分析、超声心动图、胸部 X 线片及专家会诊
	血流动力学不稳定状态的处理	纠正可逆性病因;合理用药;必要时,考虑心脏电复律或心脏起搏

表 1.5　快速性心律失常患者诊断和治疗建议方案/途径

快速性心律失常		需要做什么	如何做
		纠正血流动力学不稳定状态	立即进行心脏电复律(必要时,操作中进行镇静)
		识别心律失常	心电图
	窄 QRS 波心动过速		迷走神经刺激的方法,如节律规则首选腺苷,其他可应用 β 受体阻滞剂、Ca^{2+} 通道阻滞剂。如果心律失常发生时间<48h,可考虑药物复律或心脏电复律;如果心律失常发生时间>48h,可考虑减慢心室率同时加抗凝治疗,还需请心内科医师会诊。如果患者不能耐受其血流动力学状态、存在严重或进行性变化的基础病变及心室率不可控,无论之前如何治疗均应立即收入院
	宽 QRS 波心动过速		若 QRS 波群形态单一且规则,可考虑应用腺苷、抗心律失常药物及请心内科医师会诊。若进展为器质性心脏病,虽应用抗心律失常药物治疗,但宽 QRS 波心动过速持续发作、多形性心动过速及不能耐受的血流动力学状态,均应入院治疗

表 1.6 缓慢性心律失常患者诊断和治疗建议方案/途径

缓慢性心律失常	需要做什么	如何做
	血流动力学不稳定的处理	应用阿托品、多巴胺、肾上腺素、异丙肾上腺素或立即进行皮下起搏(必要时，操作中镇静)。请心内科医师会诊
	窦性心动过缓	血流动力学支持，阿托品。识别并处理基础病因
	识别心律失常类型	心电图
	病态窦房结综合征	动态心电图、环形记录器记录心电图，心内科专家评估；并考虑植入起搏器
	一度房室传导阻滞或二度Ⅰ型房室传导阻滞	识别并治疗基础病因。如果患者不能耐受其血流动力学状态、存在严重的或进行性变化的基础病变、心室率不可控，无论之前如何治疗均应立即收入院
	高度房室传导阻滞(二度Ⅱ型或三度)	应做好心脏起搏前准备；请心内科医师会诊；收入可进行监测的病房

(刘丽华 刘元生 译)

参考文献

1. Neumar RW, Otto CW, Link MS, Kronick SL, Shuster M, Callaway CW, Kudenchuk PJ, Ornato JP, McNally B, Silvers SM, Passman RS, White RD, Hess EP, Tang W, Davis D, Sinz E, Morrison LJ. Adult advanced cardiovascular life support: 2010 American Heart Association Guidelines for Cardiopulmonary Resuscitation and Emergency Cardiovascular Care. Circulation. 2010;122(18):S729–67.
2. Hood RE, Shorofsky SR. Management of arrhythmias in the emergency department. Cardiol Clin. 2006;24:125–33.
3. Delacrétaz E. Supraventricular tachycardia. N Engl J Med. 2006;354:1039–51.
4. Gross JB, Farmington CT, Bailey PL, Rochester NY, Connis RT, Woodinville WA, Cote´ CJ, Chicago IL, Davis FG, Burlington MA, Epstein BS, Washington DC, Gilbertson L, Boston MA, Nickinovich DG, Bellevue WA, Zerwas JM, Houston TX, Zuccaro G, Cleveland OH. Practice guidelines for sedation and analgesia by non-Anesthesiologists: an updated report by The American Society of Anesthesiologists Task Force on Sedation And Analgesia By Non-Anesthesiologists. Anesthesiology. 2002;96:1004–17
5. Tan G, Irwin MG. Recent advances in using propofol by non-anesthesiologists. F1000 Med Rep. 2010 Nov 11,2:79. doi:10.3410/M2-79.
6. Godwin SA, Burton JH, Gerardo CJ, Hatten BW, Mace SE, Silvers SM, Fesmire FM. Procedural sedation and analgesia in the emergency department. Ann Emerg Med. 2014;63:247–58.
7. Link MS. Evaluation and initial treatment of supraventricular tachycardia. N Engl J Med. 2012;367:1438–48.
8. January CT, Wann LS, Alpert JS, Calkins H, Cigarroa JE, Cleveland Jr JC, Conti JB, Ellinor

PT, Ezekowitz MD, Field ME, Murray KT, Sacco RL, Stevenson WG, Tchou PJ, Tracy CM, Yancy CW. 2014 AHA/ACC/HRS guideline for the management of patients with atrial fibrillation: a report of the American College of Cardiology/American Heart Association Task Force on Practice Guidelines and the Heart Rhythm Society. J Am Coll Cardiol. 2014;64:e1–76.
9. Oreto G, Luzza F, Satullo G, Donato A, Carbone V, Calabrò MP. Tachicardia a QRS larghi: un problema antico e nuovo. G Ital Cardiol. 2009;10:580–95.
10. Brugada P, Brugada J, Mont L, Smeets J, Andries EW. A new approach to the differential diagnosis of a regular tachycardia with a wide QRS complex. Circulation. 1991;83:1649–59.
11. Grantham HJ. Emergency management of acute cardiac arrhythmias. Aust Fam Physician. 2007;36:492–7.
12. Brady WJ, Harrigan RA. Evaluation and management of bradyarrhythmias in the emergency department. Emerg Med Clin North Am. 1998;16:361–88.
13. Lewalter T, Lickfett L, Schwab JO, Yang A, Lüderitz B. The emergency management of cardiac arrhythmia. Dtsch Arztebl. 2007;104:1172–80.
14. Semelka M, Gera J, Usman S. Sick sinus syndrome: a review. Am Fam Physician. 2013;87:691–6.
15. Crisel RK, Farzaneh-Far R, Na B, Whooley MA. First-degree atrioventricular block is associated with heart failure and death in persons with stable coronary artery disease: data from the Heart and Soul Study. Eur Heart J. 2011;32:1875–80.
16. Brignole M, Auricchio A, Baron-Esquivias G, Bordachar P, Boriani G, Breithardt OA, et al. 2013 ESC guidelines on cardiac pacing and cardiac resynchronization therapy: the Task Force on cardiac pacing and resynchronization therapy of the European Society of Cardiology (ESC). Developed in collaboration with the European Heart Rhythm Association (EHRA). Eur Heart J. 2013;34:2281–329.
17. Edhag O, Swahn A. Prognosis of patients with complete heart block or arrhythmic syncope who were not treated with artificial pacemakers. A long-term follow-up study of 101 patients. Acta Med Scand. 1976;200:457–63.

第 2 章

晕厥：急诊的首诊评估与处理

Franco Giada，Andrea Nordio

2.1 晕厥的流行病学

据美国流行病学研究估计，普通人群中约30%在其一生中至少经历过一次晕厥发作[1]，占急诊科就诊患者的1%~3%和住院患者的1%~3%[2]。而在意大利，晕厥分别占急诊就诊和总住院患者的1%~2%[3-7]。约50%因晕厥就诊的急诊患者随后接受住院治疗；平均住院时间约为8天[3-7]。此外，在发达国家，随着人口老龄化以及老年患者中晕厥较高的发生率，都可能会在不久的将来增加晕厥对医疗保健系统的影响[6]。

2.2 晕厥治疗费用

晕厥可能是由不良预后的病理情况引起，同时缺乏诊断金标准，将导致频繁的住院治疗和许多昂贵的器械检查的处方，这增加了医疗保健的成本。1993年有一项北美研究估计[8]，每例晕厥住院患者每年的平均费用为4132

F. Giada (✉)
Cardiovascular Department, P.F. Calvi Hospital,
Via Largo San Giorgio 3, 30033 Noale-Venice, Italy
e-mail: francogiada@hotmail.com

A. Nordio
Cardiovascular Department, Ospedali Riuniti and University of Trieste, Trieste, Italy

美元(1 美元≈6.9 元)。如在复发性晕厥的情况下，这个费用将上升到 5281 美元。而在美国，晕厥患者每年总费用为 24 亿美元，这与慢性呼吸道疾病和人类免疫缺陷病毒感染相似。此外，在意大利进行的研究中，据报道，每例晕厥住院患者的平均费用从 1000 欧元上升到 3000 欧元(1 欧元≈7.8 元)[9]。这些费用主要取决于住院时间长短以及为确诊进行检查的数量和类型。

因此，晕厥给医疗资源带来了相当大的负担。因而，从临床、政府机构和经济学的角度，对急诊晕厥患者实施恰当的诊断和治疗方案具有一定挑战性。

2.2.1　急诊晕厥患者的处理难点

晕厥定义为一种自限性的短暂性意识丧失(TLOC)，患者通常会跌倒。晕厥的发作相对突然，并可自发、完全和快速恢复，其基础的病理生理机制是短暂的全脑低灌注[10]。

急诊晕厥患者处理的第一个难点是区分晕厥与非脑灌注不足的意识丧失(图 2.1)(如癫痫、代谢紊乱、椎基底动脉短暂性脑缺血发作及缺氧)，或意

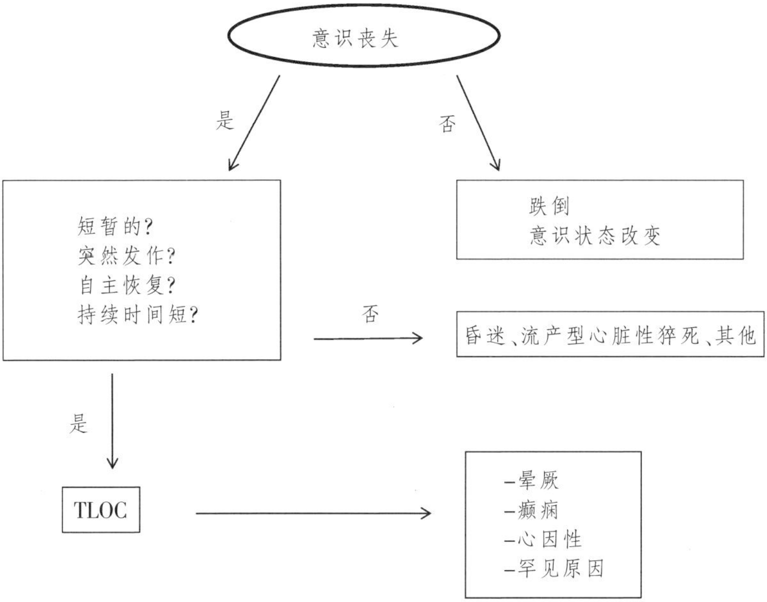

图 2.1　短暂性意识丧失的原因。TLOC：短暂性意识丧失。

识明显丧失(跌倒发作、猝倒、心因性假性晕厥、老年人意外跌倒)[10](表2.1)。此外,从病因学角度,晕厥可分为三大类：神经介导或反射性(代表了流行病学中最常见的晕厥原因)、直立体位性和心源性(心律失常性或结构性心脏病,其是晕厥的第二大常见原因)。这些病因分组中的每一病因都包含许多可能以晕厥形式表现的疾病,并不总是易于评估(表 2.2)。最后,晕厥的预后取决于基础病理学，从神经介导性晕厥的良性预后到心源性晕厥的更严重预后。

这种晕厥经常出现诊断和治疗问题，通过急诊就诊的晕厥患者所遵循的临床途径的多样性即可看出。事实上,文献资料显示[4-7],这些晕厥患者可能收住在心内科、神经内科、儿科、老年科、内科和整形外科病房治疗。而且这些患者经常要接受不恰当的几种昂贵且诊断率低的器械检查。其结果是住院治疗时间延长及医疗费用飙升，而且大多数情况下无法正确诊断出晕厥的原因。由于该领域的医疗事故诉讼率很高,急诊医师经常采取“自卫”策略,这就使住院次数和不适当的仪器检查增加。因此,目前晕厥管理的诊断功效和经济效率很低。

这些令人失望的结果背后的因素可归纳如下：由于难以以多学科方式解决这一问题，有的医师在短暂性意识丧失的鉴别诊断方面能力和注意力不足;由于误诊可能带来的法律影响而引发的“防御性”立场;而且在各种医

表 2.1 误诊为晕厥的疾病

部分或完全意识丧失(无全脑灌注不足)的疾病
癫痫
代谢紊乱,包括低血糖、低氧、过度通气伴低碳酸血症
中毒
椎基底动脉 TIA
没有意识障碍的疾病
昏倒
坠落伤
摔倒
功能性(心因性假性晕厥)
颈动脉起源的 TIA

TIA：短暂性脑缺血发作。

表 2.2　晕厥的分类

神经介导性晕厥
- 血管迷走性晕厥
  - 由情感应激诱发(恐惧、疼痛、器械操作引起的晕厥)
  - 直立体位应激
- 情境性晕厥
  - 咳嗽、喷嚏
  - 胃肠刺激(吞咽、排便、内脏痛)
  - 排尿后
  - 活动后
  - 餐后
  - 其他
- 颈动脉窦性晕厥
- 不典型晕厥(无明确诱因、症状不典型)

直立性低血压性晕厥
- 原发自主神经异常性晕厥
  - 单纯自主神经衰竭、多系统萎缩、帕金森病合并自主神经衰竭
  - 路易体痴呆
- 继发性自主神经异常性晕厥
  - 糖尿病、淀粉样变性、尿毒症、脊髓损伤
- 药物致直立性低血压
  - 乙醇(酒精)、血管扩张剂、利尿剂、吩噻嗪类药物、抗抑郁剂
- 血容量不足
  - 出血、腹泻、呕吐等

心源性晕厥
- 心律失常为主要原因
  - 心动过缓:窦房结功能障碍、房室(AV)传导系统疾病及植入设备的功能故障
  - 心动过速:室上性心动过速、室性心动过速
  - 药物引起的心动过缓和心律失常
- 结构性病变
  - 心脏病变:心脏瓣膜病、急性心肌梗死、肥厚型心肌病等
  - 其他:急性主动脉夹层、肺动脉高压、肺栓塞

疗机构中，缺乏专门针对晕厥患者的诊断和治疗设施[11,12]。

2.2.2 急诊晕厥患者的处理建议

晕厥的大部分直接费用是住院治疗产生的。急诊应对晕厥患者进行恰当诊断和预后分层，从而将住院患者限制在患有心脏病、严重神经系统疾病或严重继发性创伤的患者。

2009年欧洲心脏病学会制订了《晕厥诊断与管理指南》[10]。本文件界定了目前短暂性意识丧失患者管理的标准和最有价值的诊断途径，并就住院和治疗的适应证和诊断检验的解释提出了建议。

根据该指南，晕厥急诊管理的基础是最初的临床评估，包括病史、体格检查、卧位和直立位血压测量及心电图。

应询问患者：

- 发作前的情况（患者的体位和活动情况，存在的诱发因素）和症状（恶心、头晕及心悸）。
- 摔倒方式（倾倒或跪倒）、持续时间，以及是否存在抽搐（有目击者时）。
- 发作次数、频率和首次发作时的年龄。
- 心脏疾病或猝死的家族史、神经疾病病史、代谢疾病。

当怀疑或确定心脏原因时，特别是在下列情况下，应请心脏病专家会诊：

- 存在明确的心脏病、猝死家族史或离子通道病。
- 用力或仰卧位时晕厥。
- 晕厥前心悸的突然发作。

心电图异常（如QRS波持续时间>120ms）、莫氏Ⅱ型二度房室传导阻滞、窦性停搏>3s、非持续性室性心动过速、预激综合征、长或短QT间期综合征、Brugada综合征、右心室发育不良的负性T波、心肌梗死后Q波、心脏起搏器/植入式心律转复除颤器故障。

当考虑非晕厥性短暂性意识丧失的病因（癫痫、短暂性脑缺血发作、锁骨下动脉窃血综合征、心理性假性晕厥）时，需要请神经科医师会诊（图2.2），特别在下列情况时：

- 发作前有先兆症状。

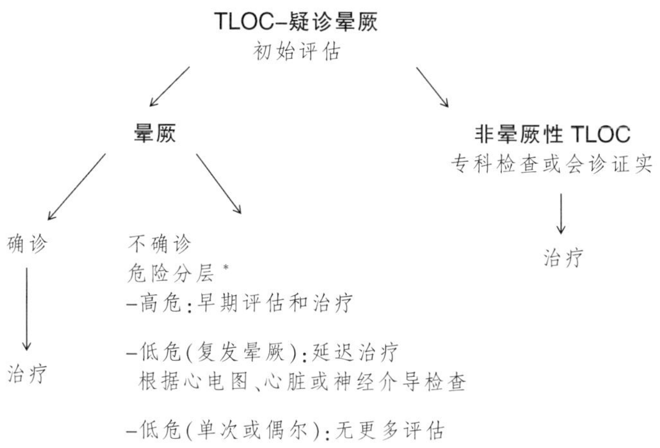

图 2.2　疑诊 TLOC 患者诊断路径。* 可能需要实验室检查;TLOC:短暂性意识丧失。

- 与意识丧失同时发生的张力性运动(并不是延迟几秒之后发生)。
- 清晰的自主运动或咬舌。
- 发作后长时间的意识障碍。
- 癫痫、嗜睡或头痛的家族史。

专科检查,如神经病学检查或血液学检查,仅用于怀疑非晕厥性短暂性意识丧失的患者。

该项策略要求所有参与这些患者管理的医师都具有足够的临床能力。表 2.3 给出了初始评估诊断急诊晕厥原因的诊断标准,表 2.4 列出了晕厥诊断的临床特征。

短暂性意识丧失的理想管理应通过初步临床评估来确定短暂性意识丧失的性质(晕厥或晕厥样病症),并在晕厥的情况下,做出病因诊断,将患者快速分层为三类(图 2.3)。

- 低危患者:可由全科医师或专科医师在门诊按照正常时间表进行处理,并且只需要很少的(如果需要的话)选择性检查;该组低危患者包括很可能是神经介导性晕厥且未受伤的患者。
- 中危患者:需要在专业门诊在短期内进行处理,或者在急诊短期观察,此时高危缺乏证据但又不能立即排除。

表 2.3 晕厥原因诊断标准的初始评估

血管迷走性晕厥是由情绪应激或直立体位性应激引起的，且有典型的前驱症状
情境性晕厥是在特定触发期间或之后立即发生的晕厥（见表 2.2）
直立体位性晕厥是在站立后发生并且有直立性低血压证据
心律失常性晕厥可通过 ECG 诊断，见于以下情况：
持续性心动过缓（清醒或反复发生窦房传导阻滞<40 次/分或窦性停顿>3s）
莫氏Ⅱ型或三度房室传导阻滞（二度或三度）
交替性束支传导阻滞（左和右）
室速或快速性阵发性室上性心动过速
多形性短阵室速和长或短 QT 间期
心脏起搏器或 ICD 功能障碍伴有心脏停搏
心肌缺血相关性晕厥，是指晕厥发生时心电图上伴有或不伴心肌梗死的急性心肌缺血的证据
心血管晕厥是指晕厥患者存在心房黏液瘤、严重主动脉瓣狭窄、肺动脉高压、肺栓塞或急性主动脉夹层

• 高危患者：需要紧急收住入院并立即做出适当的诊断和治疗方案。该组高危患者包括严重结构性心脏病或冠心病（心力衰竭、严重左心功能不全、既往心肌梗死），临床或心电图特征提示心律失常性晕厥（见上文）或严重并发症（表 2.5）。

最后，欧洲指南推荐使用以下两种评分来对急诊晕厥患者做出快速风险分层。

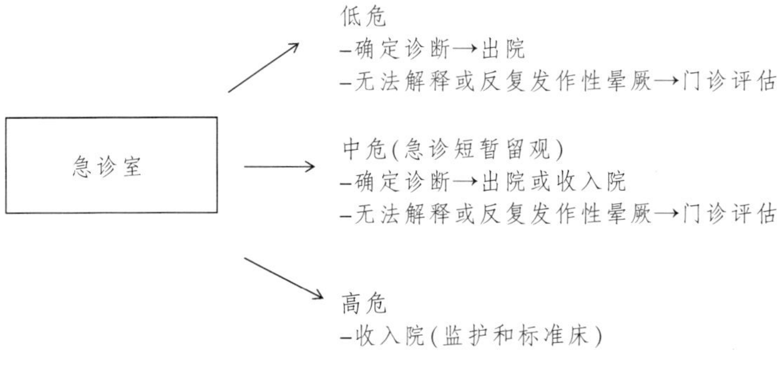

图 2.3 急诊晕厥患者的诊断途径。

表 2.4　初始评估时临床特征提示晕厥的病因诊断

神经介导性晕厥
无心脏疾患
反复发作的晕厥病史
突然出现意外不愉快的视觉、声音、气味或疼痛后发作
晕厥期间出现呕吐、恶心
进餐或餐后
运动后
头部旋转或颈动脉窦压迫
直立性低血压性晕厥
站立后
开始或改变血管抑制药物的剂量
长时间站立(拥挤闷热的地方)
自主神经病变或帕金森病
劳累后站立
心血管性晕厥
结构性心脏病
离子通道病或猝死家族史
仰卧位或运动中
心电图提示心律失常性晕厥：
左束支或右束支传导阻滞合并左前分支、左后分支传导阻滞
室内传导异常(QRS>120ms)
莫氏Ⅰ型二度房室传导阻滞
无症状的不良性窦性心动过缓(<50 次/分)
非持续性室速
预激 QRS 波群
长或短 QT 间期
早复极
V_1~V_3 导联中 ST 段抬高且呈右束支传导阻滞型
Q 波提示心肌梗死

表 2.5 确定短期高危患者的临床标准

严重的结构性冠心病（心力衰竭、低左心室射血分数、心肌梗死）
临床或心电图方面提示心律失常性晕厥
在劳累或仰卧期间发生晕厥
心悸（晕厥时）
双束支传导阻滞
室内传导异常（QRS>120ms）
无负性变时性药物或体育训练的情况下，不良性窦性心动过缓或窦房传导阻滞
预激 QRS 波群
长或短 QT 间期
V_1~V_3 导联 ST 段抬高呈右束支传导阻滞型
右胸导联 T 波倒置、Epsilon 波和心室晚电位提示致心律失常右心室心肌病
严重并发症
严重贫血
电解质紊乱

• OESIL 风险评分[12]：应用方便，包括年龄> 65 岁、基础疾病、晕厥没有先兆和心电图异常。总分 0 分时死亡率 0%，1 分时 1 年死亡率<1%。3 分（推导集和验证集死亡率分别为 35%和 29%）和 4 分（推导集和验证集死亡率分别为 57%和 53%）具有更高的风险。

• EGSYS 风险评分[13]：表明存在异常心电图和（或）存在结构性心脏病，是预测 2 年死亡率的主要因素；该评分在鉴定心源性晕厥方面有很好的诊断价值（表 2.6）。

该诊断策略强调，根据每例患者的临床特征选择预后分层和合适的器械检查对于急诊晕厥患者的成本效益管理至关重要[14-17]。

表 2.6　晕厥患者风险分层的初步评估 OESIL 和 EGSYS 研究

研究项目	危险因素	评分	终点	结果(验证队列)	
OESIL[12]	异常心电图	0-4 分(每项 1 分)	1 年总死亡率	0%	0 分
	心血管疾病(既往史)			0.6%	1 分
	缺乏先兆			14%	2 分
	年龄>65 岁			29%	3 分
EGSYS[13]	晕厥前有心悸(+4)	正负得分总和	2 年总死亡率	2%	<3 分
	异常心电图和(或)心脏病(+3)			21%	≥3 分
	活动期间晕厥(+3)				
	仰卧位晕厥(+2)		心源性晕厥	2%	<3 分
	易感/促发因素(−1)			13%	3 分
	自主神经前驱症状(恶心、呕吐)(−1)			33%	4 分
				77%	>4 分

（郭树彬　译）

参考文献

1. Savage DD, Corwin L, McGee LD, et al. Epidemiology features of isolated syncope: the Framingham study. Stroke. 1985;16:626–9.
2. Day SC, Cook EF, Funkenstain H, Goldman L. Evaluation and outcome of emergency room patients with transient loss of consciousness. Am J Med. 1982;73:15–23.
3. Ammirati F, Colivicchi F, Minardi G, et al. Gestione della sincope in ospedale: lo studio OESIL (Osservatorio Epidemiologico della Sincope nel Lazio). G Ital Cardiol. 1999;29:533–9.
4. Del Greco M, Cozzio S, Scillieri M, Cappari F, Scivales A, Disertori M. The ECSIT study (Epidemiology and Costs of Syncope in Trento). Diagnostic pathway of syncope and analysis of the impact of guidelines in a district general hospital. Ital Heart J. 2003;4:99–106.
5. Haan MN, Selby JV, Quensenberry CP, et al. The impact of aging and chronic disease on use of hospital and outpatient service in a large HMO. J Am Geriatr Soc. 1997;45:667–74.
6. Nyman JA, Krahn AD, Bland PC, et al. The costs of recurrent syncope of unknown origin in elderly patients. PACE. 1999;22:1386–94.
7. Olde Nordkamp LAR, van Dijk N, Ganzeboom KS, Reitsma JB, Luitse JSK, Dekker LRC, et al. Syncope prevalence in ED compared to that in the general practice and population: a strong selection process. Am J Emerg Med. 2009;27:271–9.
8. Sun BC, et al. Direct medical costs of syncope-related hospitalizations in the United States. Am J Cardiol. 2005;95(5):668–71.
9. Del Rosso A, Bernadeschi M, Ieri A. Costi sociali della sincope. Ital Heart J Suppl.

2000;1:772–6.
10. The Task Force for the Diagnosis and Management of Syncope of the European Society of Cardiology (ESC). Developed in collaboration with, European Heart Rhythm Association (EHRA), Heart Failure Association (HFA), and Heart Rhythm Society (HRS). Guidelines for the diagnosis and management of syncope. Eur Heart J. 2009;30(21):2631–71.
11. Giada F, Ammirati F, Bartoletti A, Del Rosso A, Dinelli M, Foglia-Manzillo G, et al. La Syncope Unit: un nuovo modello organizzativo per la gestione del paziente con sincope. G Ital Cardiol. 2010;11:323–8.
12. Colivicchi F, Ammirati F, Melina D, Guido V, Imperoli G, Santini M. Development and prospective validation of a risk stratification system for patients with syncope in the emergency department: the OESIL risk score. Eur Heart J. 2003;24:811–9.
13. Del Rosso A, Ungar A, Maggi R, Giada F, Petix NR, De Santo T, et al. Clinical predictors of cardiac syncope at initial evaluation in patients referred urgently to a general hospital: the EGSYS score. Heart. 2009;94:1620–6.
14. Shen WK, Decker WW, Smars PA, Goyal DG, Walker AE, Hodge DO, et al. Syncope evaluation in the emergency department study (SEEDS). A multidisciplinary approach to syncope management. Circulation. 2004;110:3636–45.
15. Brignole M, Disertori M, Menozzi C, et al. The management of syncope referred for emergency to general hospitals with and without Syncope Unit facility. Europace. 2003;5:293–8.
16. Disertori M, Brignole M, Menozzi C, et al. Management of syncope referred for emergency to general hospitals. Europace. 2003;5:283–91.
17. Brignole M, Menozzi C, Bartoletti A, Giada F, Lagi A, Ungar A, et al. A new management of syncope: prospective systematic guideline-based evaluation of patients referred urgently to general hospitals. Eur Heart J. 2006;27:76–82.

第 3 章

急诊缓慢性心律失常的处理

Luca Salvatore, Silvia Magnani, Gerardina Lardieri, Elena Zambon

急诊室和重症监护室患者的心律突然发生变化时，需要快速地诊断和治疗。心脏激动传导减慢和传导阻滞可引起有症状的心动过缓。

门诊患者首次诊断为心动过缓和传导异常的发病率为30%~40%,其中3%为房室传导阻滞和窦房结功能障碍,8%为室内传导异常[1]。

窦房结功能障碍具有重要的临床意义。窦房结功能障碍并存房室传导阻滞并非少见(两者共存的发生率为8.4%),如房颤(AF),尤其是已经应用仅心室起搏治疗的患者(两者共存的发生率为22%),而且有发生全身血栓栓塞的高风险[2,3]。对于老年患者,即使心脏收缩功能尚可,心率缓慢也能使心力衰竭进展加快或恶化[4]。

心脏或非心脏手术后发生心律失常相对常见，其是预测外科手术并发症和住院时间延长的一个重要因素,尽管只有≤1%的严重心动过缓患者需要干预治疗。其中,触发因素通常只是一过性原因,如缺氧、心肌缺血、高浓度儿茶酚胺及电解质紊乱等[5,6]。

3.1 解剖和病理生理学

心脏激动起源于右心房高侧壁邻近上腔静脉的窦房结，其窦房结由右

L. Salvatore (✉) • S. Magnani • G. Lardieri • E. Zambon
Cardiovascular Department, Ospedali Riuniti and University of Trieste, Trieste, Italy
e-mail: lucasalvatore@alice.it

冠状动脉(60%)和回旋支(40%)供血。当激动到达房室结后，通过连接心房与心室的结-希氏束系统传导到心室。结-希氏束系统由房室结（位于Koch三角前端，由右冠状动脉供血)和希氏束(由左、右冠状动脉同时供血)构成。希氏束分为右束支(前降支和右冠状动脉供血)和左束支，其中左束支又分为左前分支(前降支供血)和左后分支(回旋支供血)。浦肯野纤维起源于此，以确保心室同步激动。

3.2 心动过缓

心率<60次/分时称为心动过缓。心动过缓的一般症状包括劳累、乏力、呼吸困难、胸部不适或疼痛、意识完全丧失或先兆表现、头晕眼花、意识模糊。而常出现的明显体征包括低血压和(或)直立性低血压、出汗、心动过缓相关的(逃逸)频发室性期前收缩或其他室性心律失常。当心率<40次/分时，通常出现症状，如既往有心脏病或并存心脏病时症状更明显。

血流动力学不稳定的心动过缓可能是危及生命的急症，据报道30天死亡率高达16%[7-9]。心动过缓可表现为心脏自律性异常或电激动传导异常，并且能在传导系统的各个部位发生(窦房结、房室结、室内分支)。

3.3 窦房结功能障碍

窦房结功能障碍主要表现为窦性心动过缓和窦性停搏。

窦房结功能障碍的病因可分为内因和外因。内因：退行性病变、慢性或急性缺血、浸润性病变(淀粉样变性、血色沉着病、肿瘤)、炎症(心包炎、心肌炎)、肌肉骨骼系统疾病(杜氏营养不良、遗传性共济失调)、血管炎(系统性红斑狼疮、硬皮病)和手术(房间隔缺损修补术)；外因：药物(胺碘酮、氟卡尼、普罗帕酮、索他洛尔、奎尼丁、丙吡胺、普鲁卡因胺)、电解质紊乱(高钾血症)、内分泌疾病(甲状腺功能减退)、缺血诱发迷走反射、神经介导综合征(血管迷走性、咳嗽、颈动脉窦过敏)、颅内高压和梗阻性黄疸。

3.3.1 窦性心动过缓

窦性心动过缓可继发于内在因素，如纤维化(起搏细胞老化或由于下壁心肌梗死使“起搏细胞”缺失[10,11])或外在因素，如迷走神经张力增强(一种异常的神经–心脏反射)、药物(如 β 受体阻滞剂或 Ca^{2+}拮抗剂)，以及减弱交感神经张力的药物(如抗交感神经性降压药)[12]。

心电图显示窦性节律规整，心率<60 次/分，固定的 1:1 房室传导，正常 PR 间期(0.12~0.20s)；P 波规律出现，形态相同，电轴 0°~90°。

心动过缓，休息时可无症状，仅在劳累时出现。心动过缓通常不需要治疗，若需治疗，可静脉注射阿托品，但阿托品半衰期较短，因而只能用于短期治疗。有时需要临时或永久性起搏治疗，心房起搏疗效优于心室起搏[13,14]。

3.3.2 窦性停搏

窦性停搏是指自主心房激动消失。通常窦性停搏>3s 时具有临床意义。最常见的病因是心肌组织纤维化、缺血、地高辛中毒、脑缺血和迷走神经张力过高(图 3.1)。

3.4 房室传导阻滞

房室传导阻滞是指心房激动向心室传导的速度减慢或阻滞(阵发性或永久性)，即使是房室交界区不在生理性不应期内。

当心房率加快时(如房性心动过速或房颤)，房室传导阻滞则定义为只要心室率<60 次/分时即可诊断。

房室传导阻滞存在 3 个解剖位点：①希氏束以上传导阻滞(房室结内)；

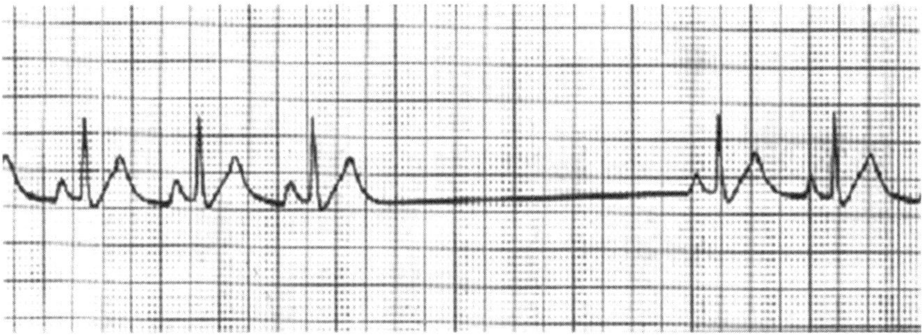

图 3.1 窦性停搏。

②希氏束内传导阻滞(希氏束内部)；③希氏束以下传导阻滞(希氏束远端或束支分支)。

房室传导阻滞解剖部位与预后相关,其中远端阻滞是预后最差的。

3.4.1 一度房室传导阻滞

一度房室传导阻滞是指每一个心房波都跟随一个 QRS 波群，但是 PR 间期超过 0.20s,其阻滞部位通常位于房室结上端,虽然有时呈宽 QRS 波群,但这是因为并存束支传导阻滞所致。一度房室传导阻滞一般不伴有心脏疾病,但常继发于迷走神经张力增高或是药物(β 受体阻滞剂或地高辛)作用,即使有时与心肌缺血、浸润性心肌病变、心肌炎、肾上腺皮质功能衰竭症或先天性心脏病(间隔缺损或三尖瓣下移畸形)有关。但是预后较好,不需要治疗，除非一度房室传导阻滞发生于室间隔脓肿引起主动脉瓣心内膜炎时需要治疗。

3.4.2 二度房室传导阻滞

二度房室传导阻滞是指心房激动从心房到心室的传导是间歇性的。二度房室传导阻滞可分为两种类型：

二度Ⅰ型房室传导阻滞 也称为莫氏Ⅰ型或文氏现象，心电图表现为 PR 间期逐渐延长直到一个 P 波脱落未传导,随后 PR 间期缩短。QRS 波群形态正常。二度房室传导阻滞的阻滞点通常位于房室结或上端[15],其病因主要包括地高辛中毒、心肌缺血(下壁心肌梗死)、钙过量沉积(主动脉瓣)或肾功能不全。此外,二度房传导室阻滞也可见于运动员和睡眠中的正常人,均是由于迷走张力增高引起[16-18]。若没有症状则预后良好,无须治疗;若发生晕厥或心力衰竭症状,则需要植入起搏器。

二度Ⅱ型房室传导阻滞 也称为莫氏Ⅱ型，心电图表现为一个 P 波突然脱落,房室传导比例为 3:2、4:3 等,PP 和 PR 间期规则(图 3.2)。其传导阻滞位点位于希氏束内或希氏束以下，并有进展为完全性房室传导阻滞的趋势,可出现长时间的心室停搏和晕厥症状[19]。指南推荐：即使二度Ⅱ型房室传导阻滞患者没有症状,也最好植入永久性起搏器[20]。

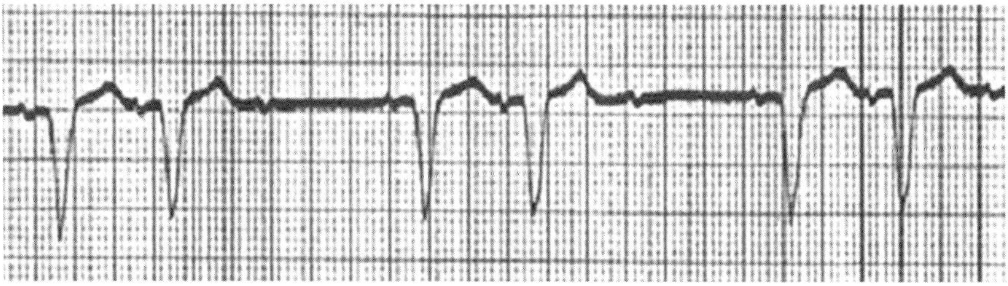

图 3.2 二度莫氏Ⅱ型房室传导阻滞(室内传导阻滞)。

3.4.3 房室传导阻滞 2:1 下传

2:1 房室传导阻滞的心电图特点是 P 波与 QRS 波比例为 2:1 的间歇性传导阻滞,因此具有莫氏Ⅰ型和Ⅱ型的特点。其阻滞部位可发生于房室结、希氏束内或希氏束以下任何部位,严重程度取决于心室率。即使患者没有症状,2:1 房室传导阻滞伴有束支传导阻滞时也需要起搏治疗, 因为阻滞部位可能位于房室结以下[21]。

3.4.4 高度房室传导阻滞

高度房室传导阻滞是指≥2 个连续 P 波被阻滞,P/QRS 比例 3:1、4:1 等(图 3.3)。此术语也用于永久性慢频率房颤。

3.4.5 慢频率房颤

慢频率房颤的心电图特点是, 无可辨认的 P 波,RR 间期不规则,窄

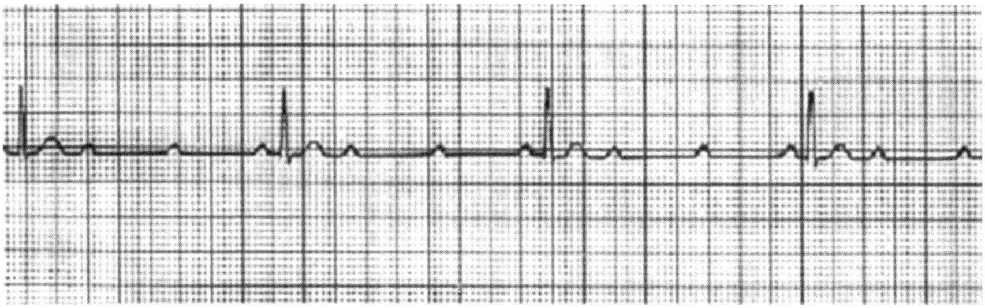

图 3.3 高度(3:1)Ⅱ 型房室传导阻滞。

QRS 波群或宽 QRS 波群。其病因常是药物副作用（抗心律失常药、地高辛、β 受体阻滞剂、Ca^{2+}拮抗剂），尤其是在肾功能和（或）肝功能不全的老年患者、迷走神经张力高的年轻患者或房室传导异常的患者，药物作用更明显。

对于有症状的慢频率房颤患者的治疗，包括药物治疗（首选阿托品，其次选胺类）、经皮或经静脉起搏，以保证血流动力学稳定。

3.4.6　三度房室传导阻滞

三度房室传导阻滞又称完全性房室传导阻滞，心电图特征是 P 波不能下传至心室。P 波与 QRS 波群无关，QRS 波群为逸搏。如果呈窄 QRS 波逸搏心律，且 RR 间期规则，频率 40~60 次/分，其阻滞部位位于房室结内。如果呈宽 QRS 波逸搏心律，频率 20~40 次/分，则阻滞部位位于希氏束以下。

对于房颤合并三度房室传导阻滞的患者，若交界区（频率约为 35 次/分）或希氏束以下逸搏，心电图可表现为规则的心室律。

三度房室传导阻滞也可继发于药物治疗（地高辛、β 受体阻滞剂、Ca^{2+} 拮抗剂、奎尼丁、普鲁卡因胺）或传导系统纤维硬化退行性变或心肌梗死急性期。如果是下壁心肌梗死引起的三度房室传导阻滞（阻滞部位位于希氏束以上的窄 QRS 波逸搏心律，常能自愈），预后较好，而前壁心肌梗死（阻滞部位位于希氏束以下的宽 QRS 波逸搏心律，通常缺血损伤的面积大且可逆性很小）的预后较差。

其他不常见病因包括感染性疾病（心肌炎、莱姆病、查加斯病）、风湿病（赖特综合征、硬皮病、类风湿关节炎）、浸润性疾病（淀粉样变性、结节病、多

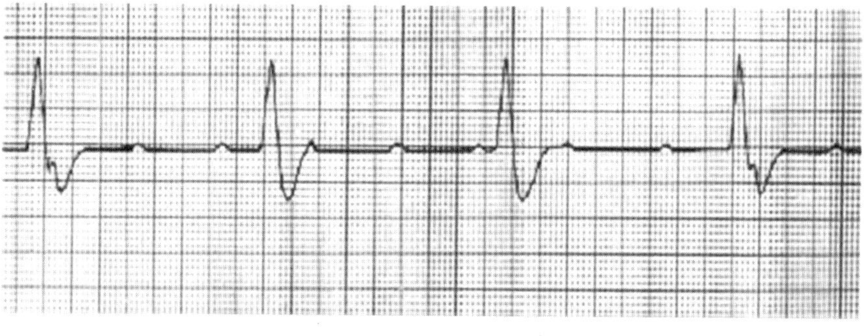

图 3.4　三度房室传导阻滞呈宽 QRS 波群逸搏（希氏束以下传导阻滞）。

发性骨髓瘤)、电解质紊乱以及医源性因素(心脏手术、射频消融)(图 3.4)。

3.4.7 室内传导阻滞

左束支传导阻滞(LBBB) LBBB 在年轻人群中极少见,一旦出现即预示着存在基础心脏疾病。随着年龄增大,LBBB 的发生率上升[22],而且与多种心脏病有关(高血压性心脏病、缺血性心脏病、瓣膜性心脏病、原发性扩张型心肌病)。其预后取决于心脏基础疾病的严重程度。

左前分支传导阻滞(LAHB)较常见于成年男性人群,与高血压和缺血性心脏病有关,极少数可进展为 LBBB 或完全性房室传导阻滞[23]。

左后分支传导阻滞(LPHB)极少单独出现,因为左后分支短且受双重供血。

右束支传导阻滞(RBBB) RBBB 是较常见的心电图表现,通常与心脏疾病无关,但可能与高血压、肺心病或缺血性心脏病有关。

双束支阻传导滞通常是指激动沿左束支的双支或右束支合并左束支的任一分支传导延缓或阻滞。

右束支合并左前分支传导阻滞较常见,其中只有不足 6%的患者可发展为完全性房室传导阻滞,而右束支合并左后分支传导阻滞不常见,但极大可能发展为完全性房室传导阻滞(约 75%)。

双束支伴有一度房室传导阻滞的患者(尤其是房室结以下传导阻滞,电生理检查 HV 间期>100ms)有发展为完全性房室传导阻滞的高风险,因而有作者推荐植入心脏永久性起搏器治疗[24]。体表心电图上只有出现交替性束支传导阻滞现象时才能诊断为三分支传导阻滞(右束支传导阻滞与左束支传导阻滞交替, 右束支合并左前分支传导阻滞与右束支合并左后分支传导阻滞交替)。

3.4.8 房室分离

心房激动独立于心室激动且频率各自规则,称为房室分离。房室分离不同于房室传导阻滞:实际上,房室传导阻滞时可存在房室分离,但房室分离时可能不存在房室传导阻滞,例如,当交界区或室性逸搏频率快于窦率但又不存在室房逆传时。

心脏传导系统退行性变的老年患者更易出现房室分离[25]。

房室分离应依据病因来治疗,包括抗心律失常药物和植入永久性起搏器。

3.4.9 急性心肌梗死时传导功能障碍

窦房结功能障碍可继发于回旋支或右冠状动脉闭塞引发的急性心肌梗死。窦性心动过缓伴发源自交界区或希氏束的窄 QRS 波逸搏心律,频率为 50~60 次/分,随着时间的推移变得稳定。然而,来源于浦肯野纤维的宽 QRS 波逸搏心律,频率<40 次/分,稳定性差,可进展为心脏停搏。其中,心肌梗死早期阶段发生的房室传导阻滞通常是因为迷走神经过度兴奋,应用阿托品可逆转,但是心肌梗死后期的房室传导阻滞通常与房室结缺血有关。

下壁心肌梗死伴发的二度Ⅰ型房室传导阻滞可在 48h 内自行缓解,除非存在血流动力学不稳定,一般不需要介入治疗。

二度Ⅱ型房室传导阻滞很可能发展为完全性房室传导阻滞,常见于前壁心肌梗死,也见于因粗大后降支闭塞引起的下壁心肌梗死。

心肌梗死患者中有 8%~13%可发生完全性房室传导阻滞,可见于下壁和前壁心肌梗死。而且完全性房室传导阻滞之前可先出现二度房室传导阻滞伴分支或束支传导阻滞。完全性房室传导阻滞患者发生室颤/室速、肺水肿及院内死亡的发生率较高[26]。

3.4.10 心脏停搏和心脏性猝死

心脏性猝死(心脏症状出现后 1h 内)的发生率在每个国家都不同,其取决于各国冠心病的发病率[27]。美国每年有 30 万心脏性死亡患者,年发病率为 1/1000[28]。

心脏性死亡患者中,75%~80%患者的首诊心律失常是室颤,其余 20%~25%的患者心脏骤停的原因为严重心动过缓或无脉搏电活动。

心动过缓发生心脏停搏常继发于窦房结自律性消失而房室交界区取代起搏功能。

心脏骤停更常见于心脏病晚期的患者,多因细胞外高钾(低氧血症、酸中毒、休克或肾功能不全)使心肌细胞自律性降低引发。

无脉搏电活动是一种心脏电激动稳定而无心肌有效收缩的心律,最常见于严重心肌病或急性心肌梗死的终末事件,其次出现于静脉回流突然障碍引发的严重情况,如肺栓塞、心脏压塞或急性人工心脏瓣膜功能障碍等。

可逆性因素,包括低血容量、低氧、心脏压塞、气胸、酸中毒和高钾血症,均可以被监测到并可以纠正。药物治疗包括静脉应用肾上腺素或阿托品(阿托品对希氏束以下的房室传导阻滞无效)。

无论心脏刺激效果如何,均可应用心外起搏治疗,即使心脏停搏的患者存活率很低[29]。

3.5　治疗

窦房结功能障碍无症状时,一般不需要治疗。若需要治疗,抗副交感神经药物(阿托品 0.5mg,静脉注射,可反复应用)可快速增加窦房结自律性和改善窦房传导。拟交感神经性药物(口服茶碱类)因为其效应低和副作用多而较少用于长期治疗。

若存在血流动力学不稳定情形,例如下壁伴右心室心肌梗死,可进行心内膜临时起搏治疗。

若心动过缓引起心输出量减少或出现心力衰竭时,应行永久性起搏治疗,优选右心房起搏,能维持房室自主传导而避免心室起搏。

希氏束以上的二度房室传导阻滞通常立刻应用抗迷走神经药物。正如之前所提及的,这类药物应谨慎用于拟诊希氏束以下传导阻滞者,因为加快心率和希氏束以上传导可使病情恶化。

拟交感神经性药物,例如异丙肾上腺素,能增加心室异位起搏点的自律性,可临时用于任何部位的房室传导阻滞的治疗,尤其对暂时性传导阻滞或不能立刻行临时起搏的情况。

对于三度房室传导阻滞,尤其是希氏束以下传导阻滞,对抗迷走神经药物无效,而拟交感神经性药物在等待永久性起搏器治疗的急性期可发挥一定作用。

3.5.1　临时起搏器

临时心脏起搏治疗常用于需要紧急治疗的重症患者,即便是非重症,若患者有发展为高度房室传导阻滞或心脏停搏的高风险,也应立刻行临时起搏治疗。

优选心内起搏的方式,通常经颈静脉、锁骨下静脉或股静脉进行。

经皮肤起搏治疗虽然对心脏停搏的患者无明显作用[29],但可作为严重

表 3.1 传导障碍的治疗方法

窦房结功能障碍	无症状:观察
	有症状:阿托品 0.5mg 静脉注射,重复累计量最高 2mg;临时或永久性起搏器
房室传导阻滞	一度房室传导阻滞:观察
	二度房室传导阻滞
	Ⅰ型无症状:观察;有症状:阿托品 0.5mg 静脉注射,重复累计量最高 2mg
	Ⅱ型无症状(高度或莫氏 2 型)或有症状:起搏器植入
	窄 QRS 波:阿托品,若无效则植入起搏器
	宽 QRS 波:植入起搏器
	三度房室传导阻滞有/无症状:
	窄 QRS 波:阿托品,若无效则植入起搏器
	宽 QRS 波:植入起搏器
心肌梗死时发生房室传导阻滞	下壁心肌梗死:
	一度房室传导阻滞:观察
	二度房室传导阻滞:
	Ⅰ型:阿托品,若无效则临时起搏器
	Ⅱ型:临时起搏器
	三度房室传导阻滞:阿托品,若无效:临时起搏器
	前壁心肌梗死:
	一度房室传导阻滞:观察
	二度房室传导阻滞:
	Ⅰ型:阿托品,若无效则临时起搏器
	Ⅱ型:临时起搏器
	三度房室传导阻滞:临时起搏器

心动过缓患者行永久性起搏治疗的过度治疗。

临时起搏治疗的最佳指征还是血流动力学不稳定的急性心肌梗死(表 3.1)。此外,应用洋地黄、奎尼丁、1C 类抗心律失常药物、β 受体阻滞剂和一些 Ca^{2+}拮抗剂等药物可抑制窦房结自律性,甚至出现严重的心动过缓。若出现血流动力学不稳定的症状和体征,应行临时起搏治疗,从而使药物安全清除[30]。

颈动脉窦过敏、行咽喉部插管或胃食管内镜检查治疗,以及服用拟副交感神经或抗交感神经药物均可导致迷走神经张力增高。迷走神经张力增高有 3 种临床反应:第一种是心脏抑制反应,表现为明显而影响血流动力学的心动过缓;第二种是血管抑制反应,表现为外周血管扩张性低血压;第三种是混合型。但有时在重症监护室也需要临时起搏治疗,尽管上述临床情形应用阿托品均可轻易逆转病情[31]。

心肌炎引发的暂时性心室传导障碍需要临时起搏治疗。

临时起搏治疗的并发症包括电极脱落导致的失夺获(25%)、局部电极刺激诱发的室性心动过速(10%)、心包炎(5%)和继发于右心房穿孔的心脏压塞(1%)。

经中心静脉穿刺并发症包括空气栓塞(1%)、动脉损伤(1.2%)、气胸(1%)、静脉炎(5.1%)、静脉血栓形成(18%~34%)和菌血症(50%),即使电极的感染率很低[31]。

3.5.2　永久性起搏器

窦房结功能障碍是植入起搏器的主要病因(约占起搏器植入总数的 46%)[32],早期阶段植入起搏器后很长时间内预后良好,但随着窦房结功能障碍的进展和症状的出现,其预后变差[33]。

心房起搏优于单纯心室起搏,但在有血栓栓塞事件和房颤复发时,这种优势减小[14,34]。

房室传导阻滞是植入起搏器的次要病因,永久性起搏可提高完全性或高度房室传导阻滞患者的生存率,尤其是有症状(晕厥或血流动力学不稳定)或有心脏病的患者[35]。

无症状的一度或二度Ⅰ型房室传导阻滞不需要植入永久性起搏器治疗。

有症状的或二度Ⅰ型房室传导阻滞呈慢频率逸搏心律,以及无症状的二度Ⅱ型房室传导阻滞都是植入永久性起搏器的Ⅱ类适应证。

完全性或高度房室传导阻滞(无论有无症状)和二度Ⅱ型房室传导阻滞,无论阻滞水平如何,均是植入永久性起搏器的Ⅰ类适应证。

可逆性房室传导阻滞患者需要进行监护。

无起搏器植入治疗的完全性房室传导阻滞患者,1 年生存率为 60%,5 年生存率为 30%。而植入永久性起搏器治疗的患者,1 年生存率与普通人群相同[36]。

起搏器植入的欧美指南[37,38]见表 3.2。

表 3.2 起搏器植入的欧美指南

Ⅰ类适应证
窦房结功能障碍
有症状的窦性心动过缓或窦房结变时性不良
房室传导阻滞
二度Ⅱ型房室传导阻滞
窦性心律或房颤时高度房室传导阻滞
完全性房室传导阻滞
室内传导阻滞
三分支传导阻滞(右束支传导阻滞与左束支传导阻滞交替,右束支合并左前分支传导阻滞与右束支合并左后分支传导阻滞交替)
双束支阻滞(左束支传导阻滞加右束支合并左前分支传导阻滞或右束支合并左后分传导支阻滞)、二度Ⅱ型或三度房室传导阻滞

(宋焕秋 郭继鸿 译)

参考文献

1. Vàzquez Ruiz de Castroviejo E, Munoz Bellino J, Lozano Cabezas C, et al. Analysis of the frequency of cardiac arrhythmias and conduction disturbances from a health-care perspective. Rev Esp Cardiol. 2005;58(6):657–65.
2. Sutton R, Kenny RA. The natural history of sinus sick syndrome. Pacing Clin Electrophysiol. 1986;9(6):1110–4.
3. Mandel WJ, Jordan JL, Karagueuzian HS. Disorders of sinus function. Curr Treat Options Cardiovasc Med. 1999;1:179–86.
4. Alboni P, Brignole M, Menozzi C, Scarfò S. Is sinus bradycardia a factor facilitating overt heart failure? Eur Heart J. 1999;20:252–5.
5. Amar D. Strategies for perioperative arrhythmias. Best Pract Res Clin Anaesthesiol. 2004;18(4):565–77.
6. Heintz KM, Hollenberg SM. Perioperative cardiac issues: postoperative arrhythmias. Surg Clin North Am. 2005;85(6):1103–14.
7. Swart G, Brady Jr WJ, DeBehnke DJ, Ma OJ, Aufderheide TP. Acute myocardial infarction complicated by hemodynamically unstable bradyarrhythmia: prehospital and ED treatment with atropine. Am J Emerg Med. 1999;17:647–52.
8. Brady WJ, Swart G, DeBehnke DJ, Ma OJ, Aufderheide TP. The efficacy of atropine in the treatment of hemodynamically unstable bradycardia and atrioventricular block: prehospital and emergency department considerations. Resuscitation. 1999;41:47–55.
9. Schwartz B, Vermeulen MJ, Idestrup C, Datta P. Clinical variables associated with mortality in out-of-hospital patients with hemodynamically significant bradycardia. Acad Emerg Med. 2004;11:656–61; Delise P. ARITMIE. C.E.S.I. srl; 2004.
10. Demoulin JC, Kulbertus HE. Histopathological correlates of sick sino-atrial disease. Br Heart J. 1978;40:1384.

11. Shaw DB, Linker NJ, Heaver PA, Evans R. Chronic sinoatrial disorder (sick sinus syndrome): a possible result of cardiac ischemia. Br Heart J. 1987;58:598.
12. Oreto G. riconoscimento del blocco seno atriale di I grado all' elettrocardiogramma standard. G Ital Cardiol. 1982;12:762–6.
13. Rosenquist M, Brandt J, Schuller H. Atrial versus ventricular pacing in sinus node disease: a treatment comparison study. Am Heart J. 1986;111:292.
14. Andersen HR, Nielsen JC, Thomen PE, et al. Long term follow-up of patients from a randomised trial of atrial versus ventricular pacing for sick-sinus syndrome. Lancet. 1997;350:1210–6.
15. Zipes DP. Second degree atrioventricular block. Circulation. 1979;60:465–72.
16. Braunwald E, Zipes DP, Libby P, editors. Heart disease: a textbook of cardiovascular medicine. 6th ed. Philadelphia: WB Saunders; 2001.
17. Strasberg B, Amat-Y-Leon F, Dhingra RC, et al. Natural history of chronic second-degree atrioventricular nodal block. Circulation. 1981;63:1043–9.
18. Meytes I, Kaplinsky E, Yahini JH, Hanne-Paparo N, Neufeld HN. Wenckebach A-V block: a frequent feature following heavy physical training. Am Heart J. 1975;90:426–30.
19. Schweitzer P, Mark H. The effect of atropine on cardiac arrhythmias and conduction. Am Heart J. 1980;100:225–61.
20. Lee TH. Use of cardiac pacemakers and antiarrhythmic devices: ACC/AHA guidelines summary. In: Braunwald E, Zipes DP, Libby P, editors. Heart disease: a textbook of cardiovascular medicine. 6th ed. Philadelphia: WB Saunders; 2001. p. 810–4.
21. Kusomoto FM, Goldschlager N. Cardiac pacing. N Engl J Med. 1996;334:89–98.
22. Siegman-Igra Y, Yahini JH, Goldbourt U. Intraventricular conduction disturbances: a review of prevalence, etiology, and progression for 10 years within a stable population of Israeli adult males. Am Heart J. 1978;96:669.
23. Rowland E. SA node dysfunction, AV block and intraventricular conduction disturbances. Eur Heart J. 1992;13(Suppl H):130–5.
24. Scheinman MM, Peters RW, Modin G, et al. Prognostic value of infranodal conduction time in patients with chronic bundle branch block. Circulation. 1977;56:240–4.
25. Harrigan RA, Perron AD, Brady WJ. Atrioventricular dissociation. Am J Emerg Med. 2001;19:218–22.
26. Clemmensen P, Bates ER, Califf RM. Complete atrioventricular block complicating inferior wall acute myocardial infarction treated with reperfusion therapy. Am J Cardiol. 1991;67:225–30.
27. Priori SG, Aliot E, Blomstrom-Lundqvist C. Task Force on Sudden Cardiac Death of the European Society of Cardiology. Europace. 2002;4:3–18.
28. Myerburg RJ, Kessler KM, Castellanos A. Sudden cardiac death: epidemiology, transient risk, and intervention assessment. Ann Intern Med. 1993;119(12):1187–97.
29. Cummins RO, Graves JR, Larsen MP. Out-of-hospital transcutaneous pacing by emergency medical technicians in patients with asystolic cardiac arrest. N Engl J Med. 1993;328(19):1377–82.
30. Alpert MA, Flaker GC. Arrhythmias associated with sinus node disease. Circulation. 1971;43:836–44.
31. Silver M, Goldschlager N. Temporary transvenous cardiac pacing in the critical care setting. Chest. 1988;93(3):607–13.
32. Elmqvist R. Review of early pacemaker development. Pacing Clin Electrophysiol. 1978;1:535–6.
33. Mond HG, Irwin M, Morillo C, et al. The world survey of cardiac pacing and cardioconvertor defibrillators: calendar 2001. Pacing Clin Electrophysiol. 2004;27:955–64.
34. Lamas GA, Lee KL, Sweeney MO, et al. Ventricular pacing or dual chamber pacing for sinus

node dysfunction. N Engl J Med. 2002;346:1854–62.
35. Edhag O, Swahn A. Prognosis of patients with complete heart block or arrhythmic syncope who were not treated with artificial pacemakers. A long term follow up study of 101 patients. Acta Med Scand. 1976;200:457–63.
36. Edhag O. Long term cardiac pacing: experience of fixed rate pacing with an endocardial electrode in 260 patients. Acta Med Scand. 1969;502:64.
37. Brignole M, et al. ESC guidelines on cardiac pacing and cardiac resynchronization therapy. Eur Heart J. 2013; doi:10.1093/eurheartj/eht150.
38. Epstein EE, et al. ACC/AHA/HRS 2008 guidelines for device-based therapy of cardiac rhythm abnormalities. J Am Coll Cardiol. 2008; doi:10.1016/j.jacc.2008.02.032.

第 4 章

急诊室上性心律失常

Elisabetta Bianco, Marco Bobbo, Davide Stolfo

"室上性心动过速"一词指的是心房或房室结组织或两者都参与启动和维持的心律失常。室上性心动过速通常呈阵发性发作，偶尔也呈持续性发作，是患者急诊就诊的常见原因[1]。

本章主要由两部分组成，读者对象是急诊科医师和心内科医师，旨在讨论每一个特定的相关专业问题，使急诊患者能够得到全面的临床个体化的评估和治疗，而不仅仅限于心律失常。

4.1 急诊科医师须知

- 根据患者的血流动力学状况决定治疗心律失常的时机和方式。
- 血流动力学不稳定的患者需要在明确诊断前进行急诊电复律治疗。
- 血流动力学稳定时，可以去思考心律失常的诊断及最佳的治疗措施。
- 血流动力学的不稳定取决于心率、患者的年龄、基础心脏病（如心肌病）、长期药物治疗、电解质紊乱、甲状腺功能亢进、高热、药物中毒等因素，而非心律失常的类型[2,3]。

E. Bianco
Cardiovascular Department, Cattinara University Hospital, Trieste, Italy
e-mail: elisabetta.bianco@aots.sanita.fvg.it

M. Bobbo • D. Stolfo
Cardiovascular Department, Cattinara University Hospital, Trieste, Italy

室上性心律失常包括[4]：

1.窦性心动过速。

2.心房扑动(典型或非典型)。

3.心房颤动(AF)。

4.房室结折返性心动过速。

5.房室折返性心动过速。

6.房性或交界性心动过速。

心律失常时的心电图不同于正常的窦性心律时的心电图。因此，我们必须了解正常的心电图[5,6](图 4.1)。

• 每一个 QRS 波群之前都有一个 P 波，其速率一般为 60~100 次/分，但新生儿和婴儿心率较快(新生儿心率为 150~230 次/分)[7]。

• P 波在肢体导联Ⅰ~Ⅱ、aVL~aVF 及胸导联 V2~V6 是正向波，在 aVR 导联上是负向波，在Ⅲ导联也可以是负向波，在 V1~V2 导联上可以是正负双向；P 波时限持续 120ms(3mm)。

• PR 间期，也就是 P 波起点至 QRS 波群起点(呈等电位线)的距离持续 120~200ms。

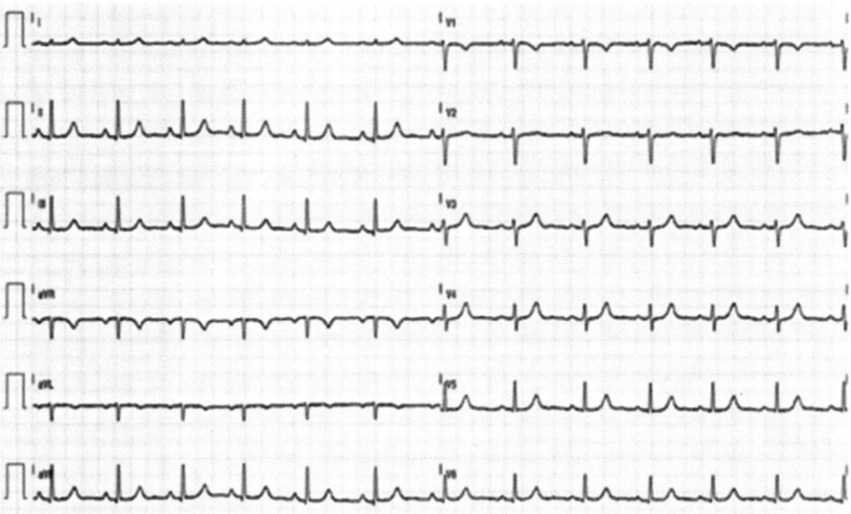

图 4.1 正常窦性心律。常规参数设置(纸速 25mm/s)，1mm 相当于 40ms。

- QRS 波群是窄的(<110ms)。

当接诊有症状的室上性心律失常患者时，接诊医师必须对其临床状况进行评估，从而识别潜在的可逆性心动过速的原因、评估血流动力学不稳定的程度以及是否与心动过速本身相关。

必须评估动脉血压、血氧饱和度、电解质和血红蛋白，必须建立心电监测和静脉通路。

如有可能，应在心律失常发作时及终止后记录 12 导联心电图[2]。

4.1.1 血流动力学不稳定的患者

如果患者表现为心率相关性心血管功能障碍，并伴有以下体征及症状，例如，急性神志改变、缺血性胸痛、急性心力衰竭、低血压或休克等体征，若怀疑是由快速性心律失常引起，则应立即进行同步电复律(如果是清醒的患者，应予以镇静后进行)；如果血氧饱和度<94%，则应给予吸氧[2]。

- 窄且律齐的心动过速→双向同步直流电复律 50~100J。
- 窄且律不齐的心动过速→双向同步直流电复律 120~200J。
- 宽且律齐的心动过速→双向同步直流电复律 100J。
- 宽且律不齐的心动过速→双向非同步直流电复律 200J。

如果第一次电击没有成功，可以逐步增加电复律的能量。

单向波电复律能量选择应从 200J 开始，如果电击不成功，可以逐步增加电复律的能量[2]。

新生儿电复律能量选择为 0.5~2J/kg [3]。

房扑或房性心动过速的患者，在电复律前后，需要根据其临床情况(依据 CHA_2DS_2VASc-HAS BLED 评分)应用肝素(低分子肝素或普通肝素)[8]。

对于植入体内埋藏式起搏器或除颤器的患者，电极板的放置至少要距离电池装置 8cm，建议采用前后位放置除颤电极，并选择双向波能量[2,4,8]。

4.1.2 血流动力学稳定的患者

初始评估应包括：

1.鉴别是窄 QRS 波还是宽 QRS 波心动过速。

2.确定节律是否规整(心动周期变异度<10%)。

3.考虑心律失常的发生是否具有突发的特点。

4.鉴别是否是窦性心动过速[理论上,心房率(bpm)=220-患者年龄]。

90%的室上性心动过速是窄 QRS 波群。而宽 QRS 波群的产生是由于通过旁路提前激动、存在束支传导阻滞或为起搏心律。此外,既往心电图及心动过速终止发作后的心电图有助于鉴别诊断。

采集患者病史时,临床医师应评估心动过速发作的持续时间及发作频率、发作方式、可能的触发因素(包括酒精、咖啡因或其他药物的摄入)、心脏疾病既往史、其他疾病史以及既往心电图。

与窦性心动过速或房性心动过速具有逐渐加速或减速的特点相比较,室上性心动过速有突发突止的特点。然而,有些患者并不能察觉到室上性心动过速的突然发生。但有时有些患者描述为突然发生及逐渐减慢,这是由于阵发性室上性心动过速终止后出现窦性心动过速,而这种现象可能会误诊为惊恐障碍[5,9,10]。

当室上性心律失常发作时,体格检查可以发现"青蛙"征(frog sign)。"青蛙"征是三尖瓣关闭时心房收缩产生的巨大颈静脉 A 波。在恢复窦性节律后,体格检查通常是正常的,但需要进行仔细的体格检查以排除结构性心脏病[11,12]。

4.1.3 室上性心律失常的处理

4.1.3.1 窄 QRS 波群心动过速

如果为窄 QRS 波群心动过速,则房室传导必定完全通过房室结。这就是为什么一些增加迷走神经张力并阻滞房室传导的手法是安全的。这些手法可以中断依赖于房室结传导的心动过速(房室结顺传型和房室结逆传型心动过速),也可以减慢那些不依赖于房室结传导的室上性心动过速(房扑或房颤),甚至可以通过增加自律性来终止局灶性心动过速。

窄 QRS 波群心动过速时,医师有如下选择。

- **迷走神经刺激手法**(Valsalva 动作、颈动脉窦按摩、冷水浸脸、屏气):迷走神经刺激的有效率约为 25%[13]。注意,颈动脉狭窄时,禁止颈动脉窦按摩。
- **腺苷**:十分短效的内源性核苷酸(起效时间<10s)。腺苷能阻断房室结

传导,终止大多数房室结折返性心动过速和房室折返性心动过速,以及 80%的房性心动过速[14–16]。由于腺苷本身也有致心律失常作用(12%的患者会发生房颤),因此,腺苷必须在心电监护下使用,且必须备有除颤仪。

常见的副作用包括胸闷、面部潮红和恐惧感。有哮喘的患者应避免使用,这是由于腺苷能引起支气管痉挛。自主神经衰竭、心脏移植或长期服用抗心律失常药物的患者对腺苷更加敏感[17],因此,这些患者的腺苷剂量必须减半。

给药方式及剂量:0.1~0.2mg/kg(通常为 6~12mg),通过外周静脉给药。起始予腺苷 6mg 弹丸式推注,然后立即予 20mL 盐水冲管。如无效,可再尝试给予 12mg。新生儿的剂量与成人相同:0.1~0.2mg/kg。

• **维拉帕米和地尔硫䓬**:静脉注射维拉帕米和地尔硫䓬能有效终止心动过速或减慢房室传导,但可引起低血压。因此,维拉帕米和地尔硫䓬在急诊处置中并不推荐作为首选治疗药物[18]。而且心力衰竭和新生儿是禁忌证,这是由于使用维拉帕米和地尔硫䓬有导致心脏骤停或房室分离的风险。

• **电复律**:对于发病 48h 内或已服用抗凝药的心房颤动、心房扑动(典型的或非典型)患者,电复律是最佳的选择。推荐使用双向同步电复律(50~200J,婴儿为 0.5~2J/kg),电复律前必须充分镇静。此外,电复律前,对于还未使用过抗凝药物的患者,建议使用肝素负荷量。若无疗效或心律失常复发,可加用药物治疗。

必须牢记:

• 窦性心动过速通常是由其他原因导致的,因此,需要识别潜在病因并积极治疗原发病。通常窦性心动过速本身不需要特定的药物治疗。

• 心房颤动、心房扑动可形成心内膜血栓而导致脑卒中或血栓栓塞,对于持续 48h 以上的房颤或房扑或 CHA_2DS_2VASc 评分>1 分的患者,其脑卒中和血栓栓塞风险较高。因此,如果心律失常持续时间>48h 或不确定具体时间,电复律前必须进行抗凝治疗至少 3 周(或在电复律前行经食管超声心动图排除心内血栓);而且对所有患者最好在电复律前使用肝素。有关详细信息请参见具体指南[16,19–21]。

• 对于单纯性心动过速没有并发症和没有心肌病的患者,在窦性心律恢复后即可出院,心血管专科的评估可以推迟。

• Na^+通道阻滞剂可增加起搏阈值和除颤所需的能量[22,23]。

• 由于遗传背景不清楚,首次抗心律失常药物的效果是无法预测的。这就是为什么第一次使用抗心律失常药物必须在心电监护下进行，且心电监护持续时间至少为一个药物半衰期;出院后,如果进行长期治疗,必须检查在血药浓度稳定状态下(5 个半衰期)的心电图(图 4.2)。

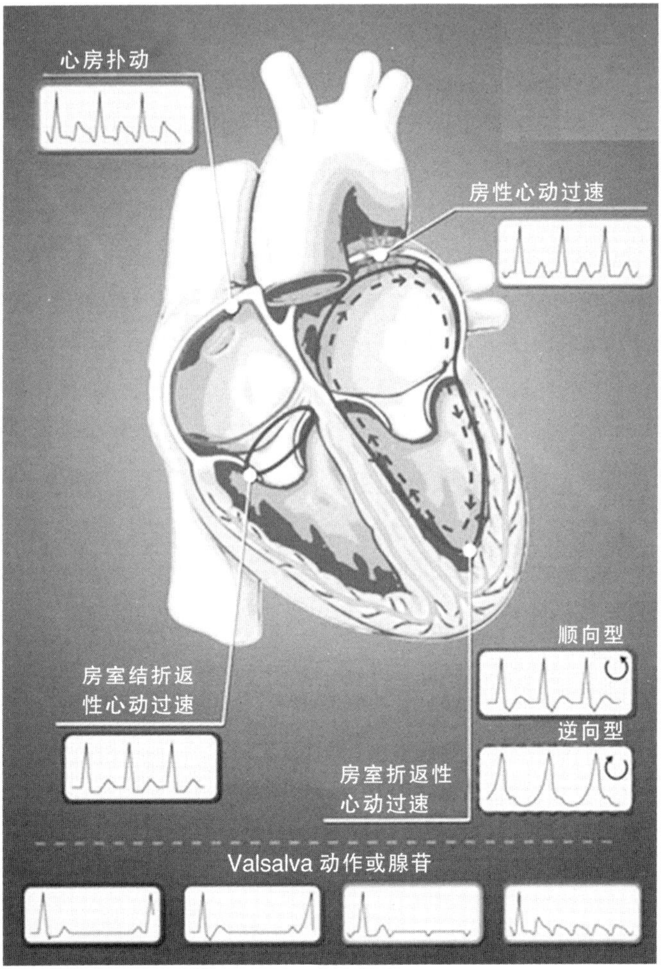

图 4.2 室上性心动过速。(Data from Delacrétaz[12])(扫码见彩图)

4.1.3.2　宽 QRS 波群心动过速

虽然宽 QRS 波群心动过速可由先前存在的束支传导阻滞或频率依赖性束支传导阻滞或通过旁路传导至心室所致，但大多数宽 QRS 波群心动过速起源于心室。如果患者血流动力学状况稳定，最好将其转诊至心内科进行诊治。

4.2　心内科医师须知

心内科医师必须在电复律稳定后对所有血流动力学不稳定的心动过速患者进行评估，目的是为了排除或确定是否存在心肌病，从而决定最好的治疗措施，并决定接下来是否住院或出院及随访。

对于单纯性心动过速、没有心肌病，尤其是先前已经诊断为心动过速的患者，一些非紧急的心脏检查可推迟数周进行。

心内科医师应了解心律失常的发生机制及抗心律失常药物的作用方式，以优化疗效、减少致心律失常的作用及药物副作用为目标[22,23]，并去除诱发因素，如心肌缺血和电解质失衡等。

为此，接下来的部分将介绍抗心律失常药物的药理学和基础电生理学。

在最后的部分将介绍各种心律失常的药物治疗方案。

4.2.1　心电生理学基本原理

每一次心脏收缩都是通过细胞电位由负电位转变为正电位而驱动的。在细胞膜上，从负电位转变为正电位（去极化）再恢复到负电位的过程（复极化），称为动作电位（AP）。而动作电位的形成是由于不同离子通道的先后激活，并形成进出细胞的离子电流。每一种离子通道只允许特定的离子在动作电位的特定时期通过（一些离子通道只在负电位时开放，另一些离子通道只在正电位时开放）。钾离子（K^+）主要在细胞内，钠离子（Na^+）主要在细胞外，而钙离子（Ca^{2+}）在细胞内外均存在，且存储在细胞内，Na^+和 K^+两者相互联系。而去极化的形成必须达到一个特定的阈电位。

动作电位分为 5 个时相：

- 0 相→去极化期。

- 1 相→快速复极化期。
- 2 相→平台期。
- 3 相→终末复极化期。
- 4 相→静息期。

在动作电位 0 相，细胞膜去极化，任何外界刺激均不能产生新的动作电位（绝对不应期）；而在复极化过程中，外界因素可以刺激细胞产生额外的动作电位（相对不应期）。

动作电位从一个细胞到另一个细胞的传播称为传导，其特征是传导速度和安全性。

不同组织（窦房结、房室结、房室细胞）的动作电位形态各异。这是由于有不同种类的离子通道，并能解释为什么抗心律失常药物对每个心脏组织有不同的作用。

例如，房室结细胞去极化主要是由钙离子介导的，而心房肌细胞和心室肌细胞去极化是由钠离子介导；窦房结自律性是由特定的可允许钠离子及钾离子通过的离子通道（HCN）介导的，且这些特定的离子通道在很大的负电位时（超极化）开放。

离子通道的功能改变（病理性、心率依赖性或药物介导性）或离子浓度的改变能够影响动作电位的持续时间、去极化速度或复极化速度，从而决定异常节律的传导[5,21]。

4.2.2 心律失常的发病机制

心律失常分为局灶性心律失常和折返性心律失常。

4.2.2.1 局灶性心律失常

局灶性室上性心动过速是指起源于心房或房室交界区某一局灶部位有节律的激动，并呈离心性传导。其起源灶可以是单个，也可以是多个。局灶性心动过速的机制是自律性异常、触发活动和微折返。

- **触发活动**：触发是指在复极化过程中或之后（动作电位的 2~3 相或 4 相），动作电位的异常波动，能够达到阈电位水平；与自律性局灶不同的是，触发活动与之前的动作电位相关。目前已知有 3 种触发活动（图 4.3）。

(a)早后除极(EAD):早后除极发生在复极化过程中(动作电位 2~3 相),由于 K^+电导减少而引起(典型心动过缓、低钾血症或Ⅲ类抗心律失常药物)。早后除极可以通过增加外向 K^+电流(超速驱动——心动过速、K^+通道激活剂)或抑制 Na^+/Ca^{2+}内流(如给予镁))而被抑制。

(b)迟后除极(DAD):迟后除极发生在动作电位的舒张期(动作电位的 4 相),其发生是由于 Na^+内向电流增加(缺血或地高辛中毒)或者 β 受体兴奋后(心动过速)cAMP 增加,引起细胞内 Ca^{2+}超载和钙火花。迟后除极可以被 β 受体阻滞剂、Ca^{2+}通道阻滞剂、迷走神经刺激或腺苷等抑制。

(c)自律性增强:自律性增强是在动作电位的 4 相(舒张期)去极化时正离子内流(主要是 Ca^{2+}内流)形成的(正常自律性是 Na^+电流驱动形成的,而

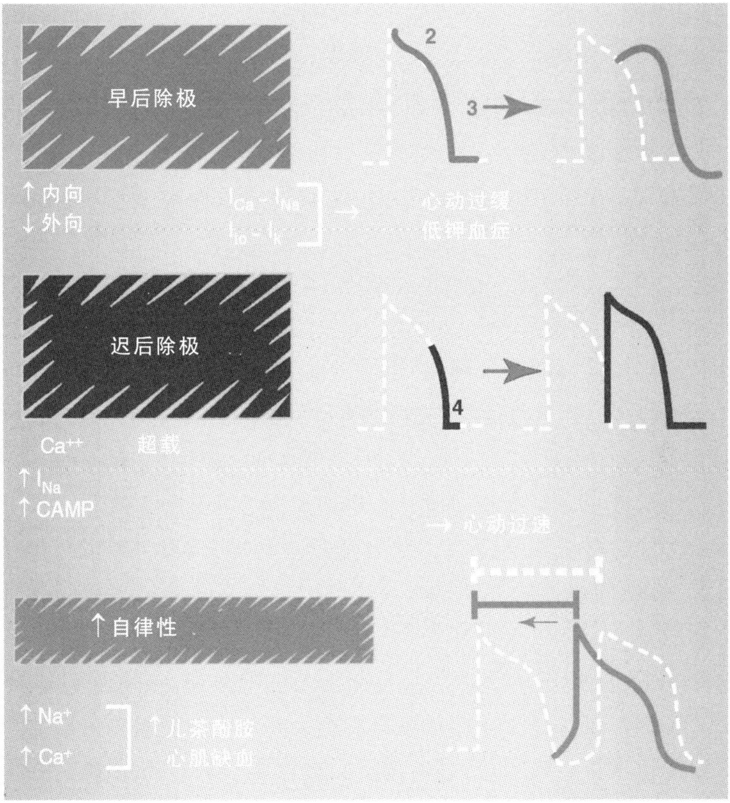

图 4.3　早后除极(EAD)、迟后除极(DAD)及自律性对动作电位的影响。(扫码见彩图)

自律性增强是由于 Ca^{2+}电流驱动形成的)。β 肾上腺素能受体刺激可增强 Ca^{2+}电流,从而促使该类型心律失常的发生。自律性心动过速是局灶性心律失常最常见的一种类型,其特征是突然发作时有“温醒”现象。迷走神经刺激、腺苷、β 受体阻滞剂或 Ca^{2+}通道阻滞剂可能会抑制该类型的心律失常。

局灶性心动过速包括:

- **房性心动过速**→一般可见 P 波,且与窦性心律 P 波形态不同,通常呈 1:1 的房室比例,心率变异性很大。
- **不适当窦性心动过速**→P 波形态正常;1:1 房室比例;心率>100 次/分,且与生理需求不相称。
- **交界性心动过速**→QRS 波群前面没有 P 波;P 波在 QRS 波群后,且清晰可见,符合房室交界来源的典型形态(在Ⅱ、Ⅲ、aVF 导联上是负向的,在 V1 导联上是正向的或不可见);与房室结折返或房室折返性心动过速类似;婴儿常见。
- **多形性房性心动过速/房颤**→ 多形性期前收缩反复发作前会有温醒期或心房激动紊乱的退变,P 波是多形性的,有时不可见(在心房颤动时,有时 P 波仅在 V1~V2 导联上是可见的,这是由三尖瓣环周围的心房激动构成的)。

4.2.2.2 折返性心律失常

折返是自身维持的一个环路。在一个心动周期中,去极化和复极化的区域可以同时存在。折返可以是功能性的,也可以是解剖上的。大折返是折返环路大于 2~3cm;微折返是折返环路小于 2~3cm(局灶性心动过速)[24,25]。

折返的形成必须满足以下条件:单向传导(通常由于期前收缩而导致一条路径传导阻滞)、两条路径的传导速度不相同(慢径路和快径路)、不应期的缩短。常见的折返触发因素有交感神经或副交感神经兴奋、期前收缩和心肌缺血。

波长(WL)是传导速度(CV)和不应期(RP)的乘积。波长是理论计算值,通常比实际值要短,因此,在环路中会存在一个可激动间隙(EG)。折返通常有一个波峰和一个波尾,而且在两者之间存在一个可激动间隙。可激动间隙是维持折返的必要条件。

凡能消除可激动间隙的因素可以阻断折返环路，从而使得波峰与波尾碰撞。有两种方式可以实现该目标：延长不应期（K^+电流阻断剂或 Na^+电流慢动力阻断剂）或增加传导速度。除药物治疗方法以外，可通过比心律失常略快的频率刺激折返环路（超速起搏）来消除可激动间隙，对于装有双腔起搏器（或心房起搏器）的患者，通过这种方法也可终止室上速。

射频消融可以通过靶向治疗维持环路缓慢传导的区域（称为心动过速峡部）及阻断这些区域（形成一个永久性的损伤导致双向传导阻滞）。当射频消融损伤不够完整时，这些区域反而可以形成一个新的缓慢传导区域，从而促进心律失常的发生。

有时，一些药物即使在治疗浓度窗内也不能充分延长不应期，因而不能终止心动过速，这常见于大的解剖环路或使用能够减慢传导速度的 Na^+通道阻滞剂时。在这种情况下，心律失常会变得更加稳定，对这些治疗无效。例如，在使用 Ca^{2+}通道阻滞剂或 β 受体阻滞剂后慢–慢型房室结折返性心动过速（AVNRT）或持续性房室交界性心动过速（PJRT），以及在使用氟卡尼或普罗帕酮后房扑（大环路）转变成房颤（小环路）。

折返性心动过速：

- **心房扑动（典型及非典型）**→心房节律规整，典型房扑的特点是在Ⅱ、Ⅲ、aVF 导联上呈负向/正向锯齿状波（F 波），但在 V1 导联上是正向的。对于不典型房扑，F 波有不同的电轴，这主要取决于折返环路。心房率为 250~350 次/分（但在既往有射频消融术史或正在服用抗心律失常药物的患者是可以改变的）。对于典型房扑，折返环路逆时针方向围绕三尖瓣环，且在三尖瓣环和下腔静脉之间传导速度减慢，并在界嵴和欧氏嵴上发生传导阻滞。

- **手术切口后房性心动过速**→该型心动过速折返环是围绕瘢痕组织，形成规整的心房激动，典型的病例发生在有心脏外科手术史或射频消融病史的患者。

- **房室结折返性心动过速**→P 波起源于房室交界区（Ⅱ、Ⅲ、aVF 导联上负向，V1 导联上正向），且 RP <PR。折返路径是房室结的慢径路和快径路。折返环大部分时间是先通过慢径路下传，再沿着快径路逆传（慢/快型）。在 V1 导联上 P 波可表现为假性 r’波（P 波可能可见），而在Ⅱ、Ⅲ、aVF 导联

上 P 波可表现为假性 s'波(P 波可能不可见)。而在不典型的房室结折返性心动过速中,环路可以通过慢径路或快径路下传,再沿着慢径路逆传(慢-慢型,快-慢型),P 波与 QRS 波分离,且 RP >PR。由于折返环位于房室结中,因此心动过速时,房室传导阻滞并不能将其中断(房室结折返性心动过速的房室比例为 2:1)。

• *房室折返性心动过速*→房室折返性心动过速(AVRT)的折返环经过房室结和旁路。当激动从心房通过房室结传到心室,再从心室通过旁路逆传至心房时(RP>PR),称为顺向型 AVRT。当激动先通过旁路下传至心室,再通过房室结逆传回心房时,则称为逆向型 AVRT。心房和心室都是折返环的一部分,在没有中断心动过速的情况下,房室分离是不可能的。预激波的存在不能诊断房室折返性心动过速(在房室结折返性心动过速或房性心动过速中,旁路可以是旁观者,即通过旁路部分或完全激动心室并不是心动过速折返环组成部分)。在同侧束支传导阻滞的情况下,心动过速的周期增加至 35ms 以上(25mm/s 的纸速时约为 1mm)是诊断房室折返性心动过速的依据[24],这是因为同侧束支传导阻滞可以导致折返环延长[24]。

• *持续性交界区折返性心动过速 (PJRT)-Mahaim 束心动过速*→是罕见的 AVRT,其通过特殊的 Mahaim 房室旁路传导。PJRT 是由于间隔旁路只有逆行传导和递减性能,从而产生无休止性窄 QRS 波心动过速。Mahaim 旁路具有递减性质,通常位于右侧旁路(从三尖瓣环前外侧心房部分至右心室或右束支);在窦性心律中,通常有很少或没有预激;而在逆向型心动过速中,QRS 波是宽的(150ms),且为左束支传导阻滞形态,移行至 V4 导联以后。

4.2.3 抗心律失常药物

抗心律失常药物是离子通道或受体阻滞剂。它们通过结合蛋白质的特定位点,从而改变其亲和力,或者改变离子通道的状态(开放—失活—静息)。此外,每一种药物都有特定的复活时间常数($T_{recovery}$),通常复活时间常数是从药物对通道产生阻滞作用到阻滞解除的时间。

这就是为何某些抗心律失常药物在离子通道开放时与通道结合, 而在离子通道静息状态时与通道解离,并且有较长的恢复期(如氟卡尼为 11s)。当心肌缺血或心率增快时(频率依赖性),这些药物较快达到稳定的状态,使更多的细胞去极化，从而发挥更大的作用。而那些对失活/静息状态离子通道具有亲和性（胺碘酮和利多卡因）及具有非常短的复活时间常数（利多卡因为 0.1s）的药物，在动作电位时限延长（如心动过缓合并低钾血症）和作用于快速可激动组织（室性心动过速）的情况下，这些药物的作用较强，包括抗心律失常作用和致心律失常作用。

根据抗心律失常药物对动作电位的主要效应，可以将抗心律失常药物分为 4 类（Vaughan Williams 分类法）[25,26]。然而，大部分抗心律失常药物同时有多种分类药物的作用，例如，奎尼丁不仅有 Ⅰ 类抗心律失常药物的作用，而且有Ⅲ类抗心律失常药物的作用。此外，伊伐布雷定、地高辛、腺苷不属于上述 4 类抗心律失常药物（表 4.1，图 4.4）。

• Na^+通道阻滞剂（Ⅰ类）：可缩短动作电位和减慢传导速度，对不应期的作用取决于药代动力学（氟卡尼延长相对不应期，而利多卡因不延长相对不应期），并可抑制早后除极及负性肌力作用。

• Ca^{2+}通道阻滞剂（Ⅳ类）：可降低传导速度、抑制异常的自主节律、早后除极、迟后除极、负性肌力作用，而且所有的药物都有直接使用依赖性。

• K^+通道阻滞剂（Ⅲ类）：可延长动作电位时限及绝对不应期、正性肌力作用、慢频率依赖性、缩短早后除极致心律失常作用（低钾血症或心动过缓时）。

关键信息

需要牢记：

• 使用任何抗心律失常药物之前，必须要清楚电解质水平，如果电解质异常必须纠正。

• 对于离子通道功能改变（离子通道病、心肌缺血）或代谢能力不同或同时接受其他治疗的患者，抗心律失常药物的效果可能会有很大的不同（而且十分危险）[27-29]。因此，对于室上性心律失常且存在基础心电图改变（传导障碍、复极异常）的患者，最重要的是排除这些异常，并且选择正确的治疗措施。若怀疑离子通道病，则需进一步评估[30]。关于是否需要住院或后期门诊评估，取决于心律失常死亡的风险大小（心律失常的不稳定性、诱发因素等）。

• 由于患者的遗传背景通常是未知的，第一次使用抗心律失常药物的

表 4.1 抗心律失常药物的作用、剂量、副作用及禁忌证

分类	药物		静脉注射	每日维持剂量	半衰期	代谢途径	副作用	禁忌证
Ⅰa 类缩短动作电位 0 相，减慢传导速度，延长复极时间	丙吡胺	↓Na^+,K^+ ↓M_2	//	400~800mg →300/400mg	4~8h	肾、肝	QT 间期延长、尖端扭转型室速、胃肠道反应、血管炎、青光眼、低血糖	窦房结功能障碍、双束支传导阻滞、Ⅱ~Ⅲ度房室传导阻滞、严重心力衰竭、低钾血症、肾小球滤过率 < 20mL/min
	普鲁卡因胺	↓Na^+, K^+	30mg/min (最大剂量 1g), 静脉维持 1~4mg/min	250~1000mg	3~4h	肝、肾	低血压、QT 间期延长、尖端扭转型室速	
	奎尼丁	↓Na^+, K^+ ↓M_2,α,β	//	275mg(3 次) 250~500mg (bid)	//	肝、肾	QT 间期延长、腹泻	

(待续)

表 4.1(续)

分类	药物		静脉注射	每日维持剂量	半衰期	代谢途径	副作用	禁忌证
Ⅰb 类	利多卡因	↓Na^+	//	//	//	//	//	//
动作电位 2 相 Na^+内流减少(对异常心肌组织的室速有效)	美西律	↓Na^+	//	//	//	//	//	//
	妥卡尼	↓Na^+	//	//	//	//	//	//
	苯妥英钠	↓Na^+	//	//	//	//	//	//
Ⅰc 类								
动作电位 0 相缩短	氟卡尼	↓Na^+, K^+	2mg/kg，注射 10min	3~5mg/kg	12~20h	肾	低血压、负性肌力作用、QRS 波增宽、窦房传导阻滞、房室传导阻滞、眩晕、视力下降、胃肠道反应	心力衰竭、Brugada 综合征、LQT3、缺血性心脏病
传导速度减慢	普罗帕酮	↓Na^+, β	2mg/kg，注射 10min	10mg/kg	可变的	肝		
	莫雷西嗪	↓Na^+						
Ⅱ类								
β 受体阻滞剂	艾司洛尔	↓β	500μg/(kg·min)→20~200μg/(kg·min)	//	8min	酯酶、肾	心动过缓、心脏传导阻滞、低血压、负性肌力作用、支气管痉挛	哮喘、Ⅱ~Ⅲ度房室传导阻滞、心力衰竭
	美托洛尔	↓$β_1$	5mg，静脉注射 2min→最大剂量 50mg，注射 15min	50~200mg	可变的	肝		

（待续）

表 4.1(续)

分类	药物		静脉注射	每日维持剂量	半衰期	代谢途径	副作用	禁忌证
	普萘洛尔	$\downarrow \beta_1 \sim \beta_2$	0.15~0.2mg/kg,注射 2min	80~240mg	4h	肝		
	阿替洛尔	$\downarrow \beta_1$	2.5mg,注射 1min,每 5 分钟最大剂量 10mg	25~100mg	6h	肾		
	纳多洛尔	$\downarrow \beta_1 \sim \beta_2$	//	20~80mg	20h	肾		
	比索洛尔	$\downarrow \beta_1$	//	2.5~10mg		肝/肾		
Ⅲ类 延长复极化时间	胺碘酮	$\downarrow K^+$, Na^+, Ca^{++}, β	5mg/kg,注射 20min 至 2h→24h 15mg/kg	每周 20mg/kg	240h	肝/肾	皮肤颜色改变、甲状腺功能障碍、肝毒性、胃肠道反应、角膜沉着、震颤、视神经病变、肺毒性	长 QT、低钾血症、严重心力衰竭
	索他洛尔	$\downarrow K^+$, β	//	3~5mg/kg (bid)	8h	肾	低血压、QT 间期延长、尖端扭转型室速、心脏传导阻滞、负性肌力作用、支气管痉挛	长 QT、低钾血症、严重心力衰竭、哮喘、肾衰竭
	多非利特	$\downarrow K^+$	//	1mg	10h	肝/肾	QT 间期延长、尖端扭转型室速(院内发生)	长 QT、低钾血症、Ⅱ~Ⅲ度房室传导阻滞、窦房结功能障碍

(待续)

表 4.1(续)

分类	药物		静脉注射	每日维持剂量	半衰期	代谢途径	副作用	禁忌证
	伊布利特	↓K^+，↑Na^+	1mg，注射10min，可给2次(如果体重<60kg，0.01mg/kg)	//	2~12h	肾	QT间期延长、尖端扭转型室速、心动过缓	长QT、低钾血症、低镁血症、Ⅱ~Ⅲ度房室传导阻滞、窦房结功能障碍、近期心肌梗死
	决奈达隆		//	800mg		肾		长QT、Ⅱ~Ⅲ度房室传导阻滞、窦房结功能障碍、心力衰竭
	维那卡兰	↓K^+，Na^+	//	//	//	//		
Ⅳ类 钙离子拮抗剂	维拉帕米	↓Ca^{++}	5mg/次，注射5min→最大剂量10mg	120~480mg	3~7h	肝	心动过缓、窦房传导阻滞、房室传导阻滞、低血压、负性肌力作用	Ⅱ~Ⅲ度房室传导阻滞、心力衰竭、新生儿
	地尔硫䓬	↓Ca^{++}	0.25~0.35mg/kg，注射2min→5~15mg/h	180~360mg	4h	肝		
其他	腺苷	↓A_1	0.1~0.2mg/kg	//	<10s	酯酶	支气管痉挛、颜面潮红	哮喘
	地高辛	↑M_2	1mg/12~24h	0.125~0.375mg	36h	肾	心动过速、窦房传导阻滞、房室传导阻滞	低钾血症、严重肾衰竭
	伊伐布雷定	↓	//	2.5~7.5mg(bid)	12h	肾	心动过缓、心动过缓介导室速及房颤、幻视、头痛	缓慢型心律失常、长QT、严重心力衰竭

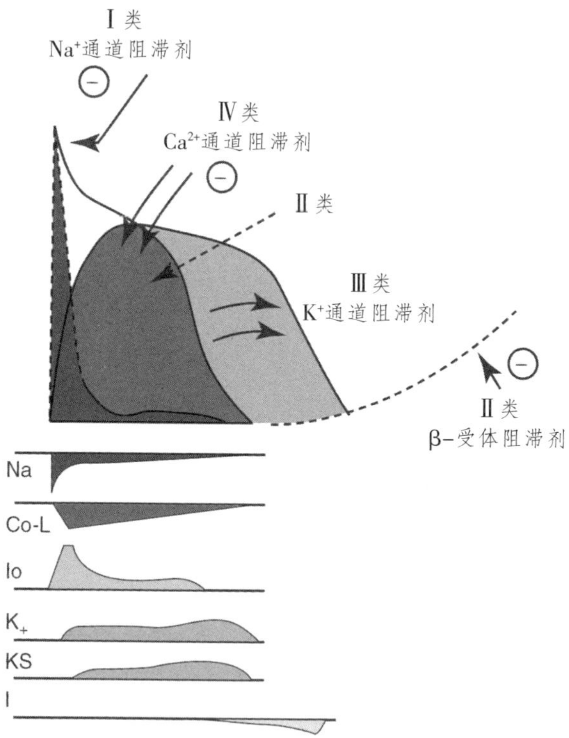

图 4.4 抗心律失常药物对动作电位的主要作用。(扫码见彩图)

效果是无法预测的[31]。这就是为何第一次使用任何一种抗心律失常药物都需要在心电监护下进行,且监护时间必须至少持续一个药物的半衰期。患者出院后,如果进行长期抗心律失常药物治疗,当药物达到稳定状态(5 个半衰期)时,必须进行心电图检查。

- Ⅰc 类抗心律失常药物对于旁路相关心律失常是有效的。
- Ⅰc 类抗心律失常药物对于心房大折返性心动过速是无效的(例如,手术后切口性房扑)。这些药物不能终止心动过速但能缩短心房周长。如果房室结传导速度加快(比如运动时),它们能增强 1:1 的房室传导。由于这个原因,最好是将房室传导阻滞剂(Ca^{2+}通道阻滞剂或 Na^{+}通道阻滞剂)与 Ⅰc 类抗心律失常药物联合应用。但维那卡兰对于房扑是无效的。

• Ⅰc 类抗心律失常药物具有明显的负性肌力作用,如果快速注射可能引起严重低血压,即使患者没有心肌病。因此,使用 Ⅰc 类抗心律失常药物时必须监测动脉血压。

• Ca^{2+}通道阻滞剂有心脏骤停的风险,因此,对于新生儿来说非常危险,而且是禁忌证[3,19]。

• 对于新生儿和儿童,β 受体阻滞剂联合胺碘酮是十分有效的[32,33]。而且在新生儿的室上性心动过速转为窦性心律方面,普鲁卡因胺也被证实比胺碘酮更加有效[34]。

• 新生儿和儿童并不是“较小的成人”,我们必须清楚他们有不同的新陈代谢(通常新生儿和儿童的新陈代谢比老年人更加旺盛),且药物的剂量必须根据体重进行调整。

• 胺碘酮由于有多重抗心律失常作用(Ⅰ~Ⅳ类),因此对多种心律失常有效。

• 联合使用 Na^{+}通道阻滞剂或 Ca^{2+}通道阻滞剂(例如奎尼丁+维拉帕米)可以降低由于 K^{+}通道阻滞剂导致的早后除极发生的风险。

• 室上性心动过速时可发生肌钙蛋白水平及 ST 段异常,而患者并没有冠心病[35,36]。当怀疑急性冠脉综合征时,必须依据危险因素、症状、心电图、超声心动图改变来诊断。

• 射频消融可安全有效地永久性消除室上性心动过速。射频消融对于大部分心动过速是最佳的抗心律失常治疗方法,临床医师应考虑并向患者推荐消融治疗[4,37,38](图 4.5)。

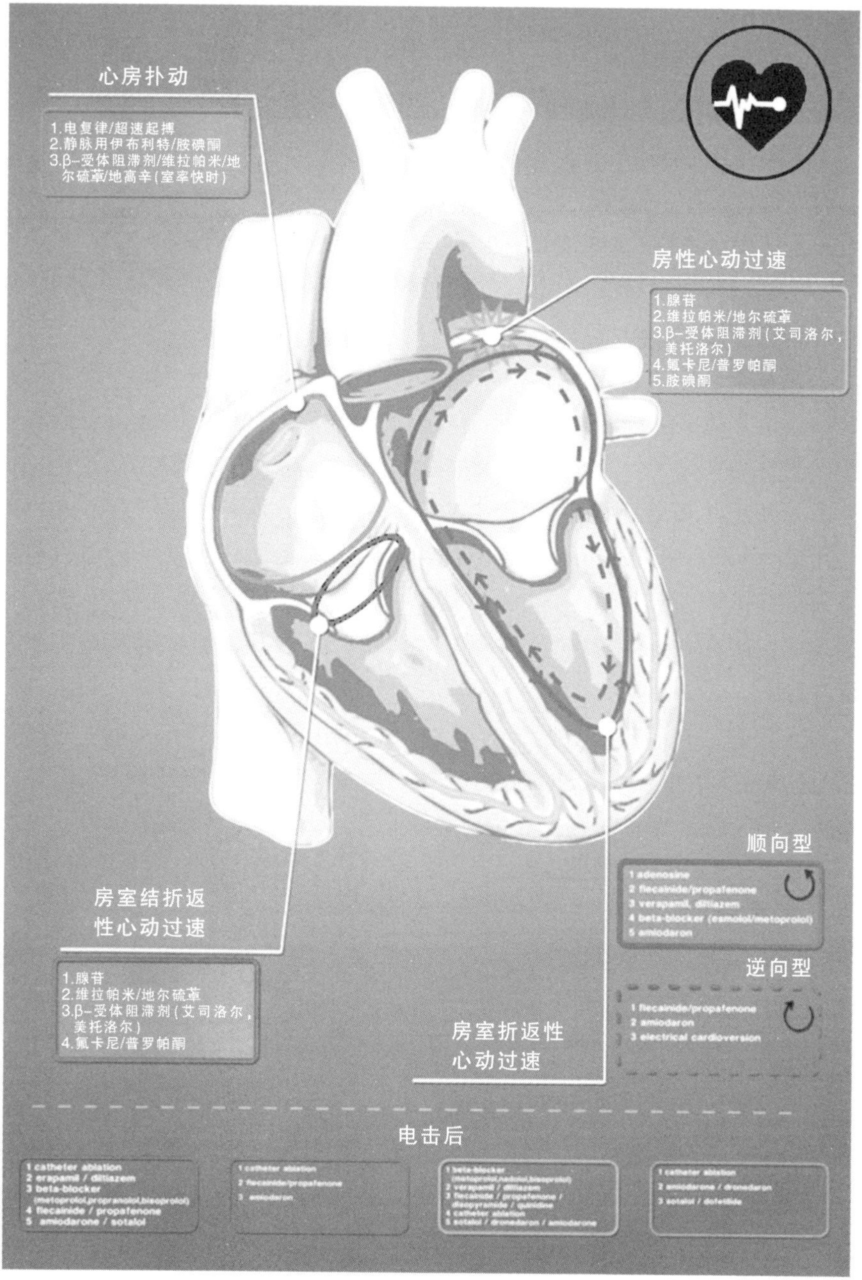

图 4.5　折返性室上性心动过速的机制、急性期治疗及长期治疗。(扫码见彩图)

(洪江　译)

参考文献

1. Orejarena LA, Vidaillet Jr H, DeStefano F, et al. Paroxysmal supraventricular tachycardia in the general population. J Am Coll Cardiol. 1998;31:150–7.
2. Neumar RW, Otto CW, Link MS, et al. Part 8: adult advanced cardiovascular life support: 2010 American Heart Association Guidelines for Cardiopulmonary Resuscitation and Emergency Cardiovascular Care. Circulation. 2010;122 Suppl 3:S729–67.
3. Kleinman ME, Chameides L, Schexnayder SM, Samson RA, Hazinski MF, Atkins DL, Berg MD, de Caen AR, Fink EL, Freid EB, Hickey RW, Marino BS, Nadkarni VM, Proctor LT, Qureshi FA, Sartorelli K, Topjian A, van der Jagt EW, Zaritsky AL. Part 14: pediatric advanced life support: 2010 American Heart Association Guidelines for Cardiopulmonary Resuscitation and Emergency Cardiovascular Care. Circulation. 2010;122(18 Suppl 3):S876–908.
4. Blomström-Lundqvist C, Scheinman MM, Aliot EM, Alpert JS, Calkins H, Camm AJ, Campbell WB, Haines DE, Kuck KH, Lerman BB, Miller DD, Shaeffer CW, Stevenson WG, Tomaselli GF, Antman EM, Smith Jr SC, Alpert JS, Faxon DP, Fuster V, Gibbons RJ, Gregoratos G, Hiratzka LF, Hunt SA, Jacobs AK, Russell Jr RO, Priori SG, Blanc JJ, Budaj A, Burgos EF, Cowie M, Deckers JW, Garcia MA, Klein WW, Lekakis J, Lindahl B, Mazzotta G, Morais JC, Oto A, Smiseth O, Trappe HJ, European Society of Cardiology Committee, NASPE-Heart Rhythm Society. ACC/AHA/ESC guidelines for the management of patients with supraventricular arrhythmias – executive summary. a report of the American college of cardiology/American heart association task force on practice guidelines and the European society of cardiology committee for practice guidelines (writing committee to develop guidelines for the management of patients with supraventricular arrhythmias) developed in collaboration with NASPE-Heart Rhythm Society. J Am Coll Cardiol. 2003;42(8):1493–531.
5. Bonow R, Mann D, Zipes D, Libby P. Braunwald's heart disease. 9th ed. Philadclphia: Elsevier Inc; 2012.
6. Rijnbeek PR, Witsenburg M, Schrama E, Hess J, Kors JA. New normal limits for the paediatric electrocardiogram. Eur Heart J. 2001;22(8):702–11.
7. Schwartz PJ, Garson Jr A, Paul T, Stramba-Badiale M, Vetter VL, Villain E, Wren C. Linee guida Linee guida per l'interpretazione dell'elettrocardiogramma neonatale Task Force della Società Europea di Cardiologia. Ital Heart J Suppl. 2003;4(2):138–53.
8. Dankner R, Shahar A, Novikov I, Agmon U, Ziv A, Hod H. Treatment of stable atrial fibrillation in the emergency department: a population-based comparison of electrical direct-current versus pharmacological cardioversion or conservative management. Cardiology. 2009;112(4):270–8.
9. Lessmeier TJ, Gamperling D, Johnson Liddon V, et al. Unrecognized paroxysmal supraventricular tachycardia: potential for misdiagnosis as panic disorder. Arch Intern Med. 1997;157:537–43.
10. Brunton L, Blumenthal D, Buxton I, Parker K. Goodman and Gilman's. Manual of pharmacology and therapetutics. New York: McGraw-Hill Companies; 2008.
11. Link MS. Clinical practice. Evaluation and initial treatment of supraventricular tachycardia. N Engl J Med. 2012;367(15):1438–48.
12. Delacrétaz E. Supraventricular tachycardia. N Engl J Med. 2006;354(10):1039–51.
13. Lim SH, Anantharaman V, Teo WS, Goh PP, Tan AT. Comparison of treatment of supraventricular tachycardia by Valsalva maneuver and carotid sinus massage. Ann Emerg Med. 1998;31:30–5.
14. diMarco JP, Sellers TD, Lerman BB, Greenberg ML, Berne RM, Belardinelli L. Diagnostic and therapeutic use of adenosine in patients with supraventricular tachyarrhythmias. J Am Coll Cardiol. 1985;6:417–25.
15. Paul T, Pfammatter JP. Adenosine: an effective and safe antiarrhythmic drug in pediatrics.

Pediatr Cardiol. 1997;18(2):118–26.
16. January CT, Wann LS, Alpert JS, Calkins H, Cigarroa JE, Cleveland Jr JC, Conti JB, Ellinor PT, Ezekowitz MD, Field ME, Murray KT, Sacco RL, Stevenson WG, Tchou PJ, Tracy CM, Yancy CW. 2014 AHA/ACC/HRS guideline for the management of patients with atrial fibrillation: a report of the American College of Cardiology/American Heart Association Task Force on Practice Guidelines and the Heart Rhythm Society. Circulation. 2014;130(23):e199–267.
17. Biaggioni I, Olafsson B, Robertson RM, Hollister AS, Robertson D. Cardiovascular and respiratory effects of adenosine in conscious man: evidence for chemoreceptor activation. Circ Res. 1987;61:779–86.
18. Delaney B, Loy J, Kelly AM. The relative efficacy of adenosine versus verapamil for the treatment of stable paroxysmal supraventricular tachycardia in adults: a meta-analysis. Eur J Emerg Med. 2011;18:148–52.
19. Roguin N, Shapir Y, Blazer S, Zeltzer M, Berant M. The use of calcium gluconate prior to verapamil in infants with paroxysmal supraventricular tachycardia. Clin Cardiol. 1984; 7(11):613–6.
20. Camm AJ, Kirchhof P, Lip GY, Schotten U, Savelieva I, Ernst S, Van Gelder IC, Al-Attar N, Hindricks G, Prendergast B, Heidbuchel H, Alfieri O, Angelini A, Atar D, Colonna P, De Caterina R, De Sutter J, Goette A, Gorenek B, Heldal M, Hohloser SH, Kolh P, Le Heuzey JY, Ponikowski P, Rutten FH. Guidelines for the management of atrial fibrillation: the Task Force for the Management of Atrial Fibrillation of the European Society of Cardiology (ESC). European Heart Rhythm Association; European Association for Cardio-Thoracic Surgery. Eur Heart J. 2010;31(19):2369–429.
21. Camm AJ, Lip GY, De Caterina R, Savelieva I, Atar D, Hohnloser SH, Hindricks G, Kirchhof P, ESC Committee for Practice Guidelines (CPG). 2012 focused update of the ESC Guidelines for the management of atrial fibrillation: an update of the 2010 ESC Guidelines for the management of atrial fibrillation. Developed with the special contribution of the European Heart Rhythm Association. Eur Heart J. 2012;33:2719–47.
22. Brunton L, Blumenthal D, Buxton I, Parker K. Goodman and Gilman's. Manual of pharmacology and therapeutics. New York: McGraw-Hill Companies; 2008.
23. Opie LH, Gersh BJ. Drug for the heart. 7th edn. Philadelphia: Saunders Elsevier; 2009.
24. Yang Y, Cheng J, Glatter K, Dorostkar P, Modin GW, Scheinman MM. Quantitative effects of functional bundle branch block in patients with atrioventricular reentranttachycardia. Am J Cardiol. 2000;85(7):826–31.
25. Vaughan Williams EM. Classification of antidysrhythmic drugs. Pharmacol Ther B. 1975;1:115–38.
26. Members of the Sicilian Gambit. The search for novel antiarrhythmic strategies. Sicilian Gambit. Eur Heart J. 1998;19:1178–96.
27. Antzelevitch C, Brugada P, Borggrefe M, Brugada J, Ramon B, Domenico C, Ihor G, Herve LM, Koonlawee N, Andres Ricardo Perez R, Wataru S, Eric S-B, Hanno T, Arthur W. Brugada syndrome: report of the second consensus conference: endorsed by the Heart Rhythm Society and the European Heart Rhythm Association. Circulation. 2005;111:659–70.
28. Antzelevitch C. J wave syndromes: molecular and cellular mechanisms. J Electrocardiol. 2013;46(6):510–8.
29. Minoura Y, Di Diego JM, Barajas-Martinez H, Zygmunt AC, Hu D, Sicouri S, Antzelevitch C. Ionic and cellular mechanisms underlying the development of acquired Brugada syndrome in patients treated with antidepressants. J Cardiovasc Electrophysiol. 2012;23(4):423–32.
30. Ackerman MJ, Priori SG, Willems S, Berul C, Brugada R, Calkins H, Camm AJ, Ellinor PT, Gollob M, Hamilton R, Hershberger RE, Judge DP, Le Marec H, McKenna WJ, Schulze-Bahr E, Semsarian C, Towbin JA, Watkins H, Wilde A, Wolpert C, Zipes DP, Heart Rhythm Society (HRS); European Heart Rhythm Association (EHRA). HRS/EHRA expert consensus state-

ment on the state of genetic testing for the channelopathies and cardiomyopathies: this document was developed as a partnership between the Heart Rhythm Society (HRS) and the European Heart Rhythm Association (EHRA). Europace. 2011;13(8):1077–109.
31. Van Opstal JM, Volders PG, Crijns HJ. Provocation of silence. Europace. 2009;11(3):385–7.
32. Drago F, Mazza A, Guccione P, Mafrici A, Di Liso G, Ragonese P. Amiodarone used alone or in combination with propranolol: a very effective therapy for tachyarrhythmias in infants and children. Pediatr Cardiol. 1998;19(6):445–9.
33. Akin A, Karagöz T, Aykan HH, Özer S, Alehan D, Özkutlu S. The efficacy of amiodarone-propranolol combination for the management of childhood arrhythmias. Pacing Clin Electrophysiol. 2013;36(6):727–31.
34. Chang PM, Silka MJ, Moromisato DY, Bar-Cohen Y. Amiodarone versus procainamide for the acute treatment of recurrent supraventricular tachycardia in pediatric patients. Circ Arrhythm Electrophysiol. 2010;3(2):134–40.
35. Zellweger MJ, Schaer BA, Cron TA, Pfisterer ME, Osswald S. Elevated troponin levels in absence of coronary artery disease after supraventricular tachycardia. Swiss Med Wkly. 2003;133:439–41.
36. Redfearna DP, Ratibb K, Marshalla HJ, Griffitha MJ. Supraventricular tachycardia promotes release of troponin I in patients with normal coronary arteries. Int J Cardiol. 2005;102:521–2.
37. Macías Gallego A, Díaz-Infante E, García-Bolao I. Spanish catheter ablation registry. 10th official report of the Spanish Society of Cardiology Working Group on Electrophysiology and Arrhythmias (2010). Rev Esp Cardiol. 2011;64(12):1147–53.
38. Scheinman M, Calkins H, Gillette P, Klein R, Lerman BB, Morady F, Saksena S, Waldo A, North American Society of Pacing and Electrophysiology. NASPE policy statement on catheter ablation: personnel, policy, procedures, and therapeutic recommendations. Pacing Clin Electrophysiol. 2003;26(3):789–99.

第 5 章

急诊心房扑动与心房颤动

Ermanno Dametto, Martino Cinquetti, Federica Del Bianco, Matteo Cassin

5.1 问题聚焦

心房颤动(AF)是一种室上性心律失常,其特征是不协调的心房激动,心电图(ECG)表现为不同时间出现颤动波,其形态和幅度不同,并呈不规则和频繁的快速心室反应(图 5.1)。AF 是最常见的心律失常,一般人群中患病率为 1.5%~2%[1],随着年龄的增长而增加,也是就诊急诊科(ED)最常见的心律失常原因。在"FIRE"注册研究中,AF 发生率为 1.5%,住院率为 3.3%[2];而在"HERMES-AF"注册研究中,AF 发生率为 3.1%[2,3]。

欧洲(ESC 2010)[4]和美国(AHA/ACC/HRS 2014)[5]指南(GL)将 AF 分为初诊 AF 和复发性 AF。复发性 AF 发作定义为:①阵发性 AF,其 AF 可自行终止(AHA/ACC/HRS 2014 GL[5]也包括在 7 天内进行心脏复律治疗的 AF);②持续性 AF(持续时间超过 7 天);③长程持续性 AF(持续时间超过 12 个月,拟采用节律控制策略);④永久性 AF[进一步尝试转复和(或)维持窦性心

E. Dametto (✉) • F. Del Bianco, • M. Cassin
Cardiology Unit, Presidio Ospedaliero di Pordenone, AAS5-Azienda per l'Assistenza Sanitaria n.5 "Friuli Occidentale", Pordenone, Italy
e-mail: ermanno.dametto@gmail.com

M. Cinquetti
Cardiovascular Department, Ospedali Riuniti and University of Trieste, Trieste, Italy

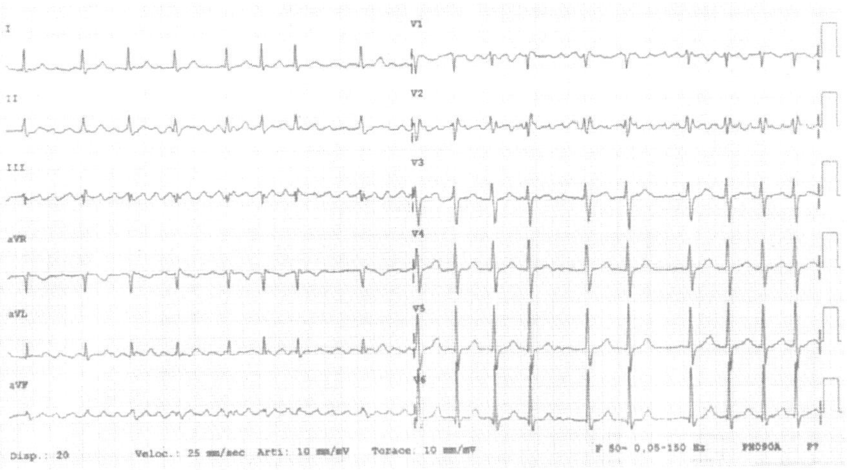

图 5.1 心房颤动伴中度快速心室率(约 100 次/分)。RR 间期不规则且可见粗大 F 波。

律的情况除外]。

AF 可能是无症状的,因此偶尔发现不规则的心律或症状时,患者可能会被内科医师转诊到急诊科。患者到达急诊科时描述的最常见症状是心悸(69.2%),其次是呼吸困难(27.5%)、充血性心力衰竭(10.9%)、疲劳(10.5%)、心绞痛(9%)、肺水肿(4.5%)、晕厥(3.3%)、短暂性脑缺血发作(TIA)或卒中(2.2%)[2]。除急性症状外,AF 使卒中风险增加 5 倍,使心力衰竭风险增加 3 倍,使痴呆发生率增加 1 倍,并且可引起死亡率增加[5],同时,其还会降低患者的生活质量[6]。对于卒中,非瓣膜性或瓣膜性 AF 的风险分层和治疗策略是不同的。如果不进行抗凝治疗,瓣膜性 AF 患者会出现非常高的血栓栓塞风险:对于二尖瓣狭窄伴 AF 的患者,其血栓栓塞风险比无 AF 的患者高约 20 倍。瓣膜性 AF 的定义不是单一的,根据 AHA/ACC/HRS 2014 指南,其可分为与风湿性二尖瓣狭窄相关的 AF,以及机械或生物人造心脏瓣膜或二尖瓣修复相关的 AF[5]。

心房扑动(AFL)较不常见(在“FIRE”注册研究中,约 10%的 AF 或 AFL 患者的急诊就诊归因于 AFL[2]),但其与 AF 具有相似的临床特征和治疗策略。AFL 是一种具有规律心房激动的大折返性房性心律失常,并且在至少一个导联中显示出心电图连续的心房激动,由于大折返环路位置的变化而可能出现各种形态。而且由于有固定的房室(AV)传导比率,心室率通常是规律的,大多数呈 2:1 下传,频率为 120~150 次/分(图 5.2),但由于房室传导比率可变,心室率也可能更慢或不规则。

AF 和 AFL 两种心律失常通常与心血管疾病相关,主要是高血压(64%),还有冠状动脉疾病(32%)、心力衰竭(32%)、心脏瓣膜疾病(26%)和心肌病(10%)。患者中可能有 13%与慢性阻塞性肺疾病(COPD)有关,而 9%的患者与甲状腺疾病有关。约 10%的患者没有这些共存疾病,如果患者年龄<65 岁,AF 和 AFL 可称为“孤立性 AF”(或 AFL)[7]。

急性疾病可能与 AF 或 AFL 有关,如心肌梗死、肺栓塞、肺炎、严重感染、酒精过量、药物中毒、低体温和电解质异常[8]。

5.2 急诊科医师须知

急诊科医师的几项任务如下。

1.处理严重的临床不稳定状态

一旦 AF 或 AFL 的诊断确立,并且是引起如神志改变、低血压、肺水肿和持续心肌缺血等的主要原因[9]时,或至少在患者接受节律控制治疗后没有

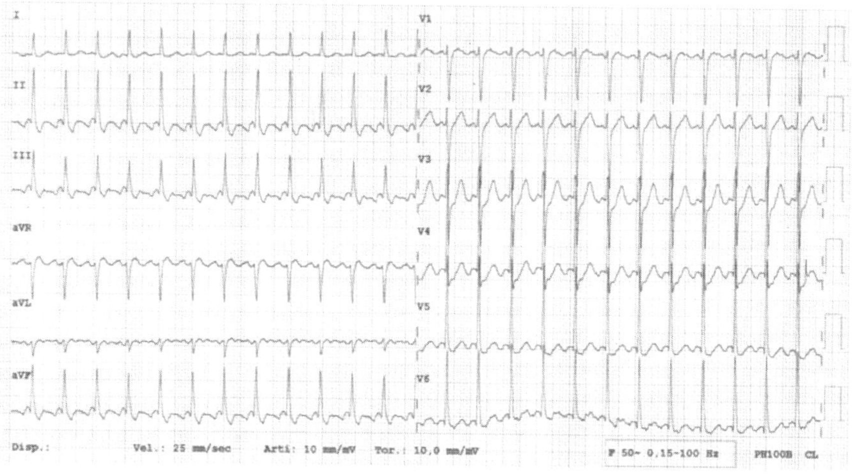

图 5.2 房室 2:1 传导的 AFL 伴快速心室率(150 次/分)。RR 间期规律。

明显好转[4,5,10]，这时需要行紧急电复律（ECV）。

2.AF 和 AFL 的诊断

AF 情况下脉搏通常不规则，但在 AFL 的情况下通常是规则的。AF 的心电图诊断通常是很容易的，心电图上呈不规则的 RR 间期和 f 波。AFL 通常表现为节律规则，因为其房室传导比率固定，多数为 2:1，心室率为 120~150 次/分，但心室率也可以较慢，或者传导比率可发生改变。当存在快速传导时，AFL 波可能不那么明显。在这些情况下，如果患者情况稳定，我们建议在颈动脉窦按摩（排除任何颈动脉杂音）或静脉注射腺苷（6mg、12mg 或 18mg 推注，然后用 20mL 生理盐水冲洗）期间进行连续的 12 导联心电图检查，与其他室上性心律失常进行鉴别诊断，并记录 AFL 波形态，这有助于心内科医师确定长期治疗方法（例如射频消融）。典型的 AFL（也称为下腔静脉三尖瓣环峡部依赖性 AFL）是三尖瓣环后的大折返环，其穿过下腔静脉口和三尖瓣环之间的峡部。激活顺序大多为逆时针方向（沿右房游离壁向下，沿房间隔向上），在这种情况下，AFL 称为常规 AFL 或逆向型 AFL（图 5.3）。而较少见的是顺向型 AFL，也称为反向 AFL（图 5.4）。在心电图上，前者显示为经典的“锯齿状”扑动波，下壁导联为负向，V1 导联为正向；而后者显示扑动波在下

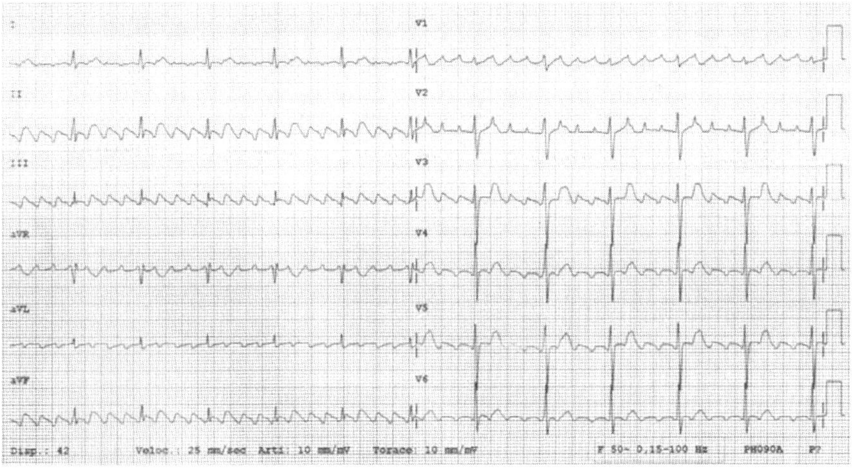

图 5.3　典型的 AFL 伴逆时针方向心房激动（常见的 AFL），房室传导比率为 4:1，心室率为 70 次/分。AFL 波清晰可见：下壁导联呈负向，V1 导联呈正向。

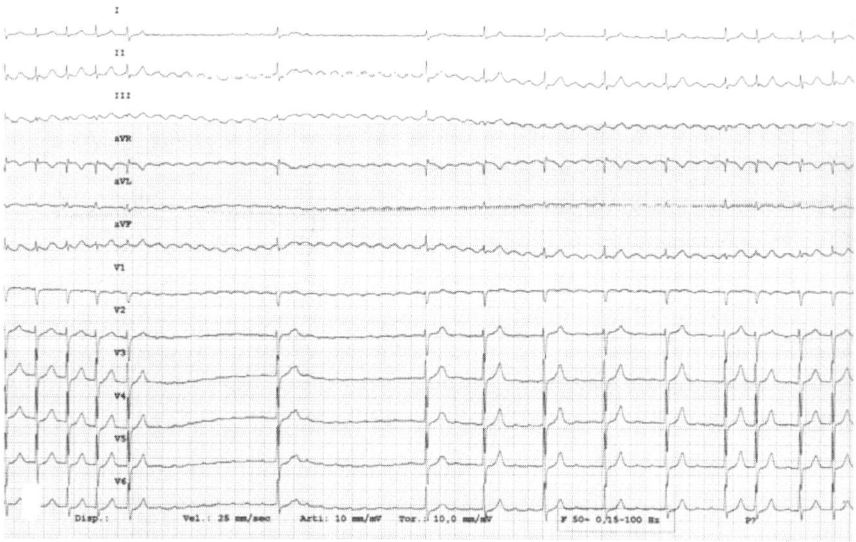

图 5.4 腺苷注射期间发生的顺时针方向心房激动(反向 AFL)的典型 AFL。最初房室传导比率为 2:1,心室率为 150 次/分,扑动波被掩盖。随后心率显著减缓,扑动波出现:下壁导联为正向,V1 导联为负向。随后通过电生理检查证实了该诊断。

壁导联上呈正向,V1 导联上呈负向。非典型 AFL(非三尖瓣峡部依赖性 AFL)表现为其他形态的扑动波(图 5.5)[5]。

在使用氟卡尼或普罗帕酮治疗的 AFL 患者中,由于扑动波减慢,有时呈快速 1:1 的房室传导是有利的。这种现象经常伴随差异性传导和 QRS 波增宽(图 5.6)。

在患有预激综合征(WPW 综合征)的患者中,预激性 AF(图 5.7)的特征是不规则的 RR 间期,且具有不同程度的 QRS 波增宽(旁路和房室结传导之间不同程度的融合)。在旁路快速传导的情况下,心室率可能非常快,可能导致严重的血流动力学障碍,甚至会引起心室颤动(VF)。而预激性 AFL 则表现为宽 QRS 波心动过速。

3.临床病史和体格检查用于评估伴随心脏病和共存疾病的患者

应获得完整的病史,包括既往心脏疾病和非心脏疾病、既往 AF 史、药物应用史以及毒品或酒精滥用史。除此,还应该仔细确定本次 AF 事件的发作时间,因为它是治疗决策制订的关键点,特别是要明确发病时间是否超过

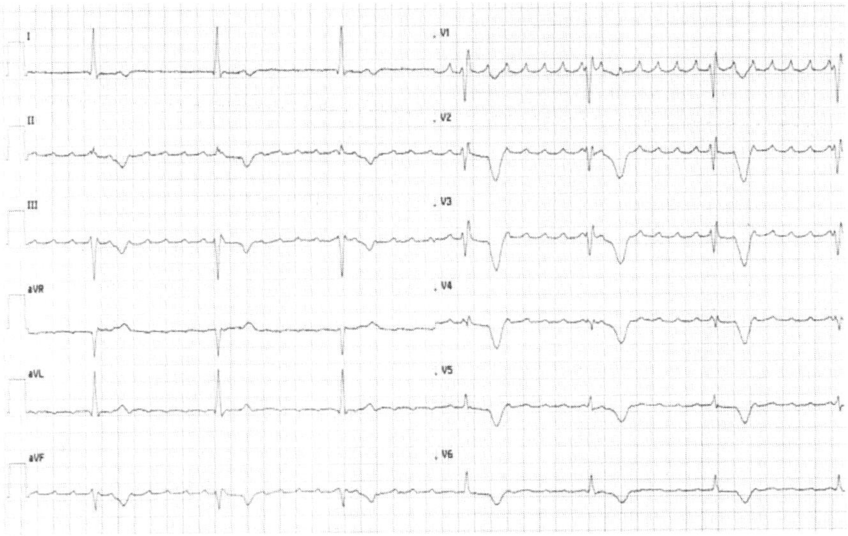

图 5.5　非典型 AFL：扑动波在下壁导联和 V1 导联上均呈正向。

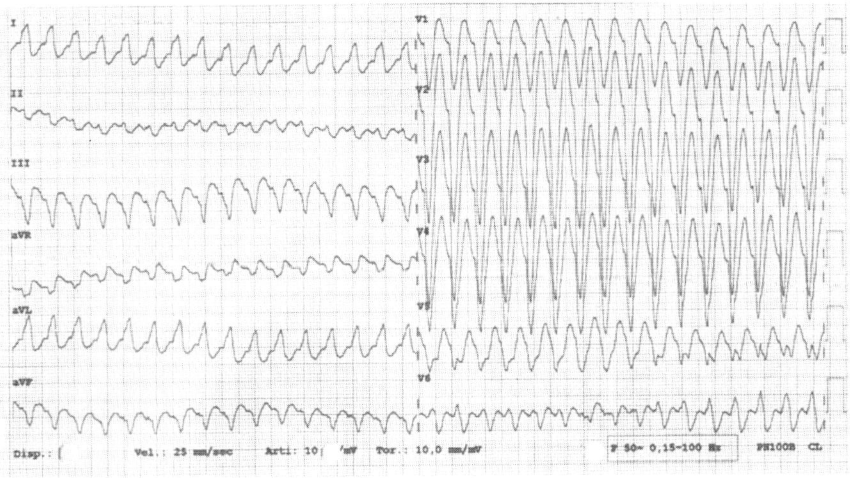

图 5.6　AFL 呈 1:1 房室传导伴差异性传导。快速心室率为 190 次/分(静脉注射氟卡尼治疗期间)。扑动波不可见，类似宽 QRS 波心动过速。

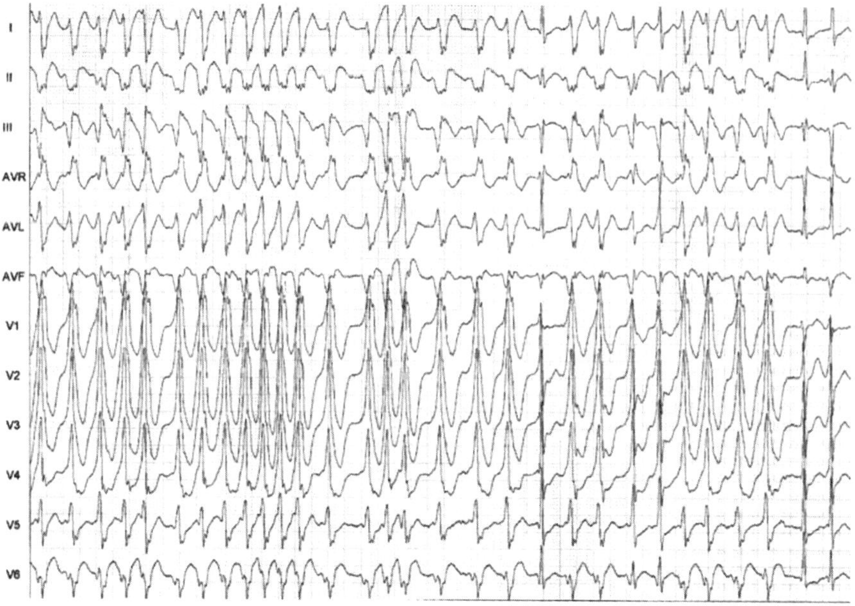

图 5.7 预激性 AF 伴快速房室传导，有时心室率接近 300 次/分。QRS 波宽大畸形呈不规则的 RR 间隔，其间有几次正常 QRS 波形，其通过房室结传导。

48h(这决定了在行紧急心脏复律前是否给予抗凝治疗)。急性发作的 AF 通常表现为持续性心悸。在这种情况下，发作开始时间很容易被确定。但在其他时候，存在间歇性心悸或者其他症状(如呼吸困难或疲劳)时，其发作时间可能是模糊不清的。在这种情况下，如果患者习惯每天评估他们的脉搏(通常与高血压患者的动脉压一起评估)，可能会有所帮助。如果 AF 的发作时间不能明确，则应将 AF 视为“不确定发作时间的 AF”。

体格检查的最初目标应针对生命体征，包括血压、脉搏、肺部或周围血管充盈程度和氧饱和度。心脏评估应包括评估心音和杂音，并仔细评估动脉和颈动脉搏动(评估心律和可能的房室分离)。

实验室检查应根据患者的临床表现个体化制订。应常规进行全血细胞计数检查、血清电解质检查、肾功能和肝功能检查、凝血和促甲状腺激素检查。脑钠尿肽、肌钙蛋白 I 或 T、C 反应蛋白和 D-二聚体有助于排除心力衰竭、心肌缺血、炎症性或传染性疾病以及肺栓塞等。

AF 伴甲状腺疾病的患者并不少见，约 4%的 AF 患者出现明显甲状腺功能亢进[11]。促甲状腺激素是一种可靠的筛查工具,可用于某些急诊情况,可能有助于决策制订(选择心室率控制策略或明确是否有胺碘酮使用的禁忌证[12])。

对血流动力学不稳定的患者，应进行紧急超声心动图检查进行评估[4],或者由急诊医师执行聚焦超声检查以确定基础心脏病,如结构性心脏病、心包积液和肺栓塞,或查明休克或低血压的原因,并通过容量充盈度测量下腔静脉直径来指导复苏。在急诊医生中,虽然操作超声检查的能力并不一致,但是对心脏进行有针对性的检查仍有助于指导 AF 治疗[13]。并且,作为初步评估的一部分,完整的超声心动图检查应尽快进行[4,5,14],即使在门诊就诊的稳定患者也是如此。

4.心脏复律(电复律或药物复律)或控制心率以缓解症状

不稳定患者:血流动力学不稳定患者,包括低血压、肺水肿或持续的心肌缺血等症状,且被认为主要是由急性 AF 或 AFL 所致,需要进行电复律[9],特别是当患者对药物控制心率的治疗没有明显反应时[4,5,10]。

应尽快开始用低分子量肝素(LMWH)或普通肝素(UFH)进行抗凝治疗。如果患者生命体征极不稳定,要尽快行 ECV[9]。在作者看来,如果患者是低血压,则优选 ECV;而如果存在肺水肿或心肌缺血,则应首先尝试控制心率。

AF 可能是其他原发性疾病的伴随疾病，而且在这些情况下死亡率很高(Atzema 等[15]的研究中为 11%)。患者可能会出现模糊不清的症状。Scheuermeyer 等[16]报道了可伴发 AF 的一系列基础疾病,如脓毒血症、急性冠脉综合征(ACS)、失代偿性心力衰竭、肺栓塞、阻塞性肺疾病急性加重期、急性肾衰竭和胃肠道出血等。接受紧急心率或节律控制的患者,其并发症发生率(40.7%)要高于没有接受的患者(7.1%),并且不太可能获得成功。因此,更可取的治疗策略是推迟控制节律的治疗，首先应纠正这些患者的原发性急性疾病,并应用床边超声心动图来指导静脉输液(评估容量状态),且在确诊前反复进行评估[16]。

新发 AF 的稳定患者(<48h):对这些患者的最佳治疗方式仍然存在争议,无论是心率控制还是节律控制,两种不同策略的优劣并没有明确的证据

支持。急诊科对 AF 患者的心率控制策略包括对心室率的药物控制和抗凝治疗(如果需要)。而节律控制策略是患者通过药物复律或电复律方法将 AF 转复为窦性心律(SR),通常在转复后可以从急诊直接出院,随后门诊定期复查和随诊。如果患者不能很好地耐受初始的心率控制治疗,则可在患者充分抗凝治疗至少 3 周后,可以进行延迟 AF 复律治疗(CV)。

虽然对 AF 患者的几项试验(如 AFFIRM[17])未发现心率和节律控制的主要临床结果之间存在显著差异，但后者似乎是全球 AF 患者长期治疗的首选策略[18,19]。两种策略选择的一般适应证主要以意大利的 AF 管理指南[20]为依据。选择节律控制策略的适应证为:①初发 AF 的患者(还要考虑到年龄和共存疾病);②复发 AF 患者,可能长期维持窦性心律的概率很高,或者心率控制方案被证明无效,AF 被确定为负性血流动力学效应的原因。而优先考虑心率控制策略的适应证为:①患者对抗心律失常的治疗反应不佳,频繁的 AF 复发不能进行新的射频消融，或者由于年龄或潜在心脏病而无法给予节律控制治疗策略；②老年无症状的持续性 AF 患者或老年伴复发性 AF、心力衰竭和心功能不全的患者。

就急诊临床实践而言,不同国家之间存在相当大的差异:美国主要采用心率控制策略(74%);而在加拿大,大多数患者接受心脏复律(66%)。英国和澳大利亚采用心率或节律控制的比例相当[21]。

在作者的诊所,节律控制通常是首选的治疗策略。

积极进行节律控制的理论优势是可以快速出院并减少住院率，可立即恢复正常活动,可以避免药物治疗以及最大限度地减少医疗资源和费用。此外,给予心率控制策略后,许多患者在出院后会产生生理和心理上的不适,可能仍会存在心律失常并需长期用药[22]。

最近一篇包括 1593 例接受急诊复律患者的 5 项研究综述[23]显示,急诊复律有很高的成功率(约 90%),且出院率约为 90%,并发症发生率低于 5%,只是患者需要入院治疗。血栓栓塞并发症发生率非常低(0.06%)。因此,对于新发 AF 的患者,这种方法值得急诊医师推广,理想情况下,该方法可成为当地标准化的急诊治疗方案,同时应包括及时和适当的随访。对处理新发 AF 或 AFL 的首选急诊方案是“渥太华强化方案”[24]。当排除 AF 发作>48h 或持续时间未知的患者以及有其他需要入院的原发性诊断的患者,AF 治疗策略应包括贯序药物治疗,并且如果需要,由急诊医师进行电复律。一项包括 660 例患者的研究结果显示，总体停留中位时间为 4.9h，患者出院率为 96.8%,患者转复为窦性心律占 93.3%。不良后果主要是一过性低血压,发生率为 7.6%,只有 3.2%的患者需要住院治疗。没有患者死亡或发生卒中。尽管取得了这些令人鼓舞的结果，但仅有有限的数据有助于指导急诊医师为门诊 AF 患者安全地进行治疗(见下文)。Bellone 等[13]描述了在排除高风险特征 AF 病例后,对急性 AF 患者实施了急诊心脏复律。在由经过认证的急诊医师治疗前,给予形态学超声心动图检查,有可能优化 AF 患者的风险分层和治疗选择。

另一项治疗策略包括保守的“观望方法”,该方法源自最近研究发现的新发 AF 的自发性心脏复律现象(Danias 等[25]的研究中发生概率为 20%~68%),早期(<24h)的新发 AF 是自发性心脏复律的最佳预测指标。如果适当的话,患者可通过进行心率控制药物治疗和抗凝治疗出院,如果 AF 持续存在,患者可在症状出现后 48h 内返回急诊科进行心脏复律[26],或者可以进入急诊留观室,重新评估几个小时后如果 AF 持续存在,最终给予心脏复律治疗[27]。该治疗策略可以根据患者的意愿应用,如果急诊超负荷时也可以作为一种选择。

AF 发作>48h 或 AF 发作时间不确定的稳定患者:如果患者至少在前 3 周内已经适当抗凝，则可以考虑将急诊心脏复律治疗作为心率控制的替代方案。相反,在非抗凝患者中,心率控制通常是最合适的策略。在紧急情况下,目标心室率通常应为 80~100 次/分[4]。一旦实现节律控制并开始抗凝,可以考虑让患者出院并转诊至心内科医师或全科医师。如果未达到适当的心率控制,且患者仍存在症状,或者伴有心室功能障碍,应考虑进行心脏复律:患者必须完全抗凝,不受血栓栓塞风险的影响,起始应用 UFH 或 LMWH 立即开始治疗,然后使用维生素 K 拮抗剂桥接治疗,可以使用新型抗凝剂作为替代品,然后进行经食管超声心动图检查(TEE)以排除心内血栓,最后进行心脏电复律。根据血栓栓塞风险特征,抗凝应持续至少 4 周或无限期进行。如果检测到血栓形成，患者应在有效抗凝治疗至少 3 周后再接受 TEE 复查,如果血栓已经消失,则接受 ECV[4,5,10]。

根据 2014 年加拿大指南[10],如果在过去 6 个月内存在瓣膜性 AF、卒中、短暂性脑缺血发作等高风险特征，则对于发病时间<48h 的 AF 患者，也应在心脏复律前进行 TEE 检查。

5.抗血栓治疗

一般认为，抗血栓治疗是任何治疗背景中 AF 治疗的基石，因为从这种治疗中，以发病率（卒中预防）、死亡率为基础的大多数预后都得到了改善。然而，AF 患者的抗血栓治疗比例还很低，通常不足 55%，这是根据不同背景下进行研究的结果。在没有禁忌证的情况下，急诊科是开始进行血栓预防的绝佳机会，这将有助于填补这一空白[3]。治疗选择包括 LMWH 或 UFH、维生素 K 拮抗剂（VKA）和新型口服抗凝剂（NOAC）。

UFH [静脉推注 80UI/kg，然后连续静脉输注，将活化部分促凝血酶原激酶时间（APTT）调整至正常值的两倍（最初为每小时 18UI/kg）] [28]或 LMWH（最常用的是依诺肝素 100UI/kg，每日 2 次）可立即获得抗凝作用，以上策略都是基于 ACUTE Ⅱ[29]和 ACE 试验[30]的研究结果。肝素治疗通常需要与 VKA 治疗进行桥接，因为 VKA 起效需要几天时间。

目前，已对 AF 患者心脏复律应用三种 NOAC 进行了研究（前瞻性或回顾性分析）[31–33]。

（1）达比加群：如果肌酐清除率>50mL/min，给予 150mg，每日 2 次；如果肌酐清除率为 30~50mL/min，给予 110mg，每日 2 次。在美国，FDA 批准，如果肌酐清除率>30mL/min，可给予 150mg，每日 2 次；如果肌酐清除率为 15~30mL/min，可给予 75mg，每日 2 次。不要联合使用决奈达隆；如果合用维拉帕米，则减少剂量。

（2）利伐沙班：20mg，每日 1 次；如果肌酐清除率为 30~49mL/min，可改为 15mg，每日 1 次。

（3）阿哌沙班：5mg，每日 2 次。如果出现如下两种或多种出血风险因素（年龄<80 岁，体重<60kg，肌酐>1.5mg/dL），可减量至 2.5mg，每日 2 次。

以上三种药物达到血药浓度峰值时间都约为 3h。

瓣膜性 AF 本身具有很高的风险，必须长期应用 VKA 治疗。在这种情况下，应用 NOAC 没有经过测试或结果不会优于 VKA[5,34]。

对于非瓣膜性 AF 的患者，目前已经提出了许多风险分层方案，大多数建议[1,5]主要是基于 CHA2DS2-VASc 评分系统[35]（表 5.1）。如果得分=0，不需

表 5.1　CHA2DS2-VASc 评分系统

英文首字母缩写	危险因素	CHA2DS2-VASc 分值	卒中率(%/年)
C	心力衰竭或功能障碍	0	0
H	高血压	1	1.3
A(2)	年龄 >75 岁	2	2.2
D	糖尿病	3	3.2
S(2)	既往卒中/TIA 或血栓栓塞	4	4
V	血管疾病	5	6.7
A	年龄为 65~74 岁	6	9.8
Sc	性别(女性)	7	9.6
		8	6.7
		9	15.2

Lip 等[35]建议:年龄>75 岁与既往卒中病史各 2 分,其余每项危险因素 1 分。

要给予抗凝治疗;如果得分≥2,需要给予抗凝治疗;而当得分=1 时,欧洲指南[4]建议进行抗凝治疗,而美国指南[5]建议替代口服抗凝药,给予阿司匹林或无抗血栓治疗(Ⅱb 类)。我们倾向于对得分=1 的患者给予口服抗凝治疗,除非有出血风险。

无论何种类型的 AF(阵发性、持续性和永久性)都有类似的卒中风险,因此无论 AF 类型如何,都应选择抗凝治疗。AFL 已显示出与 AF 相似的血栓栓塞风险,应以同样的方式进行处理。

所有 AF 持续时间>48h 的患者(包括 CHA2DS2-VASc 评分=0 的患者)必须在转复前给予至少 3 周的充分抗凝,除非 TEE 排除了心房内血栓或者罕见的紧急情况,并在转复后继续抗凝至少 4 周。对于卒中或 AF 复发的高风险患者,需要进行终身抗凝治疗。

对于 AF 发作<48h 的患者,目前的指南[4,5,10]表明在转复前无须抗凝治疗,因为之前的研究显示栓塞并发症较少(在 Weigner 等[36]的研究中,30 天卒中发生率为 0.8%)。但最近对于这类患者的关注已经越来越多,有研究证实这些患者中有 4%~14%的患者在 TEE 检查中发现有心房内血栓[37,38],而 ESC 2010 指南[4]建议,即使是 AF 持续<48h,在心脏复律前也应开始用 UFH

或 LMWH 进行抗凝治疗。对于高风险患者,肝素治疗后必须长期口服抗凝药物(Ⅰ类推荐)。而对于无危险因素的患者,只有在转复过程中才给予肝素治疗(Ⅱb,C 级推荐),但该建议没有证据支持。2014 年 AHA/ACC/HRS 指南[5]对 AF 转复前后使用抗血栓治疗的给药方案提出了类似的建议,但增加了使用 NOAC 的选择(Ⅰ类推荐)。在这种情况下,最近的欧洲专家共识[28]也同意将 NOAC 用于Ⅱa 类推荐。最近的一项大型队列研究[39]包括 AF 持续时间<48h 的 7660 例 AF 复律患者,该研究结果支持对 AF 复律后高危患者进行长期抗凝治疗的建议:如果没有抗凝治疗,血栓栓塞风险在 30 天时达到 0.7%。风险因素包括年龄、心力衰竭、糖尿病和女性(CHA2DS2-VASc 评分系统的要素)。没有危险因素的患者并发症发生率非常低,为 0.2%,而有多种危险因素的患者,血栓栓塞风险接近 10%。

对于 AF 持续时间>48h 或 AF 发生时间不详且无危险因素(CHA2DS2-VASc=0)的患者,除非计划延迟进行 AF 转复,否则不建议进行抗凝治疗。

6.需要心内科医师会诊或住院治疗的决策

下列情况应寻求心内科医师会诊:

• 不稳定的患者(低血压、心绞痛、心力衰竭)。

• 已知严重心脏病的患者。

• 客观检查结果、实验室数据或诊断测试都提示存在明显的基础心脏病。

• 尚未有效控制心室率或心脏节律。

• 因抗心律失常或控制心率治疗而发生心血管并发症。

• 在心脏复律前需要进行 TEE 检查。

• 药物复律后,ECG 提示 Brugada 型波。

这些患者中的绝大多数,以及伴随急性疾病(脓毒血症、肺炎、肺栓塞等)的患者,仍需要住院治疗。

5.3 心内科医师须知

“口袋药片方法”:这是一种对无心脏病或轻度心脏病、无传导障碍和发作不频繁但持续时间较长且耐受性良好的 AF 复发患者有用的治疗策略。

患者需要口服200~300mg氟卡尼或450~600mg普罗帕酮(体重>70kg时给予较高剂量)。这种方法应由心内科医师在全面的诊断检查后应用(因此,在作者看来,首诊AF时应避免使用),并且必须首先在急诊科中进行测试,以确保其在家中使用之前的安全性和有效性。如果选择这种策略,心内科医师应在对患者的书面评估中指明这一指示,以便在急诊科进行第一次测试治疗时患者能够迅速遵循指示。在Alboni等[40]的论著中指出,快速1:1的AFL中只有1例(0.6%)出现了病情加重,因此ESC 2010指南[4]推荐了这种策略,但是AHA/AC/HRS 2014[5]和CCS 2010[41]指南建议添加β受体阻滞剂或非二氢吡啶类Ca^{2+}通道阻滞剂以避免这种副作用。该策略不推荐应用于AFL的患者。

已经接受慢性抗心律失常治疗的患者可能会因复发性急性起病AF而就诊急诊科。如果判断AF复律可行,我们建议将电复律作为首选。另外,抗心律失常药静脉内减量给药可进行药物转复,但几乎没有文献报道的证据。在我们中心,10多年来常规使用氟卡尼或普罗帕酮半剂量推注(1mg/kg,10min内)(在应用相同的药物慢性治疗基础上),或在慢性胺碘酮治疗基础上静脉用常规剂量的胺碘酮和常规推注速度(排除禁忌证之后)。我们还没有发现明显的不良反应。如果抗心律失常药可减量,患者服用同样的抗心律失常药的情况下可以出院,甚至是较大剂量,因为单次或极少次数的AF复发并不能解释为治疗失败。一般情况下,我们建议不要在慢性抗心律失常药物治疗中使用不同的抗心律失常药物,尽管服用胺碘酮、普罗帕酮或氟卡尼的患者静脉注射伊布利特的经验很少,但看起来是安全的[42,43]。

冠状动脉疾病和AF通常是相关疾病[7],并且具有共同的危险因素。AF可并发心肌梗死(18%)[44],并且常常伴有严重的左心室损伤和心力衰竭。快速心室率可增加心肌损伤和心力衰竭,需要及时治疗。对于无心力衰竭表现或血流动力学稳定的患者,可以给予β受体阻滞剂(ESC 2010Ⅰ类推荐,AHA/ACC/HRS 2014,ESC 2012 STEMI指南[4,5,45])或非二氢吡啶类钙拮抗剂来控制心率(ESC 2010Ⅱa类推荐及AHA/HRS/ACC 2014中的Ⅱb类推荐;ESC STEMI 2012中的Ⅰ类推荐)。在患有严重左心室功能障碍或存在心力衰竭症状和指征的患者中,静脉注射胺碘酮或地高辛可以更安全地控制心率(ESC STEMI 2012中的Ⅰ类推荐[45];AHA/ACC/HRS 2014中的Ⅱb类推荐[5])。对于出现AF和难治性局部缺血或血流动力学不稳定的患者，应考虑紧急电复律[45]。

如果心肌缺血触发因素已经纠正,则应考虑药物复律,胺碘酮是首选药物[45]。

尚未解决的问题是两种常见表现的重要性，即在没有明显急性冠脉综合征(ACS)的情况下,轻度升高的肌钙蛋白I(TnI)水平或ECG上ST段压低。即使排除了ACS的初步诊断(Gupta等[46]的研究中,662例患者中有76%排除了ACS)，急诊科也应常规检查AF患者的肌钙蛋白水平。在没有明显ACS的急性AF患者中,轻度阳性TnI检测的发生率为9%[47]~44%[46]。TnI升高预示长期的死亡风险增加[48,49]或心肌梗死[46,48]增加。对于轻度TnI升高以及TnI检测阳性的急性情况,这似乎是正确的(值越高,风险越高[48]),并且在慢性AF的情况下也是如此[49]。肌钙蛋白升高与老龄、CAD的危险因素、已知的CAD、肌酐升高和心室率有关,但与心绞痛或缺血性ST段压低无关[46,28]。

众所周知,TnI升高也可能在没有明显冠状动脉狭窄的情况下发生,可能是由于供需不匹配或心房-心室牵张引起[46]。此外,必须考虑到急性AF患者肌钙蛋白水平可能因其他原因而升高(Meshkat等[50]的研究中,该比例为79%,包括供需间需求上升占36%,充血性心力衰竭占29%,肾衰竭占17%,脓毒血症占14%和肺炎占2%)。

TnI升高会使针对CAD的诊断检查项目增加，但实际上证实明确诊断CAD的并不多(Gupta等[46]的研究没有阳性结果,而Conti等[47]的研究表明,这些检查项目是有用的,增加了3倍的冠状动脉再血管化,而且预后较好)。虽然这些研究证实生物标记物看起来对提高AF患者的高危预测是有益的,但AF和冠心病之间的关系还需要进一步研究。

ECG改变(ST段压低)也常常提示心肌缺血,即使在没有心绞痛或肌钙蛋白升高的情况下。其对CAD发生的阳性预测值为31%[51]~50%[52]。Pradhan等[51]观察到,ST段压低程度与心室率之间存在很强的相关性。在他们的系列研究中,AF发作期间,有ST段压低(31%)与无ST段压低(21%)对冠心病诊断检查的阳性结果没有显著差异,这表明AF期间ST段压低是普遍存在的,且与心室率有关。

在Tsigkas等[52]的研究中,ECG没有变化是非常可靠的(CAD的发生率仅为 4%)。而 Androulakis 等[53]的系列研究中,快速 AF 发作期间 ST 段压低的 CAD 发生率为 32.5%,无创性诊断检测在鉴别 CAD 患者方面很有价值。

快速 AF 期间,如果出现 TnI 升高或新的“缺血性”心电图改变该怎么办?

• TnI 检查阴性且无心电图改变时无须进一步检查。

• TnI 轻度阳性或存在心电图改变应在多指标背景下进行评估,应综合考虑危险因素和心脏并发症。

(1)低危患者可在留观室观察 12~24h 后出院,如果病情稳定且肌钙蛋白下降,并尽可能完善超声心动图检查和针对 CAD 进行无创性检查后进行评估(这些检查应该在患者就诊门诊后尽快安排进行)。

(2)高危患者应及时入院治疗。

心力衰竭(HF)和 AF 是显著相关的疾病,并且可以相互作用,因为 AF 的发作可以使 HF 患者的症状恶化。这些患者应根据临床严重程度进行管理。如果病情严重(肺水肿),而且患者对心率控制的治疗反应不明显(胺碘酮或地高辛是首选药物),应该立即进行心脏复律[4]。如果临床表现不太严重且 AF 持续时间<48h,可以考虑使用胺碘酮进行药物复律或行 ECV 作为心率控制治疗的替代方案。为了控制心率,对收缩性心力衰竭患者应谨慎使用 β 受体阻滞剂(如果 HF 患者的射血分数正常,则可以使用地尔硫䓬)(AHA/ACC/HRS 2014 Ⅰ类推荐)[5]。

相反,HF 的恶化可以促进永久性 AF 的快速心室率反应。这些患者通常对心脏复律没有反应,并且心率控制也更难实现。在这种情况下,治疗的主要目标应该是优化 HF 治疗。

AF 伴快速心室率可引起新发 HF,可以推测这些患者存在心率依赖的心肌病,AF 可能是 HF 可逆的原因[54]。在这种情况下,可以考虑两种选择:①控制心率并重新评估射血分数的改善情况;②节律控制,临床上常常开始使用胺碘酮至少 3 周后进行 ECV[54]。在我们的中心,我们尝试对疑似心动过速介导性心肌病的患者采取更快速的节律控制策略,在 HF 药物治疗、心率控制和抗凝治疗达到临床稳定后,再做 TEE 检查。如果未检测到血栓,则患者接受 24h 胺碘酮输注,之后进行 ECV,然后口服负荷剂量的胺碘酮。

预激合并 AF。如果心室率极快且血流动力学不稳定,应行紧急 ECV[4,5,9]。

如果心室率不是太快并且AF可以很好地耐受，可以静脉注射氟卡尼、普罗帕酮、伊布利特和普鲁卡因进行心脏复律。同样，这些药物也可有效控制心室率[4,5,20]。而作用于房室结的药物，如 Ca^{2+} 通道阻滞剂、洋地黄和腺苷等是禁忌证，因为会使旁路传导加速，向心室的传导频率可能会变得十分快速，从而诱发VF。最近，AHA/ACC/HRS 2014指南认为胺碘酮是有害的[5]，而ESC 2010指南[4]建议将其用于心率控制（Ⅰ类推荐）。而2010 ESC指南[4]建议禁用β受体阻滞剂，但AHA/ACC/HRS 2014指南[5]则建议谨慎使用。

5.4 AF诊断和治疗的可能方案/途径

AF患者的处理取决于患者的临床表现，临床表现可能是不稳定的（图5.8）、稳定且发作时间<48h（图5.9）或者稳定且发作时间>48h或发作时间不明确（图5.10）。

如果选择心脏复律，需检查血钾水平（除非需要ECV），并在必要时纠正血钾水平。如果患者接受慢性地高辛治疗，应检查其血药浓度水平（如果提示地高辛中毒，则禁忌使用ECV）。

一般而言，ECV比药物复律（PCV）更有效，并且需要更少的时间，但准备工作更多。

ECV成功率达到约90%，PCV可达到70%[55]。如果PCV失败，ECV会在大多数情况下恢复窦性心律。相反，如果AF在ECV后立即复发（IRAF），则在重复ECV之前使用抗心律失常药可增加维持窦性心律的可能性。如果ECV未使AF转复为窦性心律（根据ESC 2010指南[4]定义为没有或达到最大单次窦性心跳），可以用伊布利特（1mg，10min以上）预处理患者，这会降低除颤阈值并有助于在重复ECV时提高成功率[56]。

AF持续发作>7天时，PCV几乎无效，因此，在这种情况下，ECV应是首选。

AFL除伊布利特外对抗心律失常药物反应不佳，因此，ECV应该是首选。如果使用普罗帕酮或氟卡尼对AFL进行转复，心房率会减慢，有时可以更快地传导到心室（从通常的2:1到1:1传导），常常会发生差异性传导（图5.6）。由于AFL的频率极快，常常不能耐受，应该采取ECV。因此，如果这些

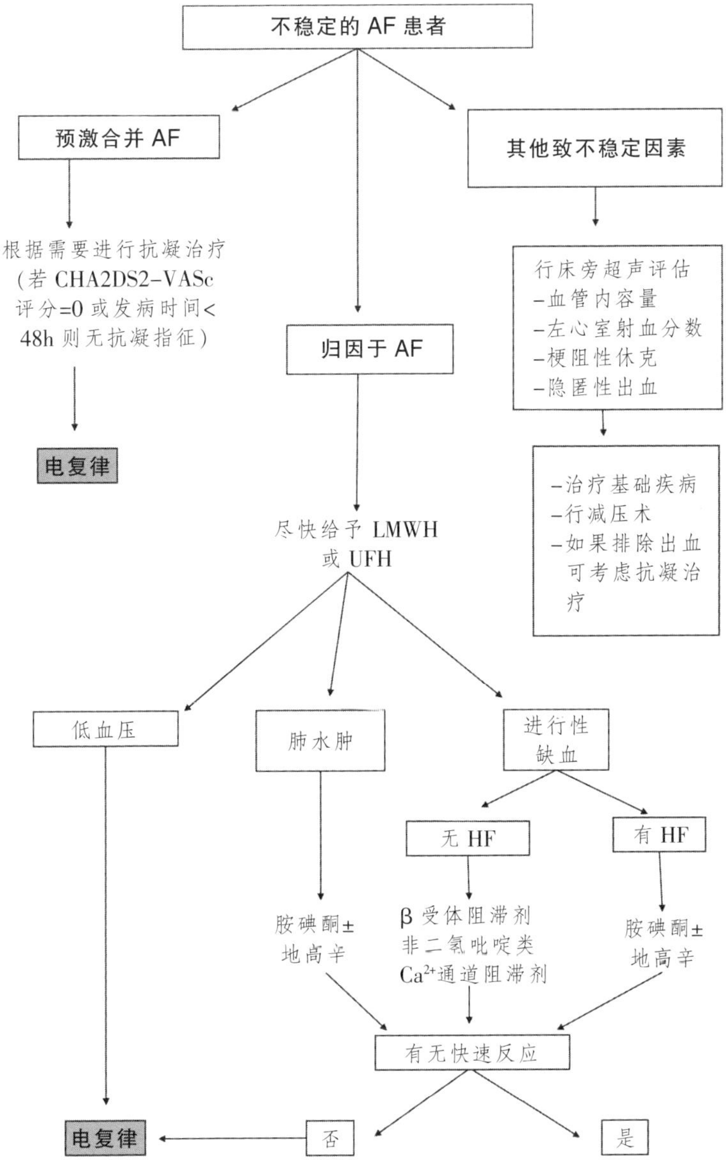

图 5.8 不稳定 AF 患者的管理策略。

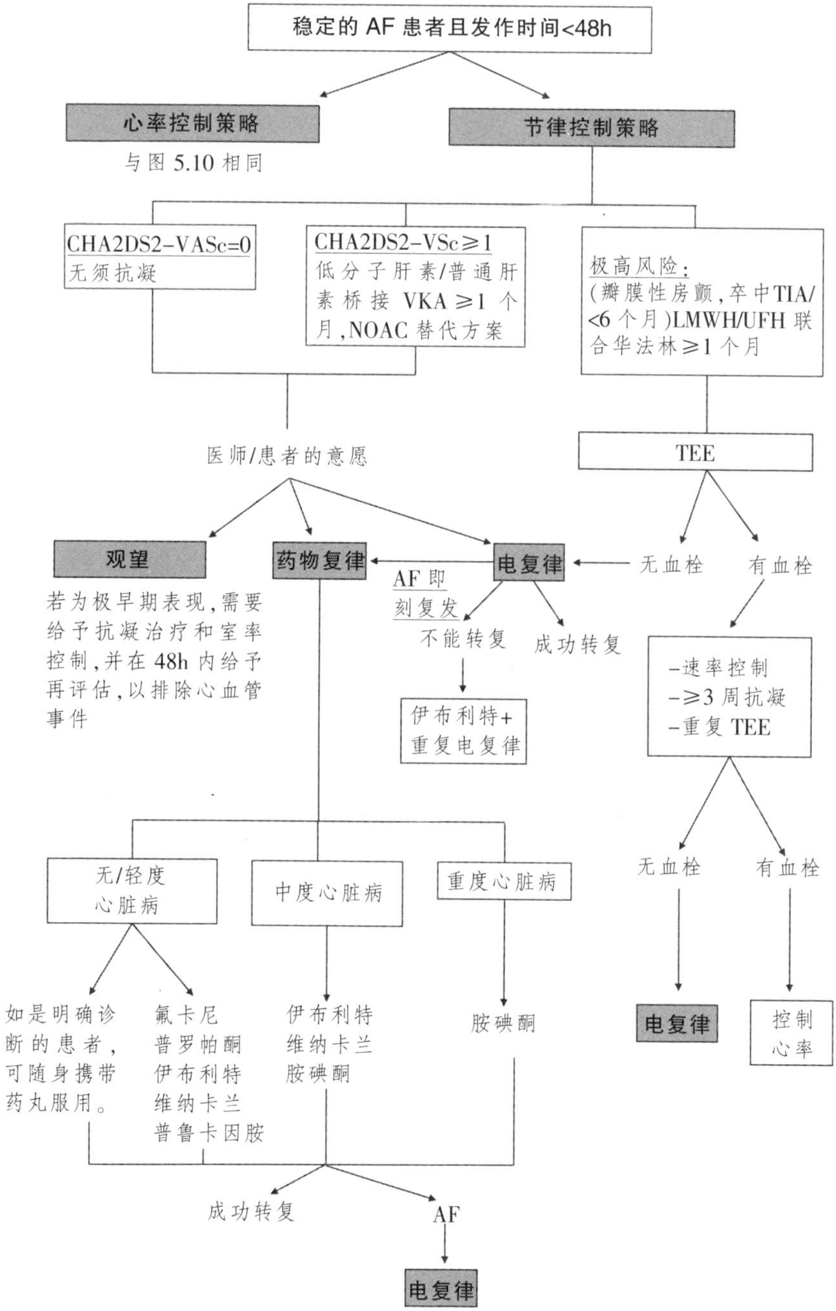

图 5.9 稳定的 AF 患者且发作时间<48h 的管理策略。TEE,经食管超声心动图。

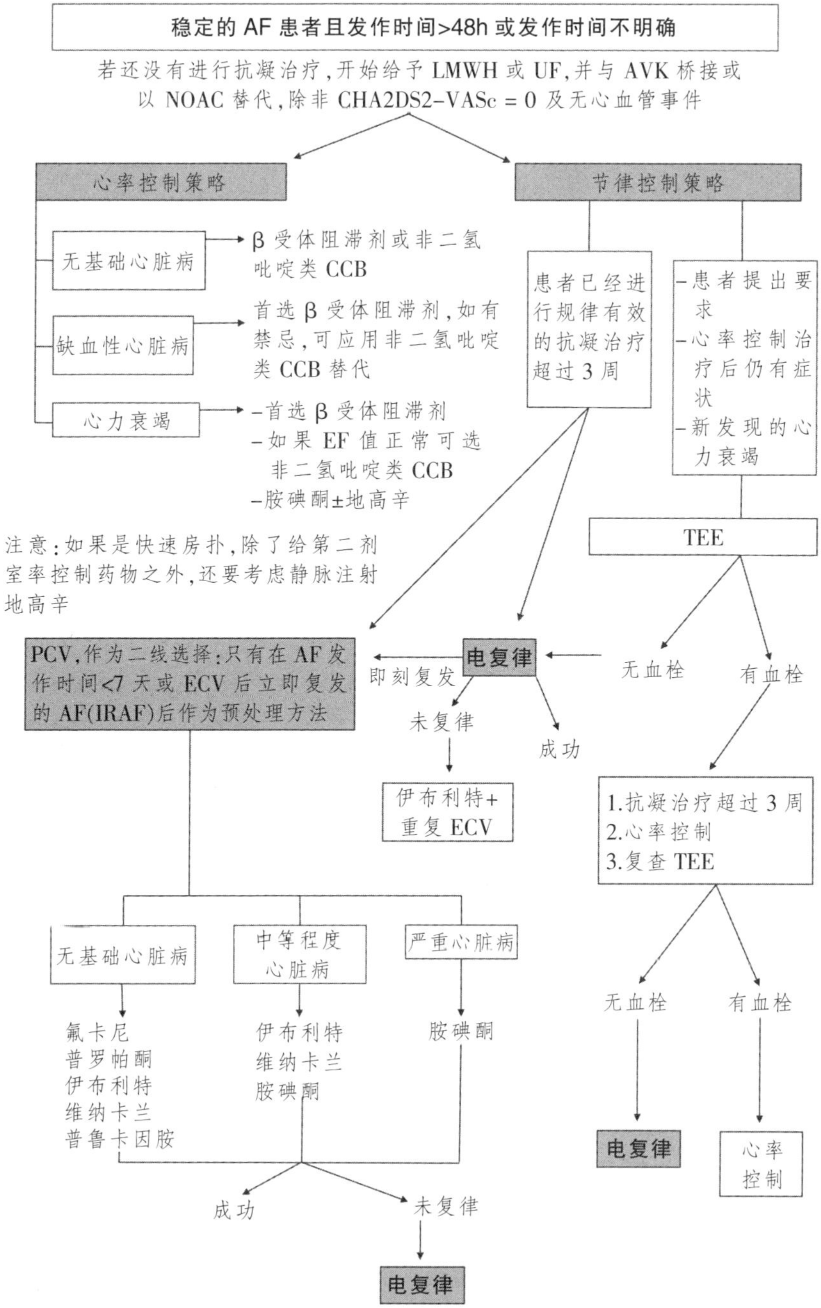

图 5.10　稳定的 AF 患者且发作时间>48h 或发作时间不明确的管理策略。

药物用于治疗 AFL，建议联合使用心率控制药物。当氟卡尼或普罗帕酮用于转复 AF 时可能也会发生相同的现象，因为在一些情况下 AF 可转化为 AFL（“IC 扑动”）。在极少数使用这些药物进行治疗的患者中，ECG 可能会出现“Brugada 型”现象（从 V1 到 V3 的至少一条导联出现穹隆型 ST 段抬高）。这些患者在最终出院前应进行心内科会诊。

经过 PCV 治疗的患者应在治疗后监测一段时间（通常是药物消除半衰期的一半），以排除心动过缓、房室传导阻滞、室性心律失常或低血压的发生，然后才能出院。如果患者已经接受 ECV 治疗，则需要至少给予 3h 的监护[4]。

5.4.1　电复律

基于能力、操作的组织和治疗策略的选择，镇静需要有不同的专业人员提供。全世界绝大多数急诊医师都参与了急诊科的 AF 复律。但心内科医师或麻醉师却不会经常监视操作过程[21]。

有多种镇静药可供选择，如苯二氮䓬类药物、麻醉药和异丙酚等，可单独使用或联合使用。咪达唑仑是一种半衰期短的苯二氮䓬类药物，由于其药效学特征、广泛的治疗适应证和适用的逆转剂（氟马西尼），其使用越来越广泛。在两项主要研究中[57,58]，几乎所有患者都达到了足够的镇静状态，而没有观察到严重的并发症。初始剂量通常为 0.01~0.1mg/kg，给予静脉推注（单独用药时，选择较高的剂量），其后可以重复给予相同剂量。关于使用咪达唑仑作为单一药物的主要研究中，平均总剂量约为 10mg[59]。异丙酚是另一种常用的镇静剂，因为它具有更快的起效和清除时间，但另一方面，它也具有更大的导致低血压及呼吸抑制等副作用的可能。它的用量为 1~2.5mg/kg[60]。

ECV 的操作可以应用老式的单相波或较新的双相波除颤器。后者只需较低能量但更有效[61]。除颤器通过两个电极贴片或两个手持式电极板连接到患者身体。

目前较常用的电极板放置位置有 4 种：前–侧位、前–后位、前–左侧肩胛下和前–右侧肩胛下。4 种位置对治疗房性或室性心律失常同样有效[62]。如果使用手持式电极板（前–侧位置），操作人员应牢固按压，最佳压力为 8kg。如果患者有埋藏式心律转复除颤器（或起搏器），可以选择前–后位或前–侧位，最近的电极板或电极贴片应距离埋藏式心律转复除颤器(或起搏器)至少 8cm 远的位置[63]。在操作之后,应该检查和评估设备以确保正常功能[4]。直流电击必须与 R 波同步,以避免诱发 VF 的风险。

如果使用双相波除颤器，建议成人 AF 患者 ECV 的初始能量为 120~200J,而对于 AFL,50~100 J 通常就足够了。如果心脏复律失败,应逐步增加能量或改变电极板的位置。如果使用单相除颤器,AF 复律应从 200J 开始(AFL 为 100J)[10,62,63]。

电复律的并发症。并发症通常与心律失常有关,通常是短暂的心脏骤停或心动过缓(Fin 等研究的急性复律事件中发生率为 0.9%[39])。心脏复律前的抗心律失常治疗、心率控制治疗或减慢心室率并不能预测缓慢性心律失常的发生,但年龄较大、女性或转复不成功则可以预测。

如果对患者进行适当的危险分层和预处理,血栓栓塞并发症很少见,但应给予重视。

室性心律失常与肺水肿发作一样特殊。

ECV 的并发症很少由镇静引起,如低血压和呼吸暂停,一旦发生需要给予常规支持(体液复苏和机械通气)。

5.4.2 控制节律与心率的药物

• 提示 1:并非所有的国家都可以提供这些静脉或口服药物或配方。

• 提示 2:对于心率和节律控制的药物,剂量和输注方案通常在不同的指南[1,4,5,10,20,41]之间有所不同。如果药物之间差别较小(或变化很小),则应用方法基本相同,这也符合作者的惯例。如果存在显著差异,则会提出替代方案。

5.4.2.1 控制节律的药物

氟卡尼:快速 Na^+通道阻滞剂,67%~92%的病例可在 6h 内恢复窦性心律。剂量为 2mg/kg,静脉注射超过 10min。对于非心脏病患者或轻度心脏病患者是理想药物。应避免用于患有缺血性心脏病、左心室功能不全、室内传导延迟或 Brugada 综合征的患者。风险是可致室性心律失常、房室传导阻滞和电机械分离。当氟卡尼用于 AFL 转复时,如果没有给予控制心率的药物,其心室率很快且呈 1:1 传导。在一些国家(美国),仅批准口服使用。在这种情况下,可给予200~300mg口服(与“口袋内药”方法相同),AHA/ACC/HRS 2014[5]和CCS 2010[64]指南推荐在服用氟卡尼前给予β受体阻滞剂或Ca^{2+}通道阻滞剂。

普罗帕酮:具有与氟卡尼相似的性质、适应证和疗效。剂量为2mg/kg,静脉注射超过10min。由于其具有较弱的非竞争性β受体阻断阻滞特性,应避免用于严重的COPD患者。在美国仅有口服制剂,如上所述,首先给予房室结阻滞剂,然后给予普罗帕酮450~600mg口服。

普鲁卡因胺:Na^{+}通道阻滞剂,剂量为15~17mg/kg,静脉注射超过1h,转复率约为60%。其在加拿大很常用。2010年CCS指南中推荐用于稳定的AF患者的复律[64]。可引起一过性低血压,发生率约5%。

胺碘酮:多通道阻滞剂,如果静脉使用,也具有β受体和Ca^{2+}通道阻滞活性。长期使用易产生耐药性。剂量为5mg/kg,1h内输注完毕,然后改为每小时输注50mg,持续给药24h(ESC 2010推荐[4])或150mg静推10min,然后1mg/min持续给药6h,继而0.5mg/min持续给药18h(AHA/ACC/HRS 2014推荐[5])。

胺碘酮应在5%葡萄糖溶液中稀释(否则存在溶液结晶的风险)。其恢复窦性心律的作用发挥较慢,但在12~24h时间段与氟卡尼和普罗帕酮具有相似的效果。其还具有显著的减慢心率的效应。对于患有严重心脏病的患者,胺碘酮是首选药物,它具有心脏复律和心率控制的双重作用。禁忌证为甲状腺功能亢进,尽可能避免用于患有严重COPD和甲状腺功能减退症的患者。最常见的急性副作用是低血压(特别是输液过快容易导致低血压)和静脉炎(输液持续时间越长,发生静脉炎的可能性越大)。

伊布利特:快速作用剂,可延长复极期。剂量为1mg,静脉注射超过10min,如果不成功,10min后重复相同剂量。对AF的转复率约为50%,转复时间约为30min。伊布利特是最好的AFL转复药物。它具有相当大的QT间期延长和尖端扭转型室速(4%)的风险。给药后应对患者进行至少4h的监护。一些作者建议用1~2g硫酸镁预处理以降低致心律失常的风险。禁忌证为低血压、明显的充血性心力衰竭、低射血分数(<30%)、低钾血症或QTc>440ms。首次ECV失败后,10min内给予1mg伊布利特预处理,有助于提高再次ECV的成功率。

多非利特:可延长复极期,并且有主要针对持续性AF的研究。药效发挥作用可能需要数天或数周，因此它不是急诊科中应用的理想药物。仅在2014 年的 AHA/ACC/HRS 指南[5]中提出，多非利特为Ⅰ类推荐。剂量：如果肌酐清除率>60mL/min，给予 500μg，每日 2 次；如果肌酐清除率为 40~60mL/min，则给予 250μg，每日 2 次；如果肌酐清除率为 20~40mL/min，给予125mg，每日 2 次；如果肌酐清除率<20mL/min，则不能使用。禁忌在院外治疗(具有尖端扭转型室性心动过速的风险)。

维那卡兰：快速作用的心房选择性多通道阻滞剂，AF 的转复率约为 50%，中位转复时间约为 10min。剂量为 3mg/kg，静脉注射超过 10min，如果不成功，15min 后再给予 2mg/kg，静脉注射超过 10min。禁止用于低血压(<100mmHg)、NYHA 3~4 级心力衰竭、左心室射血分数<35%、最近 30 天内发生过 ACS、严重主动脉瓣狭窄和 QTc>440ms 的患者。

5.4.2.2　控制心率的药物

β 受体阻滞剂：非常有效，急性冠脉综合征或心力衰竭患者的首选药物(禁用或极度谨慎用于急性失代偿心力衰竭的患者)。不能用于严重的COPD 和预激综合征的患者。其中，美托洛尔、阿替洛尔和普萘洛尔可以静脉注射或口服使用，因此最常用于急性和慢性治疗。艾司洛尔仅可通过静脉注射，经常用于重症监护室。其他 β 受体阻滞剂，如比索洛尔或卡维地洛仅可用于口服给药，如果心室率控制治疗不太紧急或慢性治疗时可选用。

- 美托洛尔：2.5~5mg，静脉注射 2min，每 5min 可重复给药 1 次，最多给药 3 剂(最大量 15mg)，口服维持剂量 50~200mg/d。
- 阿替洛尔：2.5mg，静脉注射，速率为 1mg/min，每 5min 可重复给药 1 次，最大剂量 10mg。
- 普萘洛尔：1mg，静脉注射超过 1min，最多给药 3 剂，每次给药间隔 2min，口服维持剂量 30~160mg/d。
- 艾司洛尔：0.5mg/kg，静脉推注超过 1min，然后以每分钟 50~300μg/kg 静脉注射。

非二氢吡啶类(NDP)Ca^{2+}通道阻滞剂(地尔硫䓬、维拉帕米)：非常有效，地尔硫䓬具有较弱负性肌力作用和致低血压作用。应避免用于心力衰竭(除非是射血分数正常的左心室收缩功能性 HF，而非处于急性失代偿期)和预激综合征的患者。

• 维拉帕米:0.075~0.15mg/kg,静脉推注超过 2min,如果无效可在30min后重复给予 10mg 推注,然后静脉泵入每分钟 0.005mg/kg[5]。口服维持剂量160~360mg/d。

• 地尔硫䓬:0.25mg/kg,静脉推注超过 2min,可再次给予 0.35mg/kg,然后静脉泵入 5~15mg/h。口服维持剂量 180~360mg/d。

胺碘酮:通常是二线用药。但重症患者耐受性很好,可以作为首选。

地高辛:通常也是一种二线用药,对心率控制具有中等和延迟效果。当静脉内使用时,起效需要 1h,控制心率的达峰时间为 6h。它是急性心力衰竭患者的一线药物。由于有类迷走神经的作用,可能将 AF 转复为 AFL(约为25%,自己的观察结果),所以对于 AFL 患者的心率控制十分有效,但对 AF 患者的心率控制很难有效。依据作者的临床经验,AFL 呈固定 2:1 房室传导的快速室率时可作为室率控制的一线用药。由于存在中毒的风险,应注意避免用于中度或严重的肾衰竭患者。剂量为 0.25~0.5mg,静脉注射,可重复给药,最大剂量为 1.5mg/24h。口服维持剂量为 0.0625~0.25mg/d。

5.5 住院、随访和转诊的指征

对于 AF 伴有严重症状(心力衰竭、严重心绞痛及晕厥)、怀疑有明显的心脏病、存在严重的共存疾病、症状未得到适当控制(AF 转复不成功或心率控制失败)或者在第一次治疗期间发生并发症的患者,一般应考虑住院治疗。

RED-AF[65]和 AFFORD[66]等最近开发出用于预测急诊科的 AF 患者 30 天内发生不良事件的决策方案。列线图包含许多临床预测因子,并为每个预测因子分配不同分值。不良事件根据不同严重程度,划分为从 AF 复发到死亡的范围。AFFORD[66]模型在风险预测和风险极低的患者鉴定方面十分有用,这些患者可以在心脏复律或适当的心率控制治疗后安全出院,但这类患者仅占总数的 17%。这仍然存在住院指征的可接受风险阈值的问题(例如,是否值得让患者住院,以避免 AF 的复发?如果患者在家中也适当进行抗凝治疗,是否有必要通过住院治疗来预防卒中?)。此外,有学者认为,急诊科住院治疗的急性 AF 患者短期不良事件的影响仍不明确[65](RED-AF)。此外,成功复律后出院率的广泛差异仍然反映了对住院治疗标准的不确定性：加拿大为 85%,澳大利亚为 76%,美国为 48%,英国为 27%[21]。

在没有明显的严重表现或共存疾病的情况下，应该对高风险特征进行仔细的个体化判断以指导这一决定。

应该强调的是,新发 AF 的预后较差[7,18]。在 Miyasaka 等[67]的研究中,经与年龄和性别相匹配的一般人群相比,新发 AF 的死亡风险的危险比在前 4 个月内为 9.6,之后为 1.7。其主要原因是 AF 使心血管疾病或恶性肿瘤等预后不良的基础疾病恶化。因此,新发 AF 的患者应该进行快速的检查,当然该检查可以在住院期间进行,但是,如果没有临床不稳定的情况,也可以在门诊进行。为了支持后一种策略,包括心内科医师和其他专业人员的评估以及诊断方式应该在当地进行并且易于获取,但情况并非总是如此,这就解释了为何一些国家的 AF 患者住院率居高不下[23]。

AF 患者的随访应个性化,并要考虑到症状、共存疾病(应根据具体需要随访)、抗心律失常治疗、血栓预防和并发症。随访通常应由首诊医师或心内科医师进行。

无症状的窦性心律患者没有用药治疗和共存疾病时不需要进行规律的随访,但应建议定期自我检查脉搏规律性。

应用抗心律失常药物或心率控制药物的患者应在开始治疗或增加剂量调整后 1 周进行 ECG 检查,以检查疗效和致心律失常并发症,并且每 6~12 个月就诊一次。

在每次后续随访中,应重新评估以下问题：

- 在心率或节律控制治疗时,是否有效控制了症状。
- 如需要抗血栓治疗,要重新评估风险和获益。
- 优化共存疾病的治疗。
- 患者生活方式的咨询及其医从性是否符合要求。

此外,就个体治疗而言,可能需要进行定期的实验室检查(例如,对使用胺碘酮的患者需做甲状腺功能检查，对使用决奈达隆的患者要做肝功能检查,而对使用新型抗凝剂的患者需做血细胞计数和肾功能检查等)。

对于存在结构性心脏病或症状恶化情况的患者,无论心率或节律控制效果怎样,均建议做超声心动图检查。需做 24h 动态心电图检查以评估心率控制的效果或疑有致心律失常的危险。运动负荷测试可以帮助调整永久性 AF 患者的心率控制药物，这些患者常常主诉在运动期间存在不能耐受的心悸。

转诊至心内科的指征：对于新发 AF 的患者，通常建议转诊至心脏病科。但也有例外，如无症状的心率控制较为满意的老年 AF 患者。在转诊之前，也应安排基本的筛查检查，如实验室检查、甲状腺功能测定和超声心动图检查。此外，转诊至心脏病科医师的其他原因还包括节律控制治疗不满意（无效或患者不耐受抗心律失常药物）、心率控制无效（控制不达标或虽然心率控制较好，但是生活质量差）和射频消融的评估。

（李开源 黎檀实 译）

参考文献

1. Camm AJ, Lip GYH, De Caterina R, et al. 2012 focused update of the ESC guidelines for the management of atrial fibrillation. An update of the 2010 ESC guidelines for the management of atrial fibrillation. Eur Heart J. 2012;33:2719–47.
2. Santini M, De Ferrari GM, Pandozi C, et al. Atrial fibrillation requiring urgent medical care. Approach and outcome in the various departments of admission. Data from the atrial Fibrillation/flutter Italian Registry (FIRE). Ital Heart J. 2004;5:205–13.
3. Coll-Vinent B, Martìn A, Malagòn F, et al. Stroke prophylaxis in atrial fibrillation: searching for management improvement opportunities in the emergency department: the HERMES-AF Study. Ann Emerg Med. 2015;65:1–12.
4. Camm JA, Kirchhof P, Lip GYH, et al. Guidelines for the management of atrial fibrillation. The task force for the management of atrial fibrillation of the European Society of Cardiology (ESC). Eur Heart J. 2010;31:2369–429.
5. January CT, Wann LS, Alpert JS, et al. 2014 AHA/ACC/HRS Guideline for the management of patients with atrial fibrillation. A report of the American College of Cardiology/American Heart Association and the Heart Rhythm Society task force of practical guidelines. J Am Coll Cardiol. 2014;64:2246–80.
6. Thrall G, Lane D, Carrol D, et al. Quality of life in patients with atrial fibrillation: a systematic review. Am J Med. 2006;119:448e1–448e19.
7. Nieuwlaat R, Cappucci A, Camm JA, et al. Atrial fibrillation management: a prospective survey in ESC member countries. Eur Heart J. 2005;26:2422–34.
8. Oishi ML, Xing S. Atrial fibrillation: management strategies in the emergency department. Emerg Med Pract. 2013;15:1–26.
9. Neumar R, Otto CW, Link MS, et al. Adult advanced cardiovascular life support: part 8. 2010 American Heart Association guidelines for cardiopulmonary resuscitation and emergency cardiovascular care. Circulation. 2010;122 Suppl 3:S 729–767.
10. Verma A, Cairns JA, Mitchell LB, et al. 2014 focused update of the Canadian Cardiovascular Society guidelines for the management of atrial fibrillation. Can J Cardiol. 2014;30:1114–30.
11. Nabauer M, Gerth A, Limbourg T, et al. The registry of german competence network on atrial

fibrillation: patient characteristics and initial management. Europace. 2009;11:423–34.
12. Buccelletti F, Carroccia A, Marsiliani D, et al. Utility of routine thyroid-stimulation hormone determination in new-onset atrial fibrillation in the ED. Am J Emerg Med. 2011;29:1158–62.
13. Bellone A, Etteri M, Vettorello M, et al. Cardioversion of acute atrial fibrillation in the emergency department: a prospective randomised trial. Emerg Med J. 2012;29:188–91.
14. Healey JS, Parkash R, Pollak T, et al. Canadian Cardiovascular Society guidelines 2010: etiology and initial investigations. Can J Cardiol. 2011;27:31–7.
15. Atzema C, Lam KM, Young C, et al. Patients with atrial fibrillation and an alternative primary diagnosis in the emergency department: a description of their characteristics and outcomes. Acad Emerg Med. 2013;10:193–9.
16. Scheuermeier FX, Pourvali R, Rowe BH, et al. Emergency department patients with atrial fibrillation or flutter and acute underlying medical illness may not benefit from attempts to control rate or rhythm. Ann Emerg Med. 2015;65:511–22.
17. Wyse DG, Waldo AL, Di Marco JP, The atrial fibrillation follow-up investigation of rhythm management (AFFIRM) investigators, et al. A comprison of rate control and rhythm control in patients with atrial fibrillation. N Engl J Med. 2002;347:1825–33.
18. Camm JA, Breithardt G, Crijns H, et al. Real-life observations of clinical outcomes with rhythm- and rate control therapies for atrial fibrillation. RECORDAF (registry on cardiac rhythm disorders assessing the control of atrial fibrillation). J Am Coll Cardiol. 2011;58:493–501.
19. Alam M, Jamaluddin Bandeali S, Shahzad SA, et al. Real–life global survey evaluating patients with atrial fibrillation (REALISE-AF): results of an international observational registry. Expert Rev Cardiovasc Ther. 2012;10:283–91.
20. Raviele A, Disertori M, Alboni P, et al. Linee guida AIAC per la gestione ed il trattamento della fibrillazione atriale. Aggiornamento 2013. G Ital Cardiol. 2013;14:215–40.
21. Rogenstein C, Kelly A-M, Mason S, et al. An international view of how recent onset atrial fibrillation is treated in the emergency department. Acad Emerg Med. 2012;19:1255–60.
22. Stiell IG, Birnie D. Clinical controversies: in a vacuum of good evidence, rhythm control is the sensible option for patients with symptomatic recent onset atrial fibrillation or flutter. Ann Emerg Med. 2011;57:31–2.
23. Cohn BG, Keim SM, Yealy DM. Is emergency department cardioversion of recent-onset atrial fibrillation safe and effective? J Emerg Med. 2013;45:117–27.
24. Stiell IG, Clement CM, Perry JJ, et al. Association of the "Ottawa aggressive protocol" with rapid discharge of emergency department patients with recent-onset atrial fibrillation or flutter. CJEM. 2010;12:181–91.
25. Danias PG, Caulfield TA, Weigner MJ, et al. Likelihood of spontaneous conversion of atrial fibrillation to sinus rhythm. J Am Coll Cardiol. 1998;31:588–92.
26. Vinson DR, Hoehn T, Graber DJ, et al. Managing emergency department patients with recent-onset atrial fibrillation. J Emerg Med. 2012;42:139–48.
27. Decker WW, Smars PA, Vaidjanathan L, et al. A prospective randomized trial of an emergency department observation unit for acute onset atrial fibrillation. Emerg Med. 2008;52:322–8.
28. De Caterina R, Husted S, Wallentin L, et al. Parenteral anticoagulants in heart disease: current status and perspectives (section II). Position paper of the ESC working group on thrombosis – task force on anticoagulants in heart disease. Thromb Haemost. 2013;109:769–86.
29. Klein AL, Jasper SE, Katz WE, et al. The use of enoxaparin compared with unfractionated heparin for short-term antithrombotic therapy in atrial fibrillation patients undergoing transoesophageal echocardiography–guided cardioversion: assessment of cardioversion using transoesophageal echocardiography (ACUTE) II randomized multicenter study. Eur Heart J. 2006;27:2858–65.
30. Stellbrink C, Nixdorff U, Hofmann T, et al. Safety and efficacy of enoxaparin compared with

unfractionated heparin and oral anticoagulants for prevention of thromboembolic complications in cardioversion with nonvalvular atrial fibrillation: the anticoagulation in cardioversion using enoxaparin (ACE) trial. Circulation. 2004;109:997–1003.
31. Nagarakanti R, Ezekowitz MD, Oldgren J, et al. Dabigatran versus warfarin in patients with atrial fibrillation. An analysis on patients undergoing cardioversion. Circulation. 2011;123:113–36.
32. Cappato R, Ezekowitz MD, Klein AL, et al. Rivaroxaban vs vitamin K antagonists for cardioversion in atrial fibrillation. Eur Heart J. 2014;35:3346–55.
33. Flaker G, Lopes RD, Al-Kahib SM, et al. Efficacy and safety of apixaban after cardioversion for atrial fibrillation. J Am Coll Cardiol. 2014;62:1082–7.
34. Van der Werf F, Brueckmann M, Connolly SJ, et al. A comparison of dabigatran etexilate with warfarin in patients with mechanical heart valves: the randomized, phase II study to evaluate the safety and pharmacokinetics of oral dabigatran etexilate in patients after heart valve replacement (RE-ALIGN). Am Heart J. 2012;163:931–7.
35. Lip GY, Frison L, Halperin J, et al. Identifying patients at risk of stroke despite anticoagulation. Stroke. 2010;41:2731–5.
36. Weigner MJ, Caufield TA, Danias PJ, et al. Risk for clinical thromboembolism associated with conversion to sinus rhythm in patients with atrial fibrillation lasting less than 48 hours. Ann Intern Med. 1997;126:615–20.
37. Kleemann T, Becker T, Strauss M, et al. Prevalence of left atrial thrombus and dense spontaneous echo-contrast in patients with short term atrial fibrillation <48 hours undergoing cardioversion: value of transcsophageal echocardiography to guide cardioversion. J Am Soc Echocardiogr. 2009;22:1403–8.
38. Stoddart MF, Dawkins PR, Prince CR, et al. Transesophageal echocardiographic guidance of cardioversion in patients with atrial fibrillation. Am Heart J. 1995;129:1204–15.
39. Airaksinen KEJ, Groeneberg T, Nuotio I, et al. Thromboembolic complications after cardioversion of acute atrial fibrillation. The FinCV (Finnish CardioVersion) Study. J Am Coll Cardiol. 2013;62:1187–92.
40. Alboni P, Botto GL, Baldi N, et al. Outpatient treatment of recent onset atrial fibrillation with the "pill in te pocket" approach. N Engl J Med. 2004;351:2384–91.
41. Gillis AM, Verma A, Talajic M, et al. Canadian Cardiovascular Society guidelines 2010: rate and rhythm control management. Can J Cardiol. 2011;27:47–59.
42. Glatter K, Yang Y, Chatterjee K, et al. Chemical cardioversion of atrial fibrillation or flutter with ibutilide in patients receiving amiodarone therapy. Circulation. 2001;103:253–7.
43. Hongo RH, Themistoclakis S, Raviele A, et al. Use of ibutilide in cardioversion of patients with atrial fibrillation or atrial flutter treated with class IC agents. J Am Coll Cardiol. 2004;44:864–8.
44. Sugiura T, Iwasaka T, Ogawa A, et al. Atrial fibrillation i myocardial infarction. Am J Cardiol. 1985;56:27–9.
45. Steg G, James SK, Atar D, et al. ESC guidelines for the management of acute myocardial infarction presenting with ST-segment elevation. Eur Heart J. 2012;33:2569–619.
46. Gupta K, Pillarisetti J, Biria M, et al. Clinical utility and prognostic significance of measuring troponin I levels in patients presenting to the emergency room with atrial fibrillation. Clin Cardiol. 2014;37:343–9.
47. Conti A, Mariannini Y, Canuti E, et al. Role of masked coronary heart disease in patients with recent onset atrial fibrillation and troponin elevations. Eur J Emerg Med. 2015;22:162–9.
48. Van den Bos E, Constantinescu AA, van Domburg RT, et al. Minor elevations in troponin I are associated with mortality and adverse cardiac events in patients with atrial fibrillation. Eur Heart J. 2011;32:611–7.
49. Hijazi Z, Oldgren J, Andersson U, et al. Cardiac biomarkers are associated with an increased

risk of stroke ad death in patients with atrial fibrillation. A randomized evaluation of long-term anticoagulation therapy (RE-LY) substudy. Circulation. 2012;125:1605–16.
50. Meshkat N, Austin E, Moineddin R, et al. Troponin utilization in patients presenting with atrial fibrillation/flutter to the emergency department: retrospective chart review. Int J Emerg Med. 2011;4:25.
51. Pradhan R, Chaudhary A, Donato AA. Predictive accuracy of ST depression during rapid atrial fibrillation in the presence on obstructive coronary artery disease. Am J Emerg Med. 2012;30:1042–7.
52. Tsigkas G, Kopsida G, Xanthoupoulou I, et al. Diagnostic accuracy of electrocardiographic ST segment depression in patients with rapid atrial fibrillation for the prediction of coronary artery disease. Can J Cardiol. 2014;30:920–4.
53. Androulakis A, Aznaouridis KA, Aggeli CJ, et al. Transient ST-segment depression during paroxysms of atrial fibrillation in otherwise normal individuals. J Am Coll Cardiol. 2007;19:1909–13.
54. Yancy CW, Jessup M, Bozkurt B, et al. 2013 ACCF/AHA guideline for the management of heart failure: a report of the American College of Cardiology Foundation/American Heart Association task force on practice guidelines. Circulation. 2013;128:e240–327.
55. Crijns HJGM, Weijs B, Fairley A-M, et al. Contemporary real life cardioversion of atrial fibrillation: results from the multinational RHYTHM-AF study. Int J Cardiol. 2014;172:588–94.
56. Oral H, Souza JJ, Michaud GF, et al. Facilitating electrical cardioversion of atrial fibrillation with ibutilide pretreatment. N Engl J Med. 1999;340:1849–59.
57. Huebner PJ, Gupta S, McClellan I, et al. Simplified cardioversion service with intravenous midazolam. Heart. 2004;90:1447–9.
58. Notarstefano P, Pratola C, Toselli T, et al. Sedation with midazolam for electrical cardioversion. PACE. 2007;30:608–11.
59. Thomas SP, Thakkar J, Kovoor P, et al. Sedation for electrophysiological procedures. PACE. 2014;37:781–90.
60. Wood J. Procedural sedation for cardioversion. Emerg Med J. 2006;23:932–4.
61. Mittal S, Ayati S, Stein KM, et al. Transthoracic cardioversion of atrial fibrillation: comparison of rectilinear biphasic versus damped sine wave monophasic shocks. Circulation. 2000;101:1282–7.
62. Link MS, Atkins DL, Passmann RS, et al. American Heart Association guidelines for cardiopulmonary resuscitation and emergency cardiovascular care. Part 6: electrical therapies. Automated external defibrillators, defibrillation, cardioversion and pacing. Circulation 2010; 2010;122 Suppl 3:S706–19.
63. Deakin DD, Nolan JP, Sunde K, et al. European Resuscitation Council guidelines for resuscitation 2010 Section 3. Electrical therapies: automated external defibrillators, defibrillation, cardioversion and pacing. Resuscitation. 2010;81:1293–304.
64. Stiell IG. Macle L and the CCS Atrial Fibrillation Guidelines Committee: Canadian Cardiovascular Society guidelines 2010: management of recent-onset atrial fibrillation and flutter in the emergency department. Can J Cardiol. 2010;27:38–46.
65. Barret TW, Jenkins CA, Self WH. Validation of the risk estimator decision aid for atrial fibrillation (RED-AF) for predicting 30-day adverse events in emergency department patients with atrial fibrillation. Ann Emerg Med. 2015;65:13–21.
66. Barrett TW, Storrow AB, Jenkins CA, et al. The AFFORD clinical decision aid to identify emergency department patients with atrial fibrillation at low risk for 30-day adverse events. Am J Cardiol. 2015;115:763–70.
67. Miyasaka Y, Barnes ME, Bailey KR, et al. Mortality trends in patients diagnosed with first atrial fibrillation. J Am Coll Cardiol. 2007;49:986–92.

第 6 章

急诊环境下宽 QRS 波心动过速

Giuseppe Oreto, Francesco Luzza, Gaetano Satullo, Antonino Donato, Vincenzo Carbone, Maria Pia Calabrò

6.1 宽 QRS 波心动过速

宽 QRS 波心动过速可以是:①室性心动过速(VT);②室上性心动过速(SVT)伴有束支传导阻滞,而束支传导阻滞可能本身就存在预激或者为差异性传导所致。差异性传导也就是我们所说的心动过速依赖的室内传导异常,这更可能是因一些抗心律失常药物所致,其可减慢室内传导,表现为 QRS 波群的明显增宽;③室上性心动过速的激动经由旁路传至心室(预激性心动过速)。

存在 QRS 波心动过速时,准确的诊断至关重要,由于 SVT 的治疗不同于 VT,某些治疗 SVT 非常好的药物(如维拉帕米)对 VT 甚至有害[1-3]。

宽 QRS 波心动过速起源部位的判定应采取一套"整体"的方法,即需要考虑到所有可能的征象,才能获得可靠的结果。没有一项单独标准能够简单而又快速地识别所有的病例。不出意外的情况下,心室起源的异源性激动是

G. Oreto (✉) • F. Luzza • V. Carbone
Department of Clinical and Experimental Medicine, University of Messina, Messina, Italy
e-mail: goreto@unime.it

G. Satullo • A. Donato
Department of Cardiology, "Papardo" Hospital, Messina, Italy

M.P. Calabrò
Department of Pediatrics, University of Messina, Messina, Italy

诊断 VT 的心电图特征；而 SVT 伴差异性传导的诊断则可能需要除外所有可能为 VT 的特点。识别宽 QRS 波心动过速的起源时，如果将几个诊断要点综合考虑，并进行详尽的分析，识别室性还是室上性则并不困难[4-12]。而企图想通过单一的快速指标来快速而又可靠地解决这一问题的想法，在某种程度上是不切合实际的。

经完整的诊断方法分析之后，仍旧不能明确诊断时，应假定为心律失常起源于心室，其原因如下：①相比 SVT 而言，宽 QRS 波心动过速更可能是 VT；②SVT 按 VT 处理的风险要比 VT 按 SVT 处理的风险要小。尤其指出的一点是，不论在什么时候，只要是不能确诊为 SVT，就应避免使用维拉帕米，因为该药对某些 VT 有害[1-3]。

6.2 一般标准

6.2.1 房室分离

无论什么时候，只要看到心房电激动的 P 波就应该识别以下两种情形：①房室（A-V）分离；②P 波和 QRS 波群的关系。

A-V 分离可以明确证实宽 QRS 波群的心室起源，VT 患者的 A-V 分离出现率为 19%~70%[5,6,10,11]。但在一些病例，P 波并存于 QRS 波群或 T 波之中而很难识别。而 AF 患者的 A-V 分离就更无价值。宽 QRS 波心动过速鉴别诊断时，寻找独立于 QRS 波群之外的 P 波之前，应该在 12 导联心电图中仔细地观察连续数个 QRS 波群的形态，重点观察Ⅱ导联和 V1 导联（P 波在这两个导联中更为明显）。其目的是分析连续的 QRS 波群或 T 波形态的细微差别：通过该方法诊断 VT 并不罕见，因为 VT 的患者，在某些导联中常常可以出现 QRS 波群和 T 波形态的细微变异。应该认为这些差异代表了 P 波与 QRS 波群的分离，而且必须进一步测量这些受累波形的间期以行确认。对于 A-V 分离患者来说，这些间期相对恒定，“长”与“短”存在倍数关系（图 6.1a）。反之，形态改变的 T 波和（或）QRS 波群间期不规整，则更可能是伪差，而不是分离的窦性 P 波（图 6.1b）。

在分辨清楚的心电图导联上寻找“分离”P 波时，最适合分析的导联为Ⅱ导联和 V1 导联，这两个导联上窦性 P 波的振幅相对较高；同时也有作者

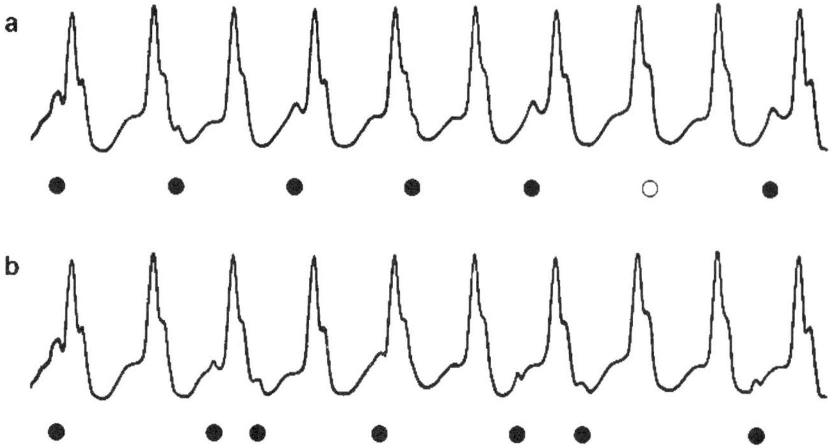

图 6.1　(a,b)两例宽 QRS 波心动过速。两个图都可以看到独立于 QRS 波群之外的小的正向波。(a)中这些小波规律、间期恒定，其间有一个缺失，但与 QRS 波群(圆圈所示)的周期一致，两个小波之间的间期正好是基础间期的两倍，可以认为这一波形为窦性 P 波，据此可以诊断 A-V 分离，表明该心动过速为心室起源。反之，(b)中正性小波不规整，是伪差而不是 P 波。

建议选择 QRS 波群和(或)T 波振幅较低的导联，因为这些导联上未被“埋藏”在 QRS 波群和 T 波中的 P 波更容易被发现。这点也称之为“草堆原理”：如果想要在草堆中寻找到一枚缝衣针，那么要将草堆划分成若干个小堆，再去寻找(图 6.2)。

床旁可以通过听诊心音和触诊脉搏来证实 A-V 分离的诊断：心房收缩与心室活动分离时，可能会听到强弱不等的第一心音，同时外周脉搏的幅度也不一致。其原因有以下几点：①心室收缩前瞬间心房收缩，血流冲击房室瓣形成相对强的第一心音，而当二尖瓣和三尖瓣关闭期间心房收缩则不会出现这一现象；②如果房室瓣开放时心房收缩，心室的舒张期充盈增多，使心脏每搏量相对增多，与房室瓣关闭时的心房收缩相比，此时形成的脉搏幅度也会增加。

6.2.2　二度室房传导阻滞

室性心动过速时，如果存在室房(V-A)逆传，则心室激动之后并不一定

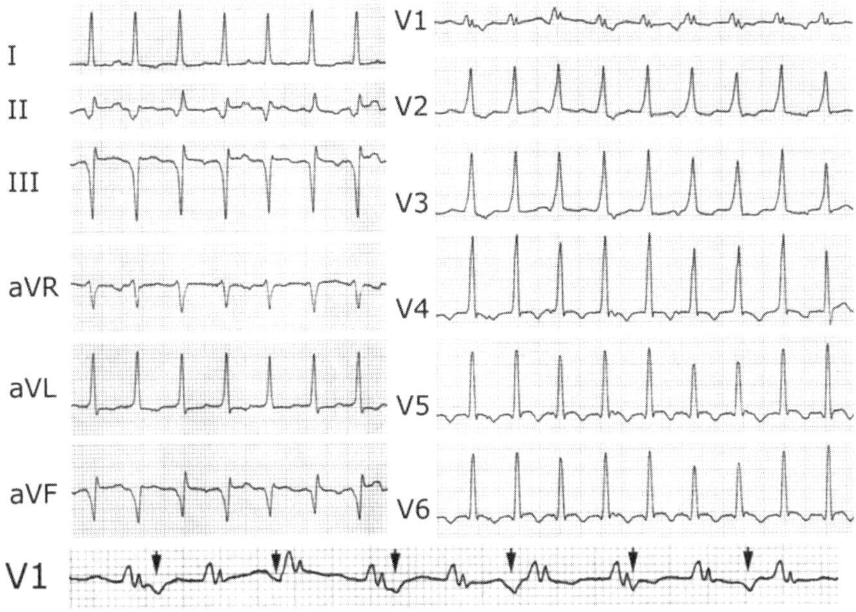

图 6.2　宽 QRS 波心动过速。QRS 波的时限为 0.12s,但由于一些导联上的心室波群相对较窄，粗看可能诊断为室上速。A–V 分离的存在证实为室速,P 波独立于 QRS 波群之外(箭头所示),而且间期恒定。由于 V1 导联上 QRS 波群和 T 波的电压均较低,因此该导联 P 波也比较容易被识别(草堆原理)。

会出现 A–V 分离,约 1/2 的 VT 患者会出现这一现象。V–A 逆传的比例可能是 1(每一个 QRS 波群之后都有一个逆传 P 波);也可能小于 1,也就是说并不是每一个心室的激动都能够逆传到心房。当宽 QRS 波心动过速发作时,QRS/P>1(也就是说 QRS 波群比 P 波多)则可证实为 VT[6–8,12](图 6.3),而室房 1:1 传导比例则不能确定 VT 的诊断,因为 P 波可能为 SVT 伴 1:1 的房室传导或者 VT 时的 V–A 逆传。如果能够分析 P 波形态的话,矢量朝下的 P 波可证实为 SVT,而 P 波矢量朝上(下壁导联呈负性 P 波)则并不能得到任何结论,因为不只是 VT,还有一些 SVT 也会出现逆向心房激动。除此,还有一些 VT 患者,逆向 P 波在下壁导联表现为直立,这一现象称之为“逆向直立 P 波的错位”(图 6.4)[8,13,14]。

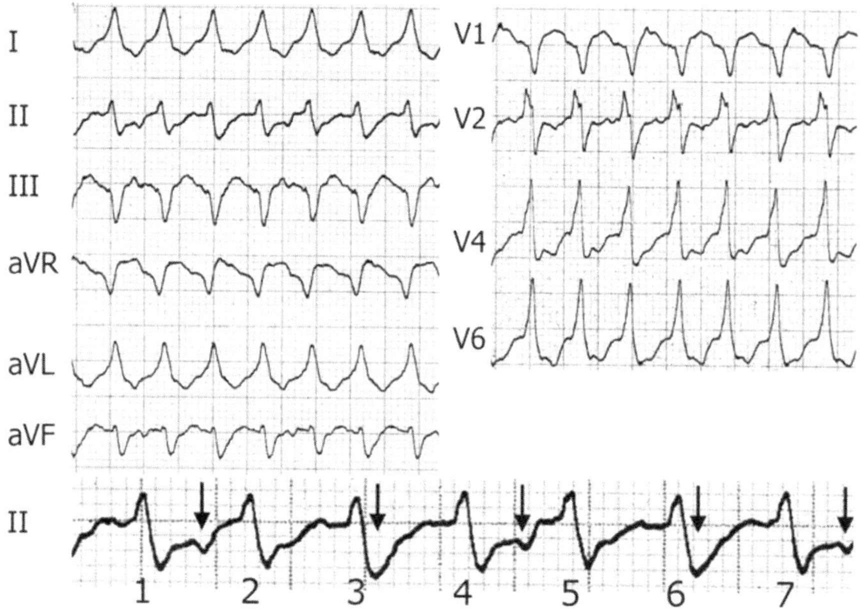

图 6.3 室性心动过速伴 3:2 逆向文氏传导。Ⅱ导联心电图(最底行放大的图片)显示在第 1、4、7 个 QRS 波群的后面有负性 P 波跟随，正好在两个连续 QRS 波群中间的位置。在第 3 个和第 6 个心搏有很宽的“S 波”，这在其他 QRS 波群中没有，而第 2 个和第 5 个 QRS 波群无上述两个特征(负性 P 波和宽 S 波)。因此，可以明显地看出这是一个由 3 种搏动构成的成组心搏，第 1 种搏动(第 3 个和第 6 个心搏)伴随短 RP 间期的逆行 P 波，而在成组心搏中的第 2 种搏动(第 1、4、7 个心搏)后的 RP 间期相对较长，第 3 种心搏(第 2 个和第 5 个心搏)则没有逆行 P 波。换句话说，在此发生了逆向二度 3:2 文氏型传导阻滞，由此可以诊断为室性心动过速。在该心电图中，Ⅱ导联 r 波峰时间为 30ms。

6.2.3 心室夺获和融合波

宽 QRS 波心动过速中出现窄或相对窄的 QRS 波群时提示 VT 的诊断，其窄 QRS 波群之前有 P 波，并且有恒定前向房室传导间期。这种窄的或者相对窄的 QRS 波群称为心室夺获或融合波。其发生机制是 VT 发作期间，窦性或室上性激动抵达心室，对心室进行完全(心室夺获)或部分除极(融合波)(图 6.5)。心室夺获和融合波是诊断 VT 的可靠征象，但比较少见(96 例 VT 的患者中，其发生率为 4%[10])，并且仅出现在有 A-V 分离的患者中。由于

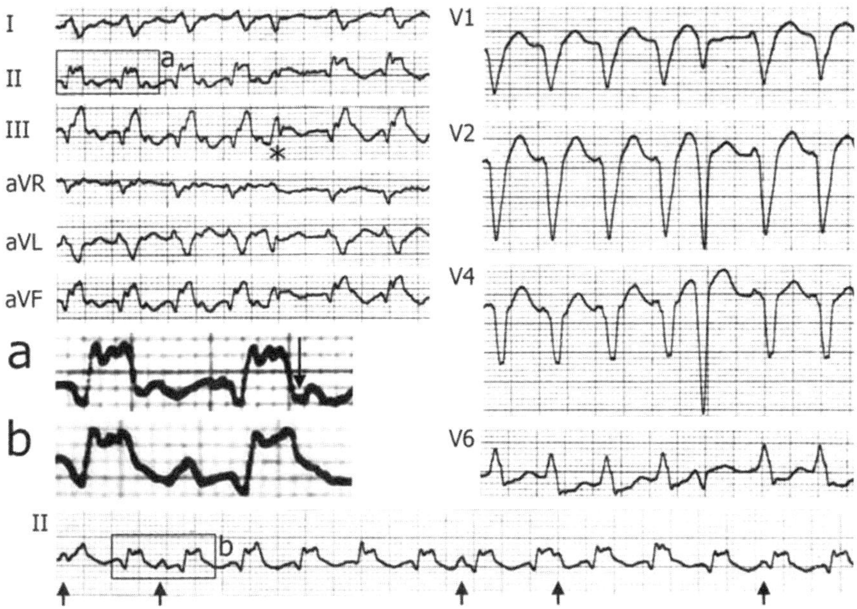

图 6.4　室性心动过速时逆传 P 波在下壁导联呈直立的 P 波。除了最底部的长条Ⅱ导联心电图记录之外,其余所有的导联均同步记录,第 5 个搏动(星号标记)为室性早搏。在 1~4 个搏动之后有跟随的 P 波,粗看时似乎在下壁导联为正向,而在 aVR 和 aVL 导联为负向。该室性早搏改变了 QRS 波群与 P 波的关系,而在最后两个心室波群之后没有跟随的 P 波。最底部的长条Ⅱ导联心电图记录为上面图形的后续记录,清晰地显示出 A-V 分离:窦性 P 波为正向(箭头所示),并独立于 QRS 波群之外;也有一些窦性 P 波和 QRS 波群同时出现而不可见,"埋藏" 在心室波群之中。a 条和 b 条图为放大的心电图形:在逆向 V-A 传导期间,P 波负向(a 条中的箭头所示),而不是粗看时的正向。在 b 条中,正向 P 波位于两个 QRS 波群之间,证实了为 A-V 分离。

A-V 分离已经是诊断 VT 的明确征象, 此时心室夺获和融合波已经不是很重要了。在心率非常快时,由于异源性心室激动一直使 A-V 处于不应期,也很少会出现心室夺获和融合波[6,8]。

6.2.4　胸前导联 QRS 波群的同向性

胸前区所有导联的 QRS 波群"同向性",是指 QRS 波群完全负向(QS 型)或正向(R 型或 qR 型),证实心动过速的心室起源,因为没有一种室内传

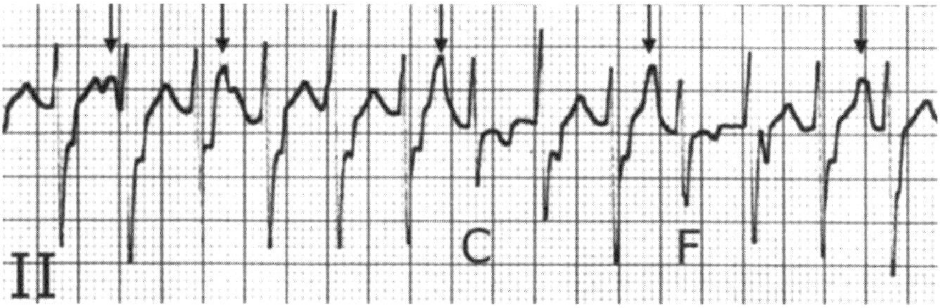

图 6.5 室性心动过速时的心室夺获和融合波。心电图记录中，A-V 分离很明显（箭头所指窦性 P 波，并改变了 T 波的形态）。其中有两处窦性搏动下传心室，形成窄 QRS 波群（夺获搏动，标 C 处）或融合波（标 F 处）。这些波形为室性起源的宽 QRS 波和夺获之间的中间图形。

导的异常可表现为这类图形[15]。但是，即便是只有一个胸前导联出现，rS、Rs 或 rs 型都不能诊断胸前导联的同向性。一项基于 232 例束支传导阻滞的窦性心律心电图分析显示，未见到 1 例胸前导联同向性，这提示这一指标诊断 VT 的特异性为 100%[16]。负向同向性（所有胸前导联均为 QS 型，图 6.6）为 VT 的特征；而有一种少见的情形是，在左侧 Kent 束引起的预激性心动过速可以观察到胸前导联的正向同向性[7,8]。双极肢体导联（Ⅰ、Ⅱ和Ⅲ导联）的负向同向性也被认为是一种特异性的 VT 图形[17]，这种图形表示电轴极度右偏，该现象在成人中几乎不可能见到，除非是某些先天性心脏病或右位心患者。

6.2.5 胸前导联无 RS 波形

在一些 VT 病例，胸前导联中没有一个 QRS 波群表现为 R 波之后伴随 S 波的图形（如 rs、RS、rS 或 Rs）。这一表现与“胸前导联同向性”略有差异，但也提示室性心律失常。一项原始研究[5]和一项包含 133 例宽 QRS 波心动过速的病例研究都表明，胸前导联无 RS 波形诊断 VT 的特异性为 100%[10]，但在另一项研究中，胸前导联呈正向和负向 QRS 波群诊断 VT 的特异性分别为 81%和 98%[16]。

6.2.6 胸前导联 QRS 波群起点到 S 波最低点时限>100ms

目前已经发现，宽 QRS 波心动过速的患者，如胸前导联 QRS 波群的起

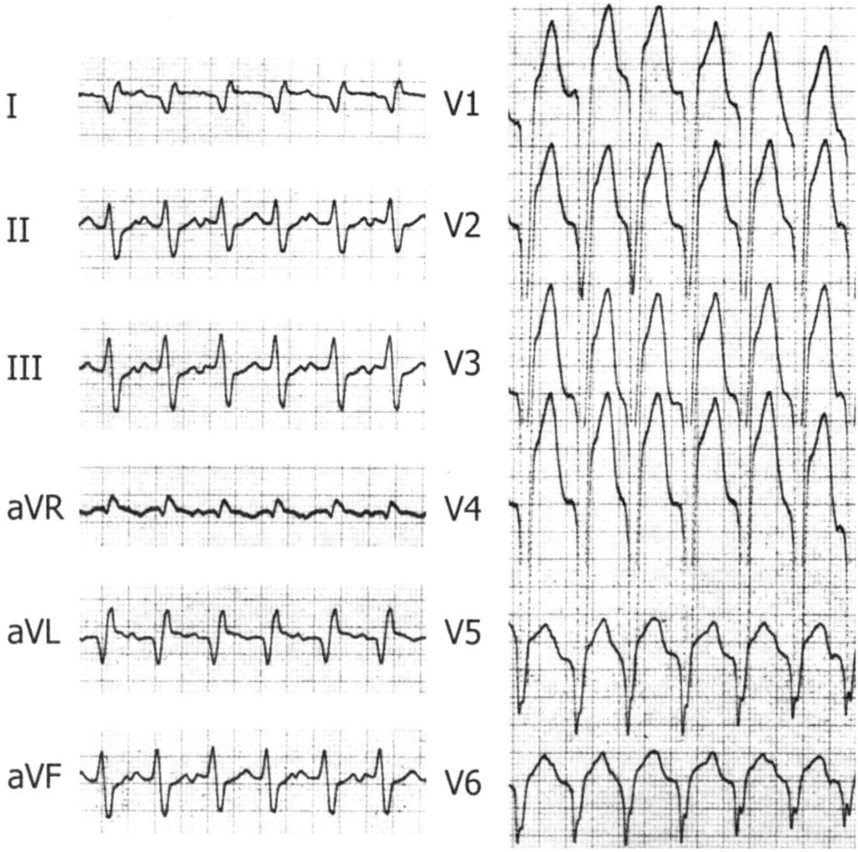

图 6.6 胸前导联同向性。本图所示的心动过速中,所有心前区导联的宽 QRS 波群都表现为 QS 的形态。毫无例外,这一图形可证实为室性心动过速。对下壁导联的心电图分析显示为二度 V-A 传导阻滞伴 3:2 传导;逆传的负性 P 波改变了两个连续搏动的 T 波形态,而对第 3 个 QRS 波群的 T 波没有影响。

点到 S 波的最低点时限超过 100ms 时,则提示 VT[5]。陈旧性心肌梗死合并 VT 的患者中有 41%完全符合这一标准[18]。但对于室内传导减慢的患者,即便是在窦性心律时,有时在 V4~V6 导联也可出现上述特点,尤其是在电轴左偏时。还有一项对窦性心律时左束支传导阻滞的心电图分析表明,有 34%的患者 QRS 波群起点到 S 波最低点的间期>100ms[16],这从另一方面也说明该指标诊断 VT 的特异性不高。

6.2.7 迷走神经刺激试验

宽 QRS 波心动过速时,迷走神经刺激可出现以下几种反应。

1.心动过速的波形或心率无变化:对诊断无帮助。

2.恢复窦性心律:A-V 结参与的折返环所致的室上性折返性心动过速。

3.A-V 传导比例不恒定,出现 P 波或 F 波:房性心动过速或 AFL。

4.QRS 波群之后无逆传 P 波,表明 V-A 传导比例不恒定:VT。

6.3 心动过速不发作时的心电图分析

心动过速不发作时的心电图分析有时对诊断很有帮助,因为窦性心律时存在传导紊乱或预激可能是识别宽 QRS 波心动过速发生机制的一个关键点。但是,大多数病例都是因心律失常而急诊求治,就诊时并不能提供窦性心律时的心电图。不论什么时候,如果心动过速时的心电图与窦性心律时的心电图完全相同,则该心动过速为室上性起源,但要除外一个特例:束支折返性心动过速[19]。在后一种情况下,描记窦性心律的心电图可能会形成误导,因为它提示心律失常起源于室上,而非心室[19]。

6.4 V1 和 V6 导联 QRS 波群的形态

宽 QRS 波心动过速时,QRS 波群的形态分析也是一个重要的方法。不论何时,其他诊断征象(A-V 分离、心室夺获和融合波、胸前导联的同向性等)缺少或存在争议时,V1 和 V6 导联 QRS 波群的形态进行分析也可以鉴别室上性心动过速和室性心动过速。其鉴别的第一步是根据 V1 导联上 QRS 波群形态进行分类:无论何时,只要是 QRS 波群在该导联上呈正向,则心动过速定义为“右束支传导阻滞型”;而 QRS 波群为负向,则称为“左束支传导阻滞型”。不论何时都要同时分析 V1 和 V6 导联上 QRS 波群的形态。

6.4.1 右束支传导阻滞型宽 QRS 波心动过速(V1 导联 QRS 波群呈正向)

V1 导联 QRS 波群呈 R 或 Rr’型(第 1 个 R 波的振幅高于第 2 个 r 波的

振幅)，也可呈 qR 或 RS 型，提示 VT。反之，三相波(rsRĐ或 rSRĐ)或者双相波 rRĐ(第 2 个 R 波的振幅高于第 1 个 r 波的振幅)，提示 SVT 伴差异性传导(图 6.7)。

V6 导联上呈 rS、QS 或 qR 型形态对 VT 的诊断具有特异性(图 6.8)，而 qRs 型形态提示差异性传导(特异性 95%)。但是，当 R/S 比值<1(V6 导联 S 波的深度超过 R 波振幅)时，则更有可能是 VT 而不是 SVT[10,16,20]。

6.4.2 左束支传导阻滞型宽 QRS 波心动过速 (V1 导联 QRS 波群呈负向)

在 V1 导联上，SVT 伴差异性传导和 LBBB 型时，通常呈 QS 型或者呈小而窄(≤30ms)的 r 波伴深大的 S 波，而且 S 波的最低点间期<60ms。R 波时限>30ms 或 S 波最低点到 QRS 波群起点的间期超过 60ms 提示心律失常为室性起源。此外，S 波近端降支的顿挫也提示 VT 诊断(图 6.8)。

在宽 QRS 波心动过速时，V6 导联上 QRS 波群呈负向或主波向下，不管其他室内传导阻滞所致的图形改变如何，最初印象提示为心室起源[20]。约

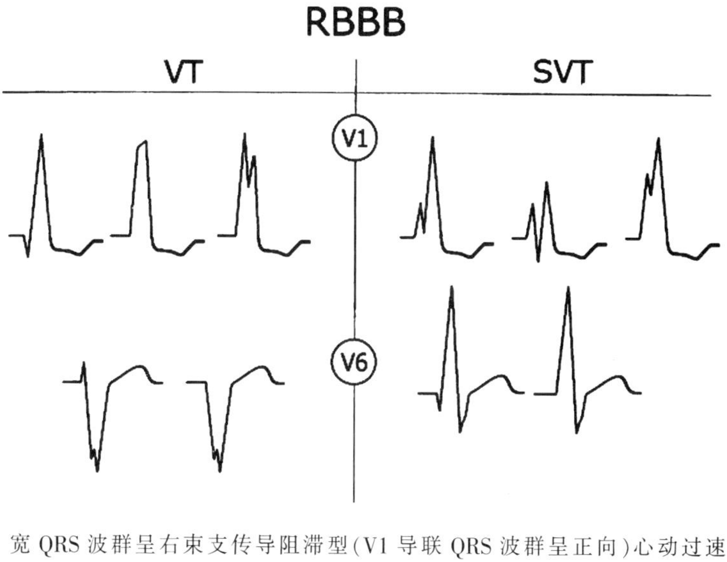

图 6.7 宽 QRS 波群呈右束支传导阻滞型(V1 导联 QRS 波群呈正向)心动过速时，应根据 QRS 波群的形态来识别 VT 或 SVT 伴差异性传导。

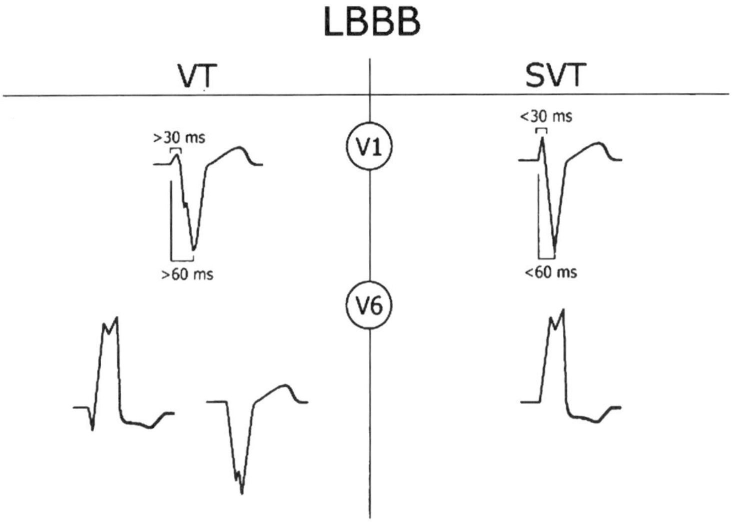

图 6.8 宽 QRS 波群呈左束支传导阻滞型(V1 导联 QRS 波群呈负向)心动过速时,需要通过 QRS 波群的形态来识别 VT 或 SVT 伴差异性传导。

69%的病例中,源自心室的激动在 V6 导联常呈负向 QRS 波群(正向和负向波的代数和为负),而这一图形特征在 SVT 中相对少见(占 27%)。

Kindwall[21]指出,V1 和 V6 导联 QRS 波群形态特点的成因是心室除极时由于冲动的传导不是经过浦肯野纤维,波峰的行进速度缓慢所致。但在 LBBB 时,初始心室向量从右向左室间隔除极,除极指向左前。由于室上性冲动经过浦肯野系统传导,心室初始除极速度快,V1 导联就不能形成宽 r 波。也就是说,宽 QRS 波心动过速呈 LBBB 图形时,r 波相对较宽(≥30ms)强烈提示心律失常的心室起源。同样,V1 导联 S 波的最深点出现延迟(>60ms)和 S 波的降支出现顿挫时也提示心律失常的心室起源。但以上 V1 导联中这些异形的 QRS 波群形态的特异性并非 100%。一项对窦性心律时 LBBB 的心电图研究表明,V1 导联 r 波时限>30ms,S 波最深点时限>60ms,以及 S 波降支有顿挫的特异性分别为 78%、66%和 66%[16]。

6.4.3 基于 QRS 波群形态诊断宽 QRS 波心动过速的局限性

虽然根据 QRS 波群形态特点可以诊断 VT,但并非绝对。“典型束支阻滞=差异性传导”“不典型束支传导阻滞=室性心动过速”的等式存在局限性，容易在患者抗心律失常药物的治疗中产生误导，尤其是 1C 类药物。这是因为这些药物可减慢室内传导，使 QRS 波群异形明显。SVT 时使用 1C 类药物治疗的患者可能会使 QRS 波群极度增宽，此时根据 QRS 波群形态分析会导致误诊。当 AFL 患者使用 1C 类药物治疗时，这种现象并非罕见，该治疗会使 AFL 的频率减慢，心房激动呈 1:1 A-V 传导，而且会使 QRS 波群增宽。

6.5 其他征象

6.5.1 QRS 时限>140ms

已经注意到宽 QRS 波心动过速，其 QRS 波群时限>140ms 时极可能为心室起源[11]，但这一标准的诊断特异性较低，为 43%[16]~69%[10]。而且，还有一些 VT 的 QRS 波群宽度相对较窄(<0.12s)，但相对较少。

6.5.2 QRS 电轴偏移

VT 的一些病例中会见到电轴左偏或右偏[9-11]，而且 VT 中很少见到正常的电轴(电轴 0° ~+90°)。但在电轴明显偏移时，QRS 波群呈 LBBB 型不提示 VT，而 RBBB 图形则与 VT 相关(特异性为 87%)[16]。

6.5.3 QRS 波群的规整性

除了 AF、AFL 以及一些 A-V 下传比例不恒定的心动过速，SVT 通常比较规整。虽然节律不规整不能除外 VT，但还有一些持续性 VT 也是规整的，而且局灶性心动过速时，RR 间期不整并不少见，尤其在心动过速发作的开始或结束时。持续性 VT 出现不恒定的心室周期的原因可能是传出阻滞[22]，或者是心动过速折返环路的纵向分离[23,24]。

6.6 aVR 导联分析

最近推出了一项根据 aVR 导联分析的新流程，以帮助鉴别宽 QRS 波心动过速患者的 VT 和差异性传导[25,26]。这一算法共包括 4 步(图 6.9)：前 3 步简单而快速,但第4步则需要复杂的电压测量。无论何时,只要第1、2和3步能找到征象则都可以诊断为VT,而仅有第4步则可能判断为SVT伴差异性传导(图6.9)。

6.6.1 第1步:初始R波主波

482例宽QRS波心动过速的患者中有146例aVR导联表现为初始R波主波,其为最大的QRS波群的主波(图6.9和图6.10)。其中,146例中有144例心电图证实为心室起源的心律失常(敏感性为38.9%,特异性为98.2%)。

6.6.2 第2步:qR或rS波形中,q或r初始波时限>40ms

336例aVR导联初始主波不呈R波,但其中有74例呈低电压q波或r波,时限≥40ms。其中有65例患者诊断为VT(敏感性为28.8%,特异性为91.8%)。

6.6.3 第3步:QRS波群负向(QS或Qr)的Q波降支有切迹

37例VT患者中有32例表现为这一图形,无前两项诊断标准(敏感性为19.9%,特异性为95%)。

6.6.4 第4步:Vi/Vt比率

虽然1~3步的任何一个征象即可诊断VT,但若aVR导联缺少这些表现时则既不可排除VT也不能诊断SVT。此时,则需要测量Vi/Vt比率,也就是测量QRS波群中最先40ms和最后40ms的电压Vi值和Vt值。计算Vi值(初始电压)和Vt值(终末电压时)必须要分别计算初始和终末40ms之内的所有波的电压之和(图6.10)。这不是十分容易计算的,因为作者提出的测量不仅要计算这些波的单纯电压值,而且还要分别考虑各个波的两支。例如,如果在QRS波群的起始有一个3mm的R波,对应计算的电压值为6mm(升支3mm + 降支3mm)。但是,明确找到QRS波群的起点和(或)终点并非易事,有时候为了更方便地找到QRS波群的起点和(或)终点,作者也建议同时记录多个导联(至少包括aVR、aVL和aVF导联)。

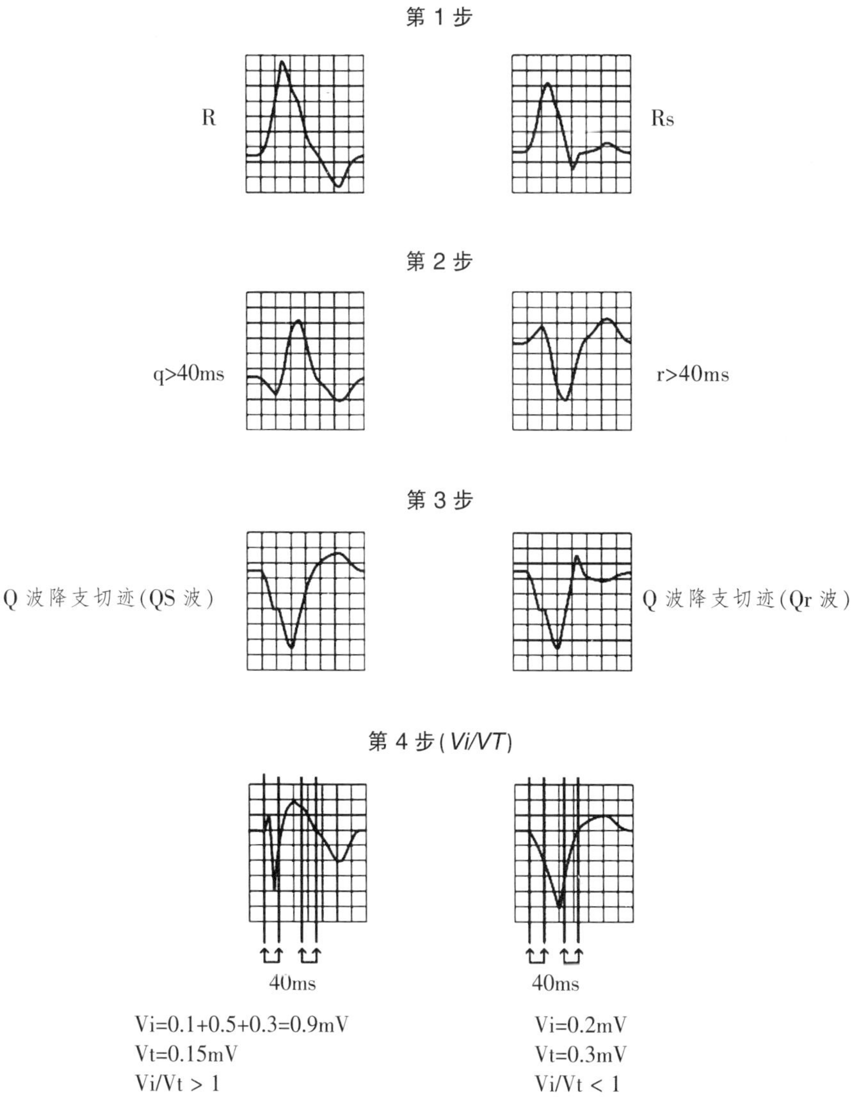

图 6.9　基于 aVR 导联分析流程。Vi 代表初始 40ms 的电压，Vt 代表终末 40ms 的电压(见正文)。

Vi/Vt 比率 ≥1 提示 SVT 伴差异性传导，比率 ≤ 1 则倾向于 VT。这一诊断指标的逻辑基础是 VT 时，室内传导完全与传导系统无关，其异源性冲

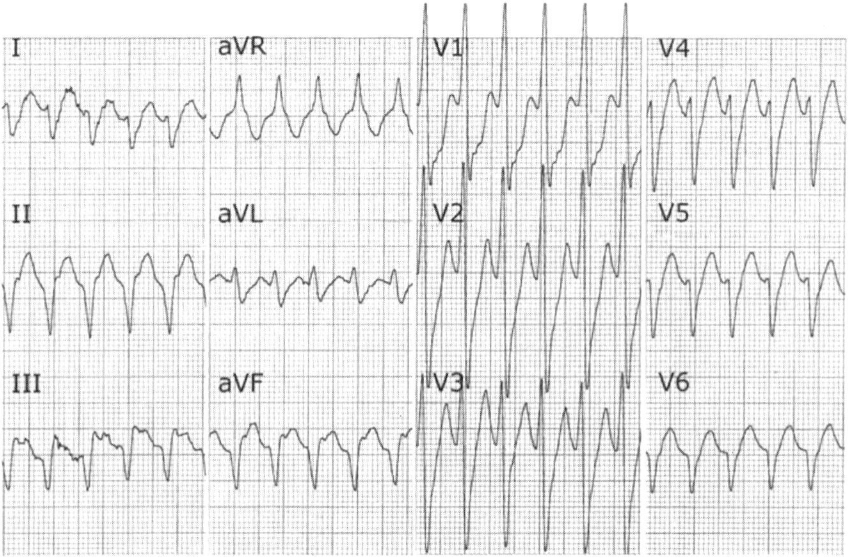

图 6.10 室性心动过速。本图宽 QRS 波心动过速中,下壁导联的 QRS 波群之后跟随负向 P 波。V1 导联呈 RS 型,因此该心律失常不是经典的右束支传导阻滞图形或左束支传导阻滞图形。V6 导联呈 QS 型和 aVR 导联的特点(全部正向),两者都提示室速。

动缓慢传导,最初 40ms 之内除极的心肌相对较少,形成心电图电压相对较低的波形。反之,当存在束支传导阻滞时,冲动初始除极经由浦肯野系统,此时相对体积较大的心肌组织在初始 40ms 内除极,心电图上 QRS 波群的波形电压也较高。图 6.11 至图 6.13 为 aVR 导联上正确测量和诊断分析的例子。

总之,无论何时出现 1~3 步所表现的特点时,aVR 导联分析非常有助于宽 QRS 波心动过速的诊断,但缺少这些征象时则诊断价值有限。

6.7 Ⅱ导联 R 波达峰时间

最近,有报道指出Ⅱ导联 R 波的达峰时间(RWPT)(QRS 波群从开始到第一个波峰顶点的间期)可快速可靠鉴别 VT 和 SVT[27]。这些作者观察到Ⅱ导联 RWPT≤50ms 时证实为心律失常的室上性起源,而 RWPT≥50ms 则提示 VT。RWPT 延长支持心动过速的心室起源,这可能是因为 VT 时的初始除极波峰减慢而且弥散。与之相反的是,SVT 时,心室的除极通过束支(或分

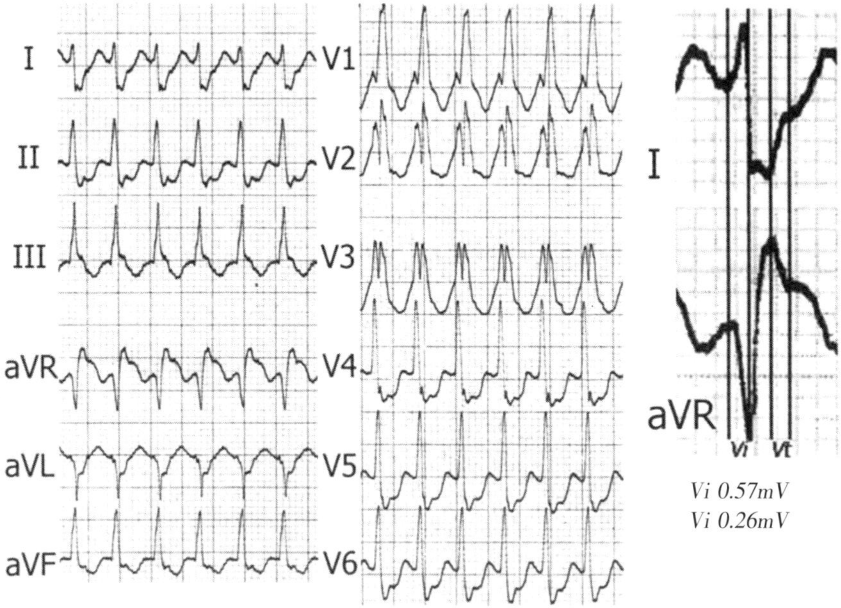

图6.11　室上性心动过速伴差异性传导。该心电图既没有可识别的P波也未见A-V分离的征象。QRS波群的形态(V1导联呈rsR'型,V6导联呈Rs型,s波较宽)提示差异性传导。aVR导联的分析也可以得出同样的诊断,因为aVR导联既没有初始R波主波,也没有时限>40ms的宽q波或r波,同时q波的近支也没有切迹。最后,初始40ms的Vi值和终末40ms的Vt值的比率>1,都支持SVT伴差异性传导的诊断。

支)以及浦肯野系统来传导,以此方式除极的心肌组织较多,也更快,形成的RWPT时间也短。而在VT患者,心脏冲动缓慢地穿越普通心肌组织,形成的RWPT时间较长。关于提出这一诊断标准的研究显示,该标准鉴别SVT和VT的价值很高,但我们研究小组的经验却不那么令人满意。有必要进一步研究更多Ⅱ导联上RWPT间期,以确定其真正有效性。图6.3展示的VT病例,其RWPT间期就没有超过30ms。

总的来说,鉴别VT和SVT伴差异性传导的经典诊断标准包括以下几个方面:

1.A-V分离,主要特点是QRS波群和P波之间没有任何关系,这一表现可即刻鉴别,但需要对描记的图形进行详细分析。

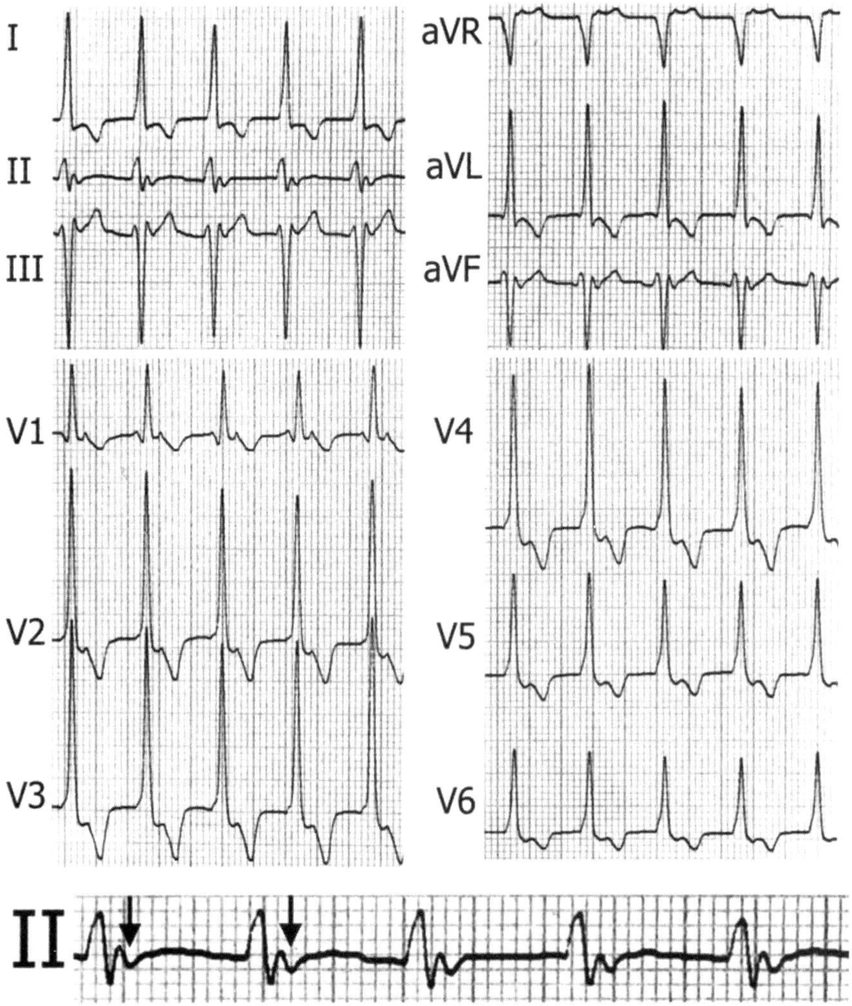

图 6.12 宽 QRS 波心动过速伴 1:1 V-A 逆传。下壁导联上可以见到 QRS 波群之后的负向 P 波,RP 间期恒定 (底部长条心电图中的箭头指示为放大的Ⅱ导联图形)。虽然 QRS 波群相对较窄,但这一图形特点提示(分支型)VT 的诊断。

2.二度室房传导阻滞 P 波与 QRS 波群相关,但 QRS 波群多于 P 波。

3.心室夺获和(或)融合波。

4.胸前导联同向性,也可以说成是胸前导联无 RS 波形(甚至无 rs、Rs

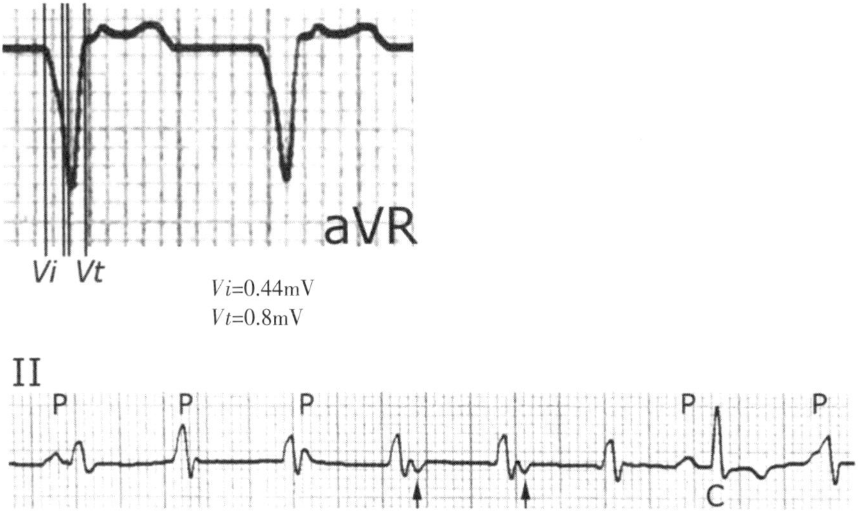

图 6.13 与上图为同一病例。分析 aVR 导联(上图)和给予维拉帕米后的反应(下图)。该图尽管缺少①初始 R 波主波;②q 波的时限 >40ms;③q 波降支有切迹,但 QRS 波群的初始和终末 40ms 的电压比值(Vi/Vt)<1 支持 VT 的诊断。下条的心电图(Ⅱ导联)记录显示静脉给予维拉帕米后出现 A-V 分离(最开始的 3 个和最后 1 个 QRS 波群)和夺获(C);箭头表明逆向传导的恢复。

或rS)。

5.QRS 波群分析的目标是通过分析室内传导异常的 QRS 波群形态,以确定心室的除极不可能来自室上性激动。

为判定宽 QRS 波心动过速的起源引入了几项诊断标准,但没有一项标准能够提供简单快捷的解决方案。

如果有可能的话,迷走神经刺激和以前窦性心律时的心电图分析,也可以发现一些诊断的关键点。以往也提出过一些诊断标准,如 QRS 波群电轴或 QRS 波群的时限,但现在都不再应用。此外,已经证实年龄、血流动力学状态、心率和 RR 间期的规整性有可能会误导诊断,因此也不再纳入。

V1 和 V6 导联 QRS 波群的形态分析是鉴别宽 QRS 波心动过速起源的关键:诊断标准依赖于这样一种假设,即差异性传导是由于功能性束支传导阻滞所致,而异源性激动来自心室的完全异常激动。因此,差异性传导会引起“典型”的束支传导阻滞图形,而异源性激动则形成“非典型”的束支传导阻滞图形。根据 V1 和 V6 导联的分析,已经形成了与其他两种情况鉴别的专门标准。但是由于存在一些不可预期的因素,基于 QRS 形态的标准也存在一些局限性,如既往心肌梗死时即使有 SVT 时也可引起“不典型”束支传导阻滞的图形。

最近提出的一些诊断治疗(aVR 导联分析、Ⅱ导联 R 波峰时间)可能在目前应用不错，但还需要进一步的研究来确定引入这些诊断标准的作者所获得的结果。

6.8 室性心动过速与预激性心动过速

预激引起的心动过速中，室上性激动经由旁路激动心室，形成宽 QRS 波群,其心室完全(或部分)除极,激动经异常的传导通路传导。这几种情形包括:①房性心动过速;②AFL;③A-V 结折返性心动过速;④逆向型 A-V 折返性心动过速。

以上情形中,由于激动经旁路除极心室,形成的 QRS 波群非常宽(“纯”δ 波)而貌似室速。粗看时,这种类型的宽 QRS 波心动过速提示心室起源的 VT,而非室上性起源,因此必须将其与预激性心动过速进行鉴别。但是,由 Mahaim 纤维引起的逆向型 A-V 折返性心动过速,QRS 波群的形态提示室上性起源而非心室起源,因为旁路通常与右束支相连,形成典型的左束支传导阻滞图形[28]。

VT 与预激性心动过速的鉴别主要根据以下这一概念:VT 可以起源于心室肌的任何部位,而预激性心动过速时心室的除极开始于房室环(Mahaim 纤维引起者除外),与 Kent 束时插入心室的部位相对应。这种预激性心动过速相对不常见,其特征符合 Kent 束部位。而且大多数病例在窦性心律心电图时都能准确地对旁路进行定位[29,30],因此在宽 QRS 波心动过速时需要提出以下问题:“心动过速的形态是否符合由旁路除极心室引起的典型图形?”如果回答为“是”,则可能是预激性心动过速;而如果回答为“否”,则应该排除预激的诊断。

宽 QRS 波心动过速时,以下几种 QRS 波群的形态提示 VT 而非预激性心动过速:

1.V4~V6 导联 QRS 波群负向。

2.胸前导联 QRS 波群负向同心性(所有胸前导联的 QRS 波群负向)。

3.除 V1 导联外所有胸前导联呈深 Q 波或 Qr 型。

虽然预激时 V1 导联之外的胸前导联几乎不可能出现 Q 波，但后间隔旁路形成预激时，由于 V4~V6 导联主导向量形成大 S 波，因此 V4~V6 导联负向并不少见。

(余剑波 译)

参考文献

1. Buxton AE, Merchlinsky FE, Daherty JU. Hazards of intravenous Verapamil for sustained ventricular tachycardia. Am J Cardiol. 1987;59:1107–10.
2. Dancy M, Camm AJ, Ward D. Misdiagnosis of chronic recurrent ventricular tachycardia. Lancet. 1985;2:320–3.
3. Stewart RB, Bardy GH, Greene HL. Wide complex tachycardia: misdiagnosis and outcome after emergent therapy. Ann Intern Med. 1986;104:766–71.
4. Antunes E, Brugada J, Steurer G, et al. The differential diagnosis of a regular tachycardia with a wide QRS complex on the 12-lead ECG: ventricular tachycardia, supraventricular tachycardia with aberrant intraventricular conduction, and supraventricular tachycardia with anterograde conduction over an accessory pathway. Pacing Clin Electrophysiol. 1994;17:1515–24.
5. Brugada P, Brugada J, Mont L, et al. A new approach to the differential diagnosis of a regular tachycardia with a wide QRS complex. Circulation. 1991;83:1649–59.
6. Oreto G, Luzza F, Satullo G, et al. Il dilemma del QRS largo. Torino: Centro Scientifico; 1989. p. 17–24.
7. Oreto G, Luzza F, Satullo G, et al. Tachicardia ventricolare: diagnosi all'ECG di superficie. Cardiostimolazione. 1992;11:35–50.
8. Oreto G, Luzza F, Satullo G, et al. I Disordini del Ritmo Cardiaco. Torino: Centro Scientifico; 1997. p. 157–65.
9. Wellens HJJ. Ventricular tachycardia: diagnosis of broad QRS complex tachycardia. Heart. 2001;86:579–85.
10. Drew BJ, Scheinman MM. ECG criteria to distinguish between aberrantly conducted supraventricular tachycardia and ventricular tachycardia: practical aspects for the immediate care setting. Pacing Clin Electrophysiol. 1995;18:2194–208.
11. Wellens HJJ, Bar FWHM, Lie KI. The value of the electrocardiogram in the differential diagnosis of tachycardia with a widened QRS complex. Am J Med. 1978;64:27–33.
12. Schamroth L. I disordini del ritmo cardiaco. Roma: Marrapese; 1980. p. 145–7.
13. Parkin R, Nikolic C, Spodick DH. Upright retrograde P waves during ventricular tachycardia. Am J Cardiol. 1991;68:138–40.
14. Kinoshita S, Okada F. "Upright" retrograde P waves during ventricular tachycardia. Am J Cardiol. 1992;69:711–2.
15. Marriott HJL. Differential diagnosis of supraventricular and ventricular tachycardia. Geriatrics. 1970;25:91–101.
16. Alberca T, Almendral J, Sanz P, et al. Evaluation of the specificity of morphological electro-

cardiographic criteria for the differential diagnosis of wide QRS complex tachycardia in patients with intraventricular conduction defects. Circulation. 1997;96:3527–33.

17. Reddy GV, Leghari R. Standard limb lead QRS concordance during wide QRS tachycardia. A new surface ECG sign of ventricular tachycardia. Chest. 1987;92:763–5.
18. Satullo G, Cavalli A, Ferrara MC, et al. Diagnosi elettrocardiografica di tachicardia ventricolare in pazienti con pregresso infarto miocardico: frequenza e significato dei diversi criteri diagnostici. G Ital Cardiol. 1991;21:1305–9.
19. Oreto G, Smeets JLRM, Rodriguez LM, et al. Wide complex tachycardia with atrioventricular dissociation and QRS morphology identical to that of sinus rhythm: a manifestation of bundle branch reentry. Heart. 1996;76:541–7.
20. Kremers MS, Wells T, Black W, et al. Differentiation of the origin of wide QRS complex by the net amplitude of QRS in lead V6. Am J Cardiol. 1989;64:1053–6.
21. Kindwall KE, Brown J, Josephson ME. Electrocardiographic criteria for ventricular tachycardia in wide complex left bundle branch block morphology tachycardias. Am J Cardiol. 1988;61:1279–83.
22. Oreto G, Luzza F, Satullo G, et al. Non sustained ventricular tachycardia with Wenckebach exit block. J Electrocardiol. 1987;20:51–4.
23. Oreto G, Satullo G, Luzza F, et al. Irregular ventricular tachycardia: a possible manifestation of longitudinal dissociation within the reentry pathways. Am Heart J. 1992;124:1506–11.
24. Satullo G, Oreto G, Donato A, et al. Longitudinal dissociation within the reentry pathway of ventricular tachicardia. Pacing Clin Electrophysiol. 1990;13:1623–8.
25. Vereckei A, Duray G, Szenasi G, et al. Application of a new algorithm in the differential diagnosis of wide QRS complex tachycardia. Eur Heart J. 2007;28:589–600.
26. Vereckei A, Duray G, Szenasi G, et al. New algorithm using only lead aVR for differential diagnosis of wide QRS complex tachycardia. Heart Rhythm. 2008;5:89–98.
27. Pava LF, Perafan P, Badiel M, et al. R wave peak time at DII: a new criterion for differentiating between wide complex QRS tachycardia. Heart Rhythm. 2010;7:922–6.
28. Bardy GH, Fedor JM, German LD, et al. Surface electrocardiographic clues suggesting presence of a nodofascicular Mahaim fiber. J Am Coll Cardiol. 1984;3:1161–8.
29. Oreto G, Gaita F, Luzza F, et al. L'elettrocardiogramma nella preeccitazione. G Ital Cardiol. 1996;26:303–32.
30. Oreto G, Luzza F, Donato A, et al. L'elettrocardiogramma: un mosaico a 12 tessere. Torino: Centro Scientifico Editore; 2009. p. 223–42.

第 7 章

先天性心脏病患者伴发心律失常的紧急处理

Francesca Bianchi, Stefano Grossi

7.1 问题聚集

先天性心脏病(CHD)的手术治疗已经有了一定程度的进步和提高,使得一些可能会在儿童早期死亡的特殊患儿群体能够长期存活。这些特殊患儿的寿命得以延长,但随之而来的是晚期并发症的增加,常出现房性和室性心律失常,甚至心脏性猝死(SCD)[1]。这些心律失常与患儿的自体心脏畸形和外科手术有关。而且心律失常并发症仿佛是患者延长生命而付出的代价,尤其是成年 CHD 患者,更易发生心律失常。据估算,目前欧洲有超过 180 万成人 CHD 患者[2],而北美有 100 万成人 CHD 患者[1]。

对于医师来说,有些心脏缺陷是相对熟知的,已有很多研究都集中于手术有效的常见 CHD,大量此类患者得以存活到中年。例如,法洛四联症患者,较其他病症研究更广泛,其心律失常机制和风险最为人所知[1]。对于其他一些相对不常见的 CHD 或最近生存率有显著提高的 CHD,我们尚知之甚少。

成人 CHD 患者可能伴有各种心律失常, 而且通常是几种心律失常共

F. Bianchi (✉) • S. Grossi
Cardiology Unit, Department of Cardiovascular Diseases, Azienda Ospedaliera Ordine Mauriziano, Turin, Italy
e-mail: fbianchi@mauriziano.it; sgrossi@mauriziano.it

存。而且在某些情况下,心律失常是心脏先天性结构异常本身固有的,例如Ebstein 畸形伴 Wolff-Parkinson-White(WPW)综合征、异位双房室结伴房室结折返性心动过速,或“先天性”矫正的“大动脉转位(L-TGA)伴房室传导阻滞。对于大多数其他 CHD 患者,心律失常是一种后天疾病,与手术瘢痕、发绀造成的特殊心肌基质和长期持续的压力/容量负荷异常相关[3,4]。

对于不同类型的 CHD,心律失常的基质及心律失常的治疗都有特殊性,但一些基本原则是可以确定的。最近,国际科学委员会提出了基于循证医学的相关建议,要尽可能完善心律失常的评估、诊断和治疗[5,6]。

心律失常的治疗与心脏的解剖基础、外科手术后形成的心肌基质以及血流动力学状态密切相关。ACC/AHA 专家委员会提出了 CHD 复杂程度分类(简单、中等、复杂/严重),以用于指导治疗[7],详见表 7.1。

7.2 急诊科医师须知

CHD 患者急性发作的心律失常需要急诊科医师和心内科医师合作诊治。

血流动力学不稳定的心动过速或 VF 可引起无脉性心脏停搏,需要根据 AHA/ACC/ESC 成人心脏生命支持(ACLS)指南的建议进行抢救[8]。当需要直流电复律时,必须考虑心脏在胸腔中的位置,放置除颤电极片或电极板[6]。

患者如果暂时能耐受心律失常,应记录 12 导联心电图。需要尽早得到患者 CHD 的解剖学异常和外科手术记录,有助于患者的急诊治疗和长期处理。

血流动力学耐受的心动过速需要根据成人患者相关指南进行处理,药物治疗需要考虑患者可能同时存在的 CHD 相关问题[6]。抗心律失常药物(AAD)由于负性肌力和其他副作用,常常对 AAD 的耐受性较差,关于其安全性和有效性的资料还十分有限[6]。

对于房性心律失常患者,需要在复律之前对血栓栓塞的风险进行评估,而对于中重度 CHD 患者,即使在心动过速发作 48h 之内,血栓风险仍然很高[6]。

不明原因的晕厥如果发生在成人 CHD 患者中,可能有多种潜在病因,包括传导异常和缓慢性心律失常、房性和(或)室性心律失常以及非心律失

表 7.1 成人先天性心脏病患者诊断的复杂性

简单	中等程度复杂	高度复杂
基础疾病:	主动脉–左室瘘	有瓣膜或无瓣膜动脉导管
先天性孤立性主动脉瓣疾病	肺动脉畸形	发绀型先天性心脏病(所有类型)
先天性孤立性二尖瓣疾病(除外降落伞型二尖瓣、裂隙小叶)	部分或全部静脉引流异常	心室双出口
房间隔小缺损	部分或完全房室间隔缺损	艾森曼格综合征
孤立性室间隔小缺损(无相关病变)	主动脉缩窄	Fontan 手术
轻度肺动脉狭窄	Ebstein 畸形	二尖瓣闭锁
小的动脉导管未闭	右心室流出道漏斗部梗阻	单心室(也称双入口或双出口,常见或原发)
修补术后:	原发孔型房间隔缺损	肺动脉闭锁(所有类型)
以前结扎或闭塞动脉导管未闭	动脉导管未闭	肺血管阻塞性疾病
修补的第二房间孔或静脉窦	中重度肺动脉瓣反流	大动脉转位
修复房间隔缺损无残留	中重度肺动脉瓣狭窄	三尖瓣闭锁
修复室间隔缺损无残留	Valsalva 瘘管/动脉瘤的静脉窦	主肺动脉共干/单侧共干
	静脉窦部房间隔缺损	房室或室房连接部位的其他畸形,不包括上述异常(例如,心脏交叉异位、异构、异位综合征和心室转位)
	瓣下或瓣上主动脉瓣狭窄	
	法洛四联症	
	室间隔缺损	
	有瓣膜或无瓣膜	
	主动脉瓣返流	
	主动脉缩窄	
	二尖瓣疾病	
	右室流出道梗阻	
	跨越二尖瓣或二尖瓣	
	主动脉瓣下狭窄	

Adapted from Warnes et al.[7]; with permission.

常原因[6]。

CHD 患者的 SCD 绝大多数是由于心律失常所致,但约 20%是非心律失常病因所致,例如脑栓塞或肺栓塞、心肌梗死、心力衰竭、主动脉或动脉瘤破裂[5]。约 1/5 成人 CHD 患者会发生 SCD,某些畸形(法洛四联症、Ebstein 畸形和左心阻塞性疾病)患者的 SCD 发生风险较高。然而,与成年人相比,每年死亡率较低(每患者-年 0.1%~0.3%)[1]。

7.3 心内科医师须知

CHD 患者中房性心动过速(AT)较常见,也是 SCD 的危险因素之一。其机制是由于房室传导加速, 尤其在运动中,AT 引起血流动力学不稳定最明显,或可能蜕变为室性快速性心律失常[7]。

CHD 患者 AT 的发生率比普通人群高 3 倍, 据报道,20 岁 CHD 患者与 55 岁老年女性无 CHD 患者相比较,AT 的发生率大致相同,可见患者虽然年轻,但心脏已老化[9];AT 患者中有 20%~30%会发生 AF 和 AFL,但 AF 不如 AFL 常见[10,11]。

成年 CHD 患者心动过速最常见的机制是心房肌内的大折返,称为房内折返性心动过速(IART)[7]。

IART 通常出现在心房术后的晚期,可能发生在几乎所有涉及右心房的手术 (甚至简单的房间隔缺损闭锁修补术) 之后;IART 在 Mustard-Senning 和 Fontan 术后的发生率是最高的,30%~50%患者在随访期间发生症状性 AT。IART 通常慢于典型 AFL 的频率,心房频率 170~250 次/分。如果房室结功能正常,这一心房频率下,快速心房激动经房室结 1:1 下传心室,可能引起血流动力学不稳定、晕厥,甚至死亡[3,7]。因而,治疗上需要迅速控制心室率。β 受体阻滞剂和非二氢吡啶类 Ca^{2+}通道拮抗剂可用于控制心室率,尚没有证据支持哪一种更有效; 由于 β 受体阻滞剂在很多情况下有降低室性心动过速风险的作用,如果患者耐受,即可以应用[6]。

持续性 IART 或 AF 持续≥48h 即成为血栓栓塞的危险因素[12,13],但中度复杂性 CHD 患者发生血栓栓塞并发症的危险高于同年龄对照组患者 10~100 倍。在这些患者中,无论 IART 或 AF 的持续时间如何,需要在复律前谨慎排除心腔内血栓[6]。

房性心律失常一旦诊断且排除血栓栓塞风险后,即可通过电转复、超速起搏(对于已植入心房或双腔起搏器/除颤器的患者)或服用抗心律失常药将 AF 转复为窦性心律。

反复性心动过速和一些非自律性局灶性 AT 可通过刺激迷走神经、静脉注射腺苷或非二氢吡啶 Ca^{2+}通道拮抗剂终止，但除外预激综合征(WPW)有顺向传导功能旁路的患者。

目前,有关成人 CHD 患者药物转复 IART 或 AF 的文献很少;在小规模儿科患者的系列研究中测试了伊布利特的疗效[14],但目前在 CHD 患者中,尚没有可靠数据阐明应用ⅠA、ⅠC 以及Ⅲ类抗心律失常药物治疗急性转复 IART 或 AF 的安全性和有效性[6],因此,应优先考虑电复律。对于心房扩张明显的患者,需要采用前后位放置复律的电极板[5]。

药物治疗成年 CHD 患者的 IART 或 AF 的效果不佳[6,10,11,15],因而多数医院采用非药物治疗。

尽管如此,对于中度或复杂性 CHD 患者的初始治疗,通常仍优先选择节律控制(即维持窦性心律)[6]。

室性心律失常。有几种情况下,CHD 患者可能发生严重的室性心律失常。最常见的是大折返性 VT,这是外科手术患者的远期并发症,这些患者往往经历了心室切开术和(或)修补术,相关研究报道最多的是法洛四联症修复术。VT 的大折返环由右室流出道(RVOT)瘢痕区周围的传导通路组成。对于手术修复后的法洛四联症患者，其晚期 VT 或 SCD 的发生率在不同系列研究中为 0.5%~6.0%[3,7]。其中有一些患者表现为血流动力学稳定的缓慢 VT,但绝大多数患者的 VT 频率较快,可引起晕厥或心脏停搏等。严重室性心律失常也可发展为其他一些畸形,即使在右心室承担体循环任务,或体循环衰竭时,没有直接手术在心室肌肉上留下瘢痕。上述情况下,室性心律失常通常出现在血流动力学状态恶化时[7]。

对于任何持续性室性心律失常,应立即进行复律;其中,对于可耐受性室性心律失常患者，应用电复律的缺点是需要在给予镇静剂的情况下才能进行,而应用药物转复的缺点是效果相对较慢。

静脉应用胺碘酮最为有效,但迅速给药时可能造成低血压,应密切观察患者生命体征,并在必要时给予静脉镇静剂和电复律。β 受体阻滞剂可与胺碘酮合用以提高心律的稳定性,而利多卡因是短期治疗的第三选择药物[8]。

当怀疑 VT 机制可能因触发活动所致时，可使用静脉 β 受体阻滞剂或 Ca^{2+}通道拮抗剂,但后者在瘢痕相关的大折返或缺血性室性心动过速时可能无效,反而可导致心律失常[6,8]。

7.4 住院、随访和转诊的指征

指南建议，成人CHD伴心律失常患者的医疗保健应由当地成人CHD中心的多学科工作人员协调完成，而且多学科人员可为其他社区医疗人员提供咨询和转诊服务[5-7,16]。

有晕厥、室性心律失常以及中重度复杂性CHD伴心律失常的患者，均应住院治疗。

心律失常的发作可能是血流动力学代偿失调的信号，在患者存在循环异常的情况下，心律失常的风险可能被放大[16]；对于新出现的心律失常事件，需要应用超声心动图和影像学检查(TEE、MRI / CT扫描)或心导管检查重新进行评估。

对伴有原因不明晕厥的“高危”CHD患者，应进行电生理检查，这在患者发生原因不明的致命性心律失常或心脏性猝死复苏时有一定作用，或可能需要射频消融时，也应进行电生理检查[5,6]。

在进行任何介入操作之前，应对患者进行个体化和多学科评估，并需要熟知心脏和血管的解剖结构[5,6]。

对于有AF或AFL或IART的轻度CHD患者，应根据AF指南适当治疗AF或AFL，对于没有或有最低程度的心脏病患者[6,12,13]，采用频率或节律控制和抗凝治疗。其中，对非瓣膜性轻度CHD患者，可使用CHADSVASC评分和HASBLD评分进行血栓和出血风险评估，并且可以使用维生素K拮抗剂(VKA)或新型抗凝剂(NOAC)抗凝[5]。

应将控制心室率作为所有房性心律失常的初始治疗，如患者能耐受，应首选β受体阻滞剂。

成人CHD术后晚期出现的房性快速心律失常最常见的原因是三尖瓣环峡部依赖性，导管消融已被证明是安全有效的，通常优于长期药物治疗[6]。

中重度复杂性CHD患者的初始治疗应考虑节律控制[5]，患者需要应用VKA抗凝；由于尚缺乏NOAC的安全性数据，指南没有推荐应用NOAC[5,6]。非药物治疗的节律控制优于长期药物治疗，即使是CHD患者导管消融的即刻成功率低于一般成人[5,11]。如果导管消融不可行或不成功，需要考虑长期药物治疗[6,7]。但不推荐在此情况下应用Ⅰ类抗心律失常药物和决奈达隆。索他洛尔可用于心功能代偿、无肾功能不全、低钾血症、重度窦房结功能障碍或 QT 间期延长的患者。胺碘酮可作为一线抗心律失常药物用于长期维持窦性心律，特别是在存在病理性心室肥大、主动脉或肺动脉瓣相关的心室功能障碍或冠状动脉疾病的情况下。而在其他情况下，因胺碘酮有时间和剂量依赖的较严重副作用，其仅作为二线药物；胺碘酮的甲状腺毒性作用在女性发绀型 CHD 患者中较常见，也常见于单心室 Fontan 姑息治疗和体重指数≤ $21kg/m^2$ 的患者[5,14]。多非利特可以替代胺碘酮，如果可能，可用于 QT 间期正常的患者[5]。

如果节律控制失败，在患者可耐受的情况下，应选择频率控制[6]。

导管消融推荐用于反复发作的症状性和(或)药物无效的房室旁路或房室结双径路介导的 SVT，还可用于高危患者或多旁路患者；除此，对反复发作的症状性和(或)药物无效的房室结折返性心动过速患者也可以从导管消融治疗中获益[5,6]。

室性心律失常。ICD 是成人 CHD 患者猝死的二级预防的首选治疗方法[17]，应在高危患者中予以考虑应用[5,6,8,15,19]。

如果存在全身静脉通路异常、心室静脉通路受损或缺乏，或者右侧房室瓣膜疾病，可能需要植入心外膜和(或)皮下 ICD[5]。

皮下 ICD 是成人 CHD 患者合理的选择，此时患者的静脉通路可能不可用，并且此时 ICD 的抗心动过缓和 ATP 功能不是必需的[5]。

大动脉转移和心房转位术后的患者中，β 受体阻滞剂能降低室性快速心律失常的发生率，如果患者可耐受，可用于长期室性心律失常的预防[5,6]。

导管消融术被推荐用于 ICD 患者的辅助治疗，用于成人 CHD 伴反复发作的单形性 VT 患者，以及室速风暴或 ICD 多次不适当的电击治疗且用程控优化参数或药物治疗无效的患者[6]。法洛四联症是持续性 VT 相关的最常见的 CHD：大折返是单形性 VT 的机制，可通过导管消融替代药物治疗；有学者认为，在有限的一些法洛四联症伴 VT 的患者中，当导管消融失败后，必需植入 ICD[16,18]。

心功能恶化相关的频发室性早搏可采用导管消融治疗。

(陈琪 译)

参考文献

1. Walsh EP. Sudden death in adult congenital heart disease: risk stratification in 2014. Heart Rhythm. 2014;11(10):1735–42.
2. Moons P, et al. Delivery of care for adult patients with congenital heart disease in Europe: results from the Euro Heart Survey. Eur Heart J. 2006;27:1324–30.
3. Mondésert B, Dubin AM, Khairy P. Diagnostic tools for arrhythmia detection in adults with congenital heart disease and heart failure. Heart Fail Clin. 2014;10(1):57–67.
4. Walsh EP, Cecchin F. Arrhythmias in adult patients with congenital heart disease. Circulation. 2007;115:534–45.
5. Khairy P, Van Hare GF, Balaji S, Berul CI, Cecchin F, Cohen MI, et al. PACES/HRS expert consensus statement on the recognition and management of arrhythmias in adult congenital heart disease: developed in partnership between the pediatric and congenital electrophysiology society (PACES) and the heart rhythm society (HRS). endorsed by the governing bodies of PACES, HRS, the american college of cardiology (ACC), the american heart association (AHA), the european heart rhythm association (EHRA), the canadian heart rhythm society (CHRS), and the international society for adult congenital heart disease (ISACHD). Can J Cardiol. 2014;30(10):e1–63.
6. Khairy P, Van Hare GF, Balaji S, et al. PACES/HRS expert consensus statement on the recognition and management of arrhythmias in adult congenital heart disease: Developed in partnership between the pediatric and congenital electrophysiology society (PACES) and the heart rhythm society (HRS). endorsed by the governing bodies of PACES, HRS, the american college of cardiology (ACC), the american heart association (AHA), the european heart rhythm association (EHRA), the canadian heart rhythm society (CHRS), and the international society for adult congenital heart disease (ISACHD). Heart Rhythm. 2014;11(10):e102–65.
7. Warnes CA, Williams RG, Bashore TM, et al. ACC/AHA 2008 guidelines for the management of adults with congenital heart disease: A report of the american college of Cardiology/ American heart association task force on practice guidelines (writing committee to develop guidelines on the management of adults with congenital heart disease) developed I n collaboration with the american society of echocardiography, heart rhythm society, international society for adult congenital heart disease, society for cardiovascular angiography and interventions, and society of thoracic surgeons. J Am Coll Cardiol. 2008;52(23):e143–26.
8. Pedersen CT, Kay GN, Kalman J, et al. EHRA/HRS/APHRS expert consensus on ventricular arrhythmias. Heart Rhythm. 2014;11(10):e166–96.
9. Bouchardy J, Therrien J, Pilote L, et al. Atrial arrhythmias in adults with congenital heart disease. Circulation. 2009;120:1679–86.
10. Lafuente-Lafuente C, Longas-Tejero MA, Bergmann JF, Belmin J. Antiarrhythmics for maintaining sinus rhythm after cardioversion of atrial fibrillation. Cochrane Database Syst Rev. 2012;5, CD005049.
11. Koyak Z, Kroon B, de Groot JR, et al. Efficacy of antiarrhythmic drugs in adults with congenital heart disease and supraventricular tachycardias. Am J Cardiol. 2013;112:1461e1467.
12. Anderson JL, Halperin JL, Albert NM, et al. Management of patients with atrial fibrillation:a report of the American College of Cardiology/American Heart Association Task Force on Practice Guidelines. J Am Coll Cardiol. 2013;61:1935–44.
13. January CT, Wann LS, Alpert JS, et al. AHA/ACC/HRS guideline for the management of patients with atrial fibrillation. Circulation. 2014;130(23):2071–104.
14. Hoyer AW, Balaji S. The safety and efficacy of ibutilide in children and in patients with congenital heart disease. Pacing Clin Electrophysiol. 2007;30:1003–8.

15. Thorne SA, Barnes I, Cullinan P, Somerville J. Amiodarone-associated thyroid dysfunction: risk factors in adults with congenital heart disease. Circulation. 1999;100(2):149–54.
16. Baumgartner H, Bonhoeffer P, De Groot N, et al. ESC Guidelines for the management of grown-up congenital heart disease (new version 2010) The Task Force on the Management of Grown-up Congenital Heart Disease of the European Society of Cardiology (ESC) Endorsed by the Association for European Paediatric Cardiology (AEPC). Eur Heart J. 2010;31:2915.
17. Zipes DP, Camm AJ, Borggrefe M, et al. ACC/AHA/ESC 2006 guidelines for management of patients with ventricular arrhythmias and the prevention of sudden cardiac death. J Am Coll Cardiol. 2006;48:e247–346.
18. Furushima H, Chinushi M, Sugiura H, et al. Ventricular tachycardia late after repair of congenital heart disease: efficacy of combination therapy with radiofrequency catheter ablation and class III antiarrhythmic agents and long-term outcome. J Electrocardiol. 2006;39:219–24.
19. Priori SG, Blomstrom-Lundqvist C, Mazzanti A, et al. 2015 ESC Guidelines for the management of patients with ventricular arrhythmias and the prevention of sudden cardiac death. Eur Heart J 2015 PMID 26320108.

第 8 章

离子通道病患者心律失常的急救措施

Francesca Bianchi,Stefano Grossi

离子通道病是一类遗传性心律失常综合征,由调节离子通道蛋白的编码基因突变所致[1],常见于无结构性心脏病患者。基因突变影响心肌细胞的动作电位,表现为特征性的心电图异常,并增加致死性心律失常发生的风险。

离子通道或转运蛋白的功能获得或丧失是心律失常触发活动和致心律失常基质的生成以及跨壁电异质性增大的基础[2]。据估计,在欧洲和美国的110 万猝死者中,遗传性心律失常(包括长 QT 和短 QT 综合征、Brugada 综合征、儿茶酚胺敏感性多形性室性心动过速、早期复极综合征及特发性 VF)的比例占 10%[3]。

由于这些罕见病的特殊性，部分常用的急救措施在这些患者应用时应非常慎重，因为某些常用的抗心律失常和复苏药物在这类疾病的患者中应用可能使心律失常恶化,应该禁用。

先天性长 QT 综合征(LQTS)是最常见的离子通道病,发病率为 1:2500~1:2000[4],以复极化延长(表现为心电图 QT 间期延长)和易于诱发多形性室性心律失常(即尖端扭转型 VT)为特征[2]。这种原发性心电疾病是由于编码心肌细胞 K^+通道、Na^+通道，以及 K^+通道相关蛋白或锚蛋白 B 基因发生突

F. Bianchi (✉) • S. Grossi
Cardiology Unit, Department of Cardiovascular Diseases, Azienda Ospedaliera Ordine Mauriziano, Turin, Italy
e-mail: fbianchi@mauriziano.it

变,使心室肌复极净电流减少而复极期延长,并易于诱发早后除极(EAD)相关的触发活动。一旦心律失常被 EAD 触发,即可通过折返机制来维持尖端扭转型 VT[1,4,6]。

短 QT 综合征(SQTS)以心电图上 QT 间期缩短、T 波高尖和复极期缩短为特征,具有较高的心悸、AF、晕厥和 SCD 的家系发病率[7,8],通常在儿童期发病。短 QT 综合征是最致命的离子通道病;但因相关数据有限,其总体发病率和患病率尚不确定[4,6-8]。

Brugada 综合征(BrS)是一种常染色体显性遗传性心律失常,特征为右胸导联(V1~V3)呈非典型右束支传导阻滞样穹隆型 ST 段抬高,而且由 BrS 或多形性室性心律失常引起 SCD 的风险[9-11];男女患病比例为 8:1;欧洲人群的患病率为 1:2000,亚洲则为 2.4:2000;青年男性(30~40 岁)在睡眠期间常发生致命性事件[6,11]。

儿茶酚胺敏感性多形性室性心动过速(CPVT)是一种罕见但高度恶性的遗传性心律失常,当情绪激动或运动时,细胞内 Ca^{2+}浓度异常增加,发生迟后除极和触发活动的级联反应,引起多形性室性心动过速,可导致晕厥和较高的死亡率(30 岁以前为 30%);其患病率约为 1:10 000[4,12]。

最近,一些研究表明,在无明显结构性心脏病的患者中,下壁或侧壁导联出现的 J 点和 ST 段抬高,亦称早复极(ER)改变,可能与 VF 及 SCD 相关。但 J 波在健康的年轻人群中很常见(发生率 1%~9%),且通常认为是良性改变[6]:绝大多数患者无症状,且心律失常发生风险很低,还没有很好的风险分层策略。据报道,具有早复极改变的患者会出现不明原因的晕厥,尤其是出现“恶性变异”改变时,可能是心律失常事件发生风险的重要预测指标[4,13]。早复极心电图改变伴有其他无法解释的室性心律失常时,被称为早复极综合征[4,6,13,14]。

8.1　关注问题

对已确诊的遗传性心律失常患者,急诊科医师可通过药物和埋藏式心脏转复除颤器(ICD)进行治疗。

此外,对未确诊的首次出现相关临床表现并怀疑为遗传性心律失常的患者需要进行转诊,特别是年轻或其他相对健康的患者,应考虑到遗传性心律失常的可能性,并进行检查以最终确诊或排除这个疾病。

对所有已知或疑似离子通道病并有心律失常提示症状的患者,均应进行心电图监测和心脏病学评估。

心脏停搏复苏成功的患者必须迅速评估是否存在结构性心脏病、遗传性心律失常综合征,并确定室性心律失常的触发因素或非心脏性致病原因[15]。

绝大多数遗传性心律失常可根据标准12导联心电图进行诊断,因此应尽可能快地采集心电图,因为在心律失常事件发生近期做出正确诊断的概率最高[15]。除了可以排除其他获得性急性心脏疾病(如急性冠脉综合征)外,对于确定存在或怀疑有离子通道病的情况,心电图是一个简单而十分有效的工具。但是,静息状态下的心电图正常并不能用来排除所有的离子通道病。心律失常事件发生时记录到的心电图对疾病的后续治疗有一定的意义[15]。

原则上讲,所有患者都应避免致心律失常的触发因素,以及避免对任何离子通道病具有潜在危险的药物:目前临床应用的抗心律失常药和心肺复苏用药有可能恶化这些特定疾病患者的电不稳定性,因此对已确诊的或疑似的离子通道病患者,应禁用这些有可能使病情加重的药物(见下文)。

8.2 心脏事件的类型

心脏停搏和血流动力学不耐受性心律失常应早期除颤进行治疗[15],且需考虑应用药物治疗。

多形性室性心动过速是指室性节律>100次/分,心电图连续出现不规则的QRS波群。多形性室性心动过速通常是离子通道病患者的致命性心律失常;若发生在无结构性心脏病患者,提示患者存在遗传性心律失常综合征[15];这种心律失常可自行终止或恶化为VF。

双向性室性心动过速的特征是具有不同极性的两种QRS波群交替出现,是CPVT的标志,可以恶化为多形性室性心动过速和VF。这种心律失常可见于罕见的Andersen-Tawil综合征,以及其他易发生迟后除极(DAD)或存在触发活动(洋地黄中毒)的情况下[4,16],见图8.2。

“尖端扭转型室性心动过速(TdP)”是由 Dessertenne[17]在 1966 年提出的,是一种多形性室性心动过速,其特征是 QRS 波群围绕等电位线连续扭转而得名[15]。TdP 多由异常延长的复极期产生 EAD,进而引起室性早搏所诱发;且 TdP 在起始阶段会出现典型的长-短心室周期现象,这也是先天性或获得性长 QT 综合征的典型表现。TdP 通常自行终止,可引起晕厥,但当其恶化为 VF 时可发生猝死[4],见图 8.2。由于 TdP 与药物或电解质紊乱密切相关,这些危险因素可进一步使复极延迟,因此应迅速查明并及时纠正可能的诱发因素[15,18,19]。

VT 或 VF 电风暴是一个需要多学科联合救治的紧急医疗事件[15](参见第 11 章)。

对于确诊为离子通道病的患者(包括已知基因携带者),晕厥发作是致命性心律失常事件发生的独立预测因子[4]。

绝大多数遗传性心律失常患者,晕厥常是首发的临床表现,应该对晕厥进行仔细评估。

AF 的人群患病率为 1%~2%,且随年龄增大而增高[20]。离子通道病患者易伴发 AF,造成该人群的 AF 患病率增高,因为引起室性心律失常的动作电位异常也会影响到心房。另外,AF 也可能是遗传性心律失常的首发症状(有时会被药物治疗所掩盖[21]),特别是年轻健康的 AF 患者应考虑遗传性心律失常的可能。

由于 AF 常用的控制节律或心率的药物有潜在的危及生命的致心律失常作用,该类药物的临床应用存在局限性,因此应考虑非药物治疗措施,即严重的 AF 患者应立即进行电复律;麻醉或镇静类药物存在潜在危害,也应慎用,例如,BrS 患者的 AF 发生率在 9%到 25%~39%之间[21],应避免使用异丙酚。其次,SQTS 的特征即为 AF[7,8],发病年龄小,尤其造成的复极期过短是 AF 的一个公认的发生和维持的机制[22],SQTS 的病例报告中 AF 可为首发症状:15%的 SQTS 患者在 35 岁前出现 AF[23]。肾上腺素介导的房性心律失常也是 CPVT 常见的临床表现[4]。也有报道在 LQTS 患者中出现频繁而短暂的房性心律失常[23,24]。

结合患者的临床诊断,对出现 ICD 放电后的患者,应尽快进行心电图监测和设备程控,必要时也可进行远程心电监测:由室性心律失常引起的适当放电应及时进行评估和处理。作为紧急处理的一部分,应避免不恰当的放电(年龄小、AF发生率高和特殊的心电图导致节律识别错误等原因均使得不恰当放电在该人群中发生率较高[25])和对非持续VT的放电:放电的痛苦可增加交感神经张力,并可触发心律失常,继而导致ICD放电甚至死亡的恶性循环[15];磁铁应用对设备进行抑制是在进行进一步干预前的首选处理方法,以防止持续的不适当放电。

治疗:避免和纠正潜在的诱发因素是这些患者紧急处理的第一步。

发热:BrS中,发热是心脏事件的常见诱发因素,因此避免发热是其预防性治疗的重要部分[26,45,27]。除此,发热也可能是先天性LQTS中LQT2型患者发生致命性室性心律失常的风险因素[28,29]。

自主神经的影响:其在揭示心电图表型和诱发致命性心律失常方面起着重要作用。交感神经刺激可诱发CPVT和LQTS患者的心动过速和SCD,而在BrS和ER中则有预防作用[30]。BrS患者和部分LQT3患者中绝大多数的VF事件发生在迷走张力增高期,如休息、睡眠期间或饮酒后[30]。对于LQTS 1、LQTS 2以及CPVT患者,应避免交感神经刺激和拟交感神经药物的应用,应该使用镇静剂作为药物支持治疗,以减轻患者情绪压力。

禁用的药物:该疾病患者群应禁用具有致心律失常风险的部分AAD和非心脏药物。药物引起心律失常是由于其作用于离子通道(LQTS患者应用K^+通道阻滞剂和BrS患者应用Na^+通道阻断剂会导致严重后果),即AAD的靶效应和其他化合物的副作用。应避免或停用这些使相关离子通道病加重的药物是这些患者急性心律失常治疗时的首要原则;现在有两个专家小组已经创建了一个网络平台,报告并定期更新LQTS和BrS应避免使用的所有药物:参见www.crediblemeds.org和www.brugadadrugs.org[18,19,26]。

在治疗这些患者时,应及时关注以上网站中的相关内容,尤其是在紧急情况下。SQTS患者,目前只有一种已知的药物具有致心律失常的作用,应避免使用(即卢非酰胺,它是一种抗癫痫药物),但一些其他药物可能会缩短离体心脏实验中的QT间期,因此未来该列表中的药物数目可能会有增加。除此,应纠正患者的电解质紊乱,甚至有时需要过度矫正:如尖端扭转型室性心动过速患者可考虑补钾至4.5~5mmol/L[31];CPVT患者不应当使用钙制剂。

静脉注射硫酸镁对于LQTS合并的尖端扭转型室性心动过速进行治疗

是合理的。而对于 TdP 患者合并的窦性心动过缓,可给予 β 阻滞剂联合起搏治疗[31]。LQT3 患者可考虑静脉注射利多卡因或口服美西律治疗。

BrS 患者出现多形性室性心动过速时,紧急处理是给予异丙肾上腺素(常用量为 1~2μg 静脉推注,后以 0.15~2.0μg/min 静脉滴注维持,以增加 L 型钙电流)和(或)奎尼丁(300~1500mg/d)[18,21,26];奎尼丁也可用于 BrS 患者 AF 的治疗,以及预防患者慢性房性和室性心律失常的复发[4,18,21]。早复极综合征患者的电风暴必须给予异丙肾上腺素输注来控制(以 1μg/min开始,目标是心率增加 20%或绝对心率> 90 次/分,最大剂量至出现血流动力学改变,可抑制室性心律失常的复发);奎尼丁可能对急性和长期慢性治疗有效[4,32]。

在 CPVT 患者中, 急性室性心律失常的处理原则是给予肾上腺素能抑制剂;静脉给予维拉帕米也可用于短期治疗[4,16,33]。

8.3 心内科医师须知

当离子通道病患者发生急性心律失常时,心内科医师应迅速参与治疗:

1. 首先应排除结构性心脏病和离子通道病拟表型的继发性因素。
2. 明确诊断及其类型。
3. 提供危险分层并根据危险分层进行长期管理。

离子通道病的诊断最重要的是 12 导联心电图, 并且建议进行多次记录;触发因素可为诊断提供线索。LQTS 诊断基于 Bazett 公式校正后的 QT 间期测量[34]:重复 12 导联心电图检查的 QTc 值≥480ms 即可确诊;当风险评分≥3[4,35,36]或者携带一个 LQTS 相关基因的明确致病突变时,也可确诊为 LQTS。当患者 QTc≥460ms 且出现无诱因及不明原因的晕厥时,同样可诊断为 LQTS[4]。

绝大多数 LQT1 心律失常事件多发生于运动或精神紧张时,而 LQT2 多发生于休息或噪声突然出现时,LQT3 则出现在休息或睡眠时[37–38]。

静息心电图中 QTc 正常的 LQTS 患者,建议应用激发试验进行诊断,如在运动试验的恢复期,测量患者从仰卧位至站立位时 QTc 的变化;临床上还可使用肾上腺素诱发 LQTS,但尚未被广泛应用[4]。

SQTS 的诊断:QTc≤340ms;QTc≤360ms，且携带致病突变或有 SQTS/SCD 家族史(<40 岁),或 VT/VF 发作,但无基础心脏病[4]。已发表的最大的 SQTS 研究中指出,超过 60%的受试者出现以下症状:1/3 的患者首发症状是心脏停搏,多为 1 岁以内的儿童和 20~40 岁的男性;晕厥是第二个常见的临床表现(发生率为 15%)。心脏事件在休息和工作时均可发生,但目前还无法确定其特定的触发因素。

BrS 的诊断:其中 1 型在右胸前导联中至少有一个导联记录到 ST 段抬高,电极贴片可放置在标准肋间或上移肋间(第 2 肋间)进行记录,或静脉注射 Na^+通道阻断剂(如阿马林或氟卡尼)后,位于第 2、3 或 4 肋间的右胸导联,至少有一个记录到 1 型 BrS 样 ST 段抬高时,即可确诊为 BrS[4,9-11]。心律失常事件通常发生在睡眠或迷走神经兴奋期间。危险分层基于自发性 1 型 BrS 样心电图改变和临床症状;关于心内电生理检查在心律失常事件的长期预测中的价值还没有达成共识[4]。

CPVT 的诊断:对无结构性心脏病且静息心电图正常的患者,如出现不明原因的运动或儿茶酚胺介导的双向性或多形性室性心动过速时，即可诊断为 CPVT。对年龄>40 岁的患者亦可确诊为 CPVT,但应首先排除冠状动脉疾病。而且对于携带致病基因突变的患者也可被诊断为 CPVT[4]。典型情况下,心律失常事件多由运动和精神紧张诱发,且因基础状态的心电图通常是正常的,因此运动负荷试验和环形记录仪可作为诊断的主要措施[4]。

8.4 推荐的诊断和治疗流程

诊断和治疗流程的推荐方案参见图 8.1 和表 8.1。

8.5 入院、随访和转诊指征

心律失常事件发生之后,应对离子通道病患者的危险分层和预防复发措施进行重新评估。遗传性心律失常方面的专家应该参与复杂病例的诊治[4]。

房性心律失常的低风险患者可转诊至心律失常专家门诊处理，以制订药物或非药物治疗方案。对合并 AF 患者的血栓栓塞风险应根据 AF 指南并

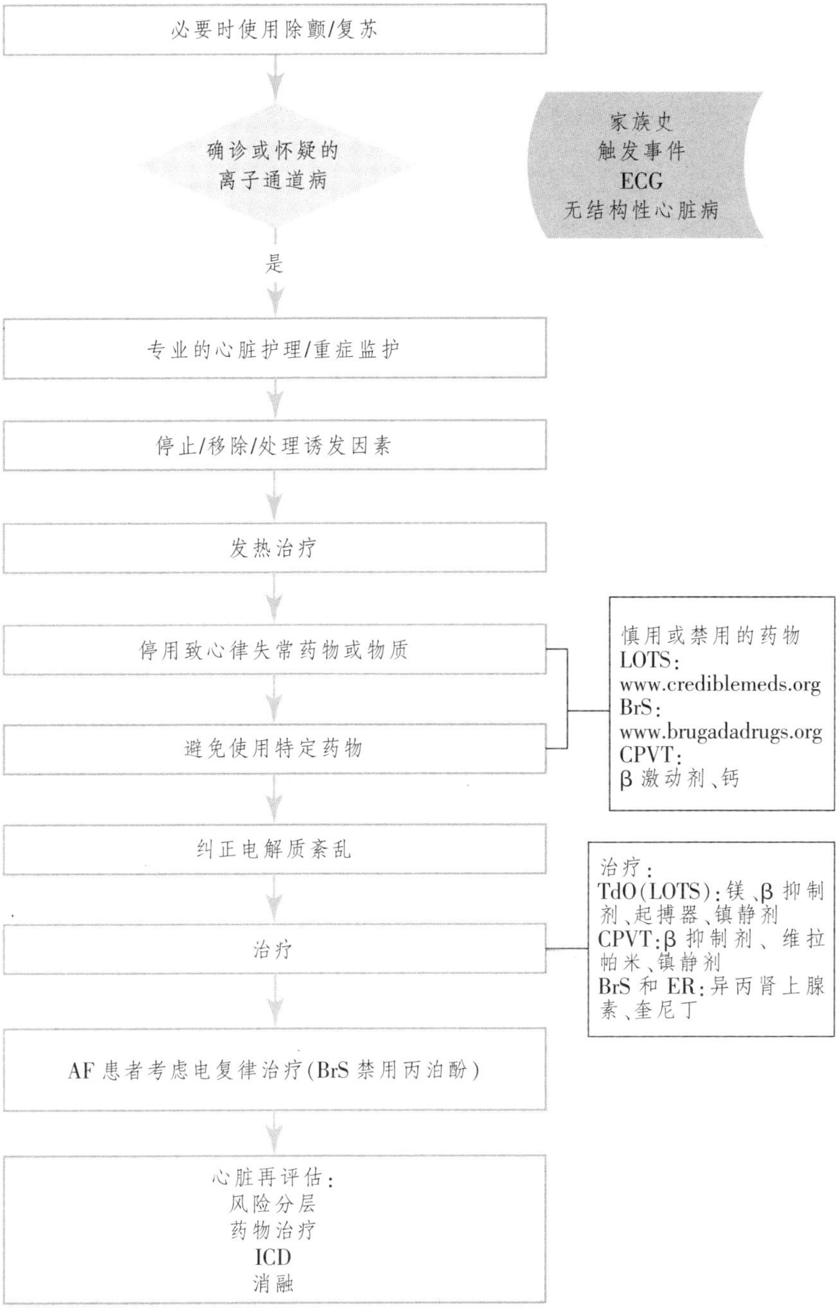

图 8.1　离子通道病患者发生心律失常的诊断和治疗的可行性方案或途径。

表 8.1 PVT/VF 的诱发条件及治疗

线索	检测手段	诊断	治疗
长 QT/T 波电交替	ECG/监测	先天性 LQTS	β 受体阻滞剂
TdP	肾上腺素激发		禁用延长 QT 的药物
发作史	运动负荷试验		LQT3:美西律/氟卡尼
特定的触发条件(噪声)	基因检测		PM/ICD
			交感神经节切除术
不完全性右束支传导阻滞伴 V1~V2 导联 ST 段抬高	ECG	BrS	异丙肾上腺素/奎尼丁
	药物激发		退热
发热	基因检测		消融
			ICD
J 点抬高	ECG	早复极	ICD
短 QT 间期	ECG	SQTS	ICD
			奎尼丁或索他洛尔
运动诱发的双向性 VT	运动负荷试验	CPVT	β 受体阻滞剂/氟卡尼/维拉帕米
	基因检测	Andersen–Tawil 综合征	ICD

Adapted from[15]:with permission.

使用 CHA_2DS_2 VASC 评分进行治疗推荐[20]。一线治疗包括避免应用潜在的致心律失常药物和去除诱因:应向患者和全科医生提供完整的信息。

CPVT 和 LQT 患者应限制或避免竞技运动、剧烈运动以及处于高压力环境中(LQT2 患者应避免大声或突然的噪音,如闹铃等);BrS 患者应避免过量饮酒和饱餐,发烧时应及时降低体温。

针对晕厥和致命性心律失常需要住院治疗。

对流产性猝死和持续性室性心律失常的患者,无论有无其他辅助治疗,均需要植入 ICD 作为二级预防措施[4,15,31]。

CPVT 和 LQTS 患者应行 β 受体阻滞剂治疗:纳多洛尔和普萘洛尔是首选药物[1,4,33];对已应用 β 受体阻滞剂的 CPVT 患者,如仍出现症状或心律失常复发,应该考虑加用氟卡尼[33],LQT3 患者则选择氟卡尼、雷诺嗪或美西律进行治疗[4];而对于药物难治性患者应考虑植入 ICD 和行左侧心交感神经切除术[4,33]。除此,CPVT 患者可重复进行运动负荷试验来评估药物的疗效是否充分。

BrS 和 SQTS 患者出现晕厥症状时应接受 ICD 治疗；奎尼丁可用作辅助治疗，或用于拒绝接受 ICD、有 ICD 植入禁忌证或 ICD 反复恰当放电的患者[22,26]。

已证实氢化奎尼丁可预防 BrS 患者的 AF 复发[4,21]。

导管消融触发部位可用以治疗难治性电风暴[15,39-45]。

临床诊断为 LQTS 和 CPVT 的所有患者，如尚未进行过基因检测，均应该进行遗传学评估，而且对 BrS(1 型)和 SQTS 患者也是需要的[42]。对不明原因的院外心脏停搏幸存者，因为缺乏疑似特定心肌病或离子通道病的临床指标，所以并不适用常规的基因检测[42](图 8.2 和图 8.3)。

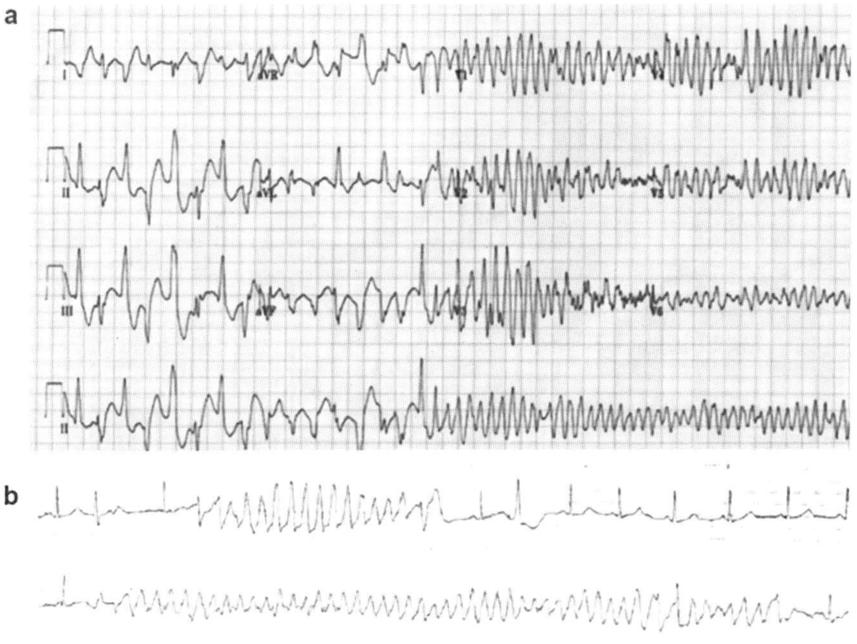

图 8.2 (a)9 岁男童患者的 12 导联心电图，其携带 RyR2 突变的 CPVT，显示从触发性双向性室性心动过速开始，经短暂的多形性室性心动过速最后恶化为折返性 VF。(With permission from Elsevier Roses-Noguer F. et al.[43]:Copyright ⓒ 2014 Heart Rhythm Society.) (b)尖端扭转型 VT。(With permission from Van der Heide et al.[44])

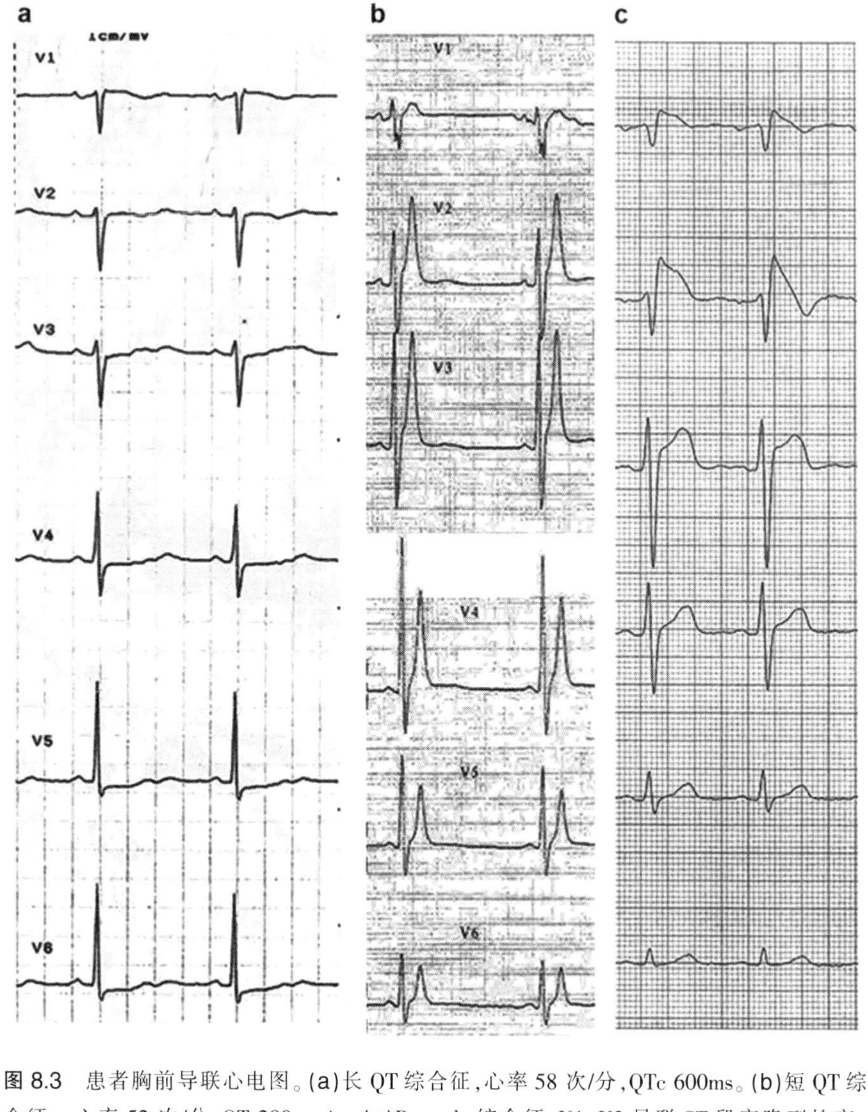

图 8.3 患者胸前导联心电图。(a)长 QT 综合征,心率 58 次/分,QTc 600ms。(b)短 QT 综合征, 心率 52 次/分,QT 280ms *。(c)Brugada 综合征,V1~V2 导联 ST 段穹隆型抬高。(*With permission from Gaita F. et al.[7])

(王程瑜 刘霄燕 吴林 译)

参考文献

1. Cerrone M, Priori SG. Genetics of sudden death: focus on inherited channelopathies. Eur Heart J. 2011;32:2109–18.
2. Patel C, Burke JF, Patel H, et al. Is there a significant transmural gradient in repolarization time in the intact heart? Cellular basis of the T wave: a century of controversy. Circ Arrhythm Electrophysiol. 2009;2(1):80–8.
3. Hocini M, Pison L, Proclemer A, et al. Diagnosis and management of patients with inherited arrhythmias in Europe: results of the European Heart Rhythm Association Survey. Europace. 2014;16:600–3.
4. Priori SG, Wilde AA, Horie M, et al. HRS/EHRA/APHRS expert consensus statement on the diagnosis and management of patients with inherited primary arrhythmia syndromes. Heart Rhythm. 2013;10(12):1932–63.
5. Moss AJ. Long QT syndrome. JAMA. 2003;289:2041–4.
6. Campuzano O, Allegue C, Fernandez A, et al. Determining the pathogenicity of genetic variants associated with cardiac channelopathies. Sci Rep. 2015;7953:1–6.
7. Gaita F, Giustetto C, Bianchi F, et al. Short QT syndrome: a familial cause of sudden death. Circulation. 2003;108(8):965–70.
8. Giustetto C, Schimpf R, Mazzanti A, et al. Long-term follow-up of patients with short QT syndrome. J Am Coll Cardiol. 2011;58(6):587–95.
9. Antzelevitch C, Brugada P, Borggrefe M, et al. Brugada syndrome: report of the Second Consensus Conference: Endorsed by the Heart Rhythm Society and the European Heart Rhythm Association. Circulation. 2005;111:659–70.
10. Bayés de Luna A, Brugada J, Baranchuk A, et al. Current electrocardiographic criteria for diagnosis of brugada pattern: a consensus report. J Electrocardiol. 2012;45(5):433.
11. Berne P, Brugada J. Brugada syndrome. Circ J. 2012;76:1563–71.
12. Priori SG, Napolitano C, Memmi M, et al. Clinical and molecular characterization of patients with catecholaminergic polymorphic ventricular tachycardia. Circulation. 2002;106:69.
13. Haissaguerre M, Sacher F, Nogami A, et al. Characteristics of recurrent ventricular fibrillation associated with inferolateral early repolarization role of drug therapy. J Am Coll Cardiol. 2009;53(7):612–9.
14. Mahida S, Derval N, Sacher F, et al. Role of electrophysiological studies in predicting risk of ventricular arrhythmia in early repolarization syndrome. J Am Coll Cardiol. 2015;65(2):151.159.
15. Pedersen CT, Kay GN, Kalman J, et al. EHRA/HRS/APHRS expert consensus on ventricular arrhythmias. Heart Rhythm. 2014;11(10):e166–96.
16. Leenhardt A, Lucet V, Denjoy I, et al. Catecholaminergic polymorphic ventricular tachycardia in children : a 7-year follow-up of 21 patients. Circulation. 1995;91(5):1512–9.
17. Dessertenne F. Ventricular tachycardia with two variable opposing foci. Arch Mal Coeur Vaiss. 1966;59:263–72.
18. Postema PG, Neville J, de Jong JS, et al. Safe drug use in long QT syndrome and brugada syndrome: comparison of website statistics. Europace. 2013;15:1042–9.
19. Drew BJ, Ackerman MJ, Funk M, et al. Prevention of Torsade de Pointes in Hospital Settings. J Am Coll Cardiol. 2010;55:934–47.
20. January CT, Wann LS, Alpert JS, et al. AHA/ACC/HRS guideline for the management of patients with atrial fibrillation. Circulation. 2014;130(23):2071–104.
21. Giustetto C, Cerrato N, Gribaudo E, et al. Atrial fibrillation in a large population with Brugada electrocardiographic pattern: prevalence, management, and correlation with prognosis. Heart Rhythm. 2014;11:259–65.

22. Chen YH, Xu SJ, Bedahlou S, et al. KCNQ1 gain-of-function mutation in familial atrial fibrillation. Science. 2003;299:251–4.
23. Johnson JN, et al. Prevalence of early-onset atrial fibrillation in congenital long QT syndrome. Heart Rhythm. 2008;5(5):704–9.
24. Zellerhoff S, Pistulli R, Mönnig G, et al. Atrial arrhythmias in long-QT syndrome under daily life conditions: a nested case control study. J Cardiovasc Electrophysiol. 2009;20(4):401–7.
25. Schimpf R, Wolpert C, Bianchi F, et al. "Congenital" short QT syndrome and implantable cardioverter defibrillator treatment: inherent risk for inappropriate shock delivery. J Cardiovasc Electrophysiol. 2003;14:1–5.
26. Postema PG, Wolpert C, Amin AS, et al. Drugs and Brugada syndrome patients: review of the literature, recommendations, and an up-to-date website (www.brugadadrugs.org). Heart Rhythm. 2009;6:1335–41.
27. Amin AS, Meregalli PG, Bardai A, et al. Fever increases the risk for cardiac arrest in the Brugada syndrome. Ann Intern Med. 2008;149:216–8.
28. Burashnikov A, Wataru Shimizu W, Antzelevitch C. Fever accentuates transmural dispersion of repolarization and facilitates the development of early afterdepolarizations and torsade de pointes under long QT conditions. Circ Arrhythm Electrophysiol. 2008;1(3):202–8.
29. Amin AS, Herfst LJ, Delisle BP, et al. Fever-induced QTc prolongation and ventricular arrhythmias in type 2 congenital long QT. J Clin Invest. 2008;118(7):2552–61.
30. Shen MJ, Zipes DP. Role of the autonomic nervous system in modulating cardiac arrhythmias. Circ Res. 2014;114:1004–21.
31. Zipes DP, Camm AJ, Borggrefe M, et al. ACC/AHA/ESC 2006 guidelines for management of patients with ventricular arrhythmias and the prevention of sudden cardiac death. J Am Coll Cardiol. 2006;48:e247–346.
32. Nam GB, Kim YH, Antzelevich C. Augmentation of J waves and electrical storms in patients with early repolarization. N Engl J Med. 2008;358(19):2078–9.
33. van der Werf C, Zwinderman AH, Wilde AAM. Therapeutic approach for patients with catecholaminergic polymorphic ventricular tachycardia: state of the art and future developments. Europace. 2012;14:175–83.
34. Postema PG, De Jong JSSG, Van der Bilt IAC, Wilde AAM. Accurate electrocardiographic assessment of the QT interval: Teach the tangent. Heart Rhythm. 2008;5(7):1015–8.
35. Schwartz PJ, Crotti L. QTc behavior during exercise and genetic testing for the long QT syndrome. Circulation. 2011;124(20):2181–4.
36. Schwartz PJ, Moss AJ, Vincent GM. Diagnostic criteria for the long QT syndrome. An update. Circulation. 1993;88(2):782–4.
37. Schwartz PJ, Priori SG, Spazzolini C, et al. Genotype-phenotype correlation in the long-QT syndrome: gene-specific triggers for life-threatening arrhythmias. Circulation. 2011;103(1):89–95.
38. Veltmann C, Borggrefe M. Arrhythmias: a "Schwartz score" for short QT syndrome. Nat Rev Cardiol. 2011;8(5):251–2.
39. Haissaguerre M, Extramiana F, Hocini M, Cauchemez B, Jaïs P, Cabrera JA, et al. Mapping and ablation of ventricular fibrillation associated with long-QT and brugada syndromes. Circulation. 2003;108(8):925–8.
40. Nademanee K, Veerakul G, Chandanamattha P, Chaothawee L, Ariyachaipanich A, Jirasirirojanakorn K, et al. Prevention of ventricular fibrillation episodes in Brugada syndrome by catheter ablation over the anterior right ventricular outflow tract epicardium. Circulation. 2011;123:1270–9.
41. Willems S, Hoffmann BA, Schaeffer B, Sultan A, Schreiber D, Lüker J, Steven D. Mapping and ablation of ventricular fibrillation—how and for whom? J Interv Card Electrophysiol. 2014;40:229–35.

42. Ackerman MJ, Priori SG, Willems S, et al. HRS/EHRA expert consensus statement on the state of genetic testing for the channelopathies and cardiomyopathies. Europace. 2011;13:1077–109.
43. Roses-Noguer F, Jarman JWE, Clague JR, Till J. Outcomes of defibrillator therapy in catecholaminergic polymorphic ventricular tachycardia. Heart Rhythm. 2014;11(1):58–66.
44. Van der Heide K, de Haes A, Wietasch GJK, Wiesfeld ACP, Hendriks HGD. Torsades de pointes during laparoscopic adrenalectomy of a pheochromocytoma: a case report. J Med Case Rep. 2011;5:368.
45. Priori SG, Blomstrom-Lunqvist C, Mazzanti A, et al. 2015 ESCA Guidelines for the management of patients with ventricular arrhythmias and the prevention of sudden cardiac death. Eur Heart J 2015 Aug 29. PMID 26320108

第 9 章

非心脏疾病心律失常患者的紧急处理:代谢性疾病和电解质紊乱

Stefano Bardari,Biancamaria D'Agata,Gianfranco Sinagra

9.1 问题聚焦

急性代谢障碍在临床上相对来说比较常见，无论是内科患者还是外科患者均可发生,特别是危重症患者。虽然制订了周密的治疗计划,但急性代谢障碍仍然有增加心脏并发症的风险,如心律失常,而且可增加患者的死亡率。心律失常通常由电解质紊乱、酸碱失衡、液体平衡紊乱、交感神经系统兴奋性增强、心肌缺血等引起。其中,特别是电解质紊乱,即使是在正常心肌组织中,它仍能通过调节离子通过特定的心肌细胞膜通道,进而引起或促发心律失常[1],因此,需要针对基础病因给予处理才能快速纠正代谢紊乱。此外,复杂的药理机制可能又会使患者的代谢紊乱情况恶化[2]。

S. Bardari (✉)
Cardiology Unit, Gorizia Hospital, AAS 2 Bassa Friulana - Isontina, Gorizia, Italy
e-mail: stefanobardari@hotmail.it

B. D'Agata
Institute for Maternal and Child Health-IRCCS, Burlo Garofalo, University of Trieste, Trieste, Italy

G. Sinagra
Cardiovascular Department, Ospedali Riuniti and University of Trieste, Trieste, Italy

9.1.1 代谢障碍

当出现内分泌系统疾病时，分泌的激素不足或过量作用于心肌细胞受体(如嗜铬细胞瘤、甲状腺功能减退症)，可引起室性心动过速或心脏性猝死。此外，内分泌疾病也可引起心肌改变(如肢端肥大症)或激素过量诱发的电解质紊乱(如艾迪生病出现高钾血症，而原发性醛固酮增多症发生低钾血症)，还有一些内分泌疾病可以加速病情的进展，如基础结构性心脏病，由于血脂代谢异常和高血压可引起继发性心脏结构变化，从而增加患者发生恶性心律失常的风险[3]。

除了电解质急剧变化和心肌缺血外，危重症患者的其他系统也会受影响，如酸碱失衡、低氧血症和血液中儿茶酚胺水平升高，均可促发室性心律失常[4]。这些心律失常的发生机制大都由 β 肾上腺能受体激活、交感神经兴奋性增高或外源性儿茶酚胺引起的心脏触发活动或自律性变化所致。此外，还可促发折返性心律失常，特别是在心肌缺血状况下[5]。对于此类继发于内分泌疾病的室性心律失常的处理，首先是纠正电解质(K^+、Mg^{2+}、Ca^{2+})失衡及治疗基础内分泌疾病。

9.1.1.1 甲状腺疾病

甲状腺毒症常引起房性心律失常。虽然室性心动过速、心脏性猝死(VT/SCD)事件极为不常见，但合并电解质紊乱时，就可能会发生。相比较而言，VT/SCD 事件更多见于甲状腺功能减退的患者，其基本机制可能与患者的 QT 间期延长有关[6,7]。甲状腺激素补充治疗能纠正这种异常，从而避免此类心律失常的发生。但抗心律失常药物，如普鲁卡因胺已有急诊应用成功治疗的案例。

9.1.1.2 嗜铬细胞瘤

嗜铬细胞瘤可能与室性心动过速、心脏性猝死有关，但缺乏统计学资料证实其发生率、最佳处理方法及治疗反应。儿茶酚胺过量的常规拮抗剂是肾上腺能 α 受体阻滞剂、β 受体阻滞剂，它们能够帮助控制高血压、逆转或预防心室结构的进一步退化[8]，但仅有未记载的证据显示这些拮抗剂可预防室性心律失常的复发[9]。嗜铬细胞瘤的早期手术干预是目前推荐的治疗方案，尤其是对于那些曾经出现过致命性心律失常的患者。一些嗜铬细胞瘤合并室性心动过速的患者，已明确QT间期延长[10,11]。

9.1.1.3 肢端肥大症

肢端肥大症患者已明确可以出现心脏性猝死的临床表现，而且致命性心律失常可能是主要原因[12]。据统计，超过半数的肢端肥大症患者的24h动态心电图可见复杂室性心律失常，而这其中，约2/3的患者反复发作[13]。对于这些垂体瘤患者，采取合适的手术方法进行干预是最佳的选择，可以改善患者的长期预后，因为心脏的改变是可逆的，特别是年轻人[14,15]。此外，某些生长抑素类似物（如奥曲肽和兰乐肽）对减少室性心律失常发作也有一定的治疗作用[16-18]。

9.1.1.4 原发性醛固酮增多症、艾迪生病、甲状旁腺功能亢进症和甲状旁腺功能减退症

电解质严重紊乱通常是心律失常的诱因，同时室性心动过速和心脏性猝死与前文提到的内分泌系统疾病有关。电解质紊乱有时可通过心电图表现出来，如QRS波增宽、QT间期延长等。在决定基础病因治疗前，需要立刻关注电解质失衡的处理[19-21]。

9.1.1.5 糖尿病酮症酸中毒

正如名字中所提示的，糖尿病酮症酸中毒是由于胰岛素缺乏引起的高血糖和代谢性酸中毒。患者通常伴有严重的脱水，血液中儿茶酚胺浓度升高，K^+、Na^+、Mg^{2+}等电解质紊乱。这些症状通常由严重感染或患者依从性较差所诱发，可直接引起心脏改变，如心律失常[22]。经适当的胰岛素降糖和补液治疗后，酸中毒得以纠正，K^+转运入细胞，通常可引起反跳性的低钾血症。因此，对于糖尿病酮症酸中毒患者，有必要进行定期的血液生化检查，动态监测代谢指标的变化，减少心脏并发症的可能性。

糖尿病酮症酸中毒的早期治疗阶段，K^+浓度的急剧变化会影响心律失常的易发类型。最初，高钾血症会减慢传导及降低自律性，易发生心动过缓、折返性室性心动过速，甚至心室颤动。随着酸中毒的纠正，低钾血症易引起触发活动，从而触发折返性心律失常、多形性室速和心房颤动。然而，糖尿病

酮症酸中毒患者体内代谢的动态变化广而快,使心律失常的风险增加,其可能机制是前面概述的所有发生机制间通过复杂的相互作用所致。因此,对于糖尿病酮症酸中毒患者,尽管缺乏循证医学的获益证据,仍推荐在治疗早期进行持续的心电监护[23]。

9.1.2 电解质紊乱

电解质紊乱常伴随心血管急症。电解质紊乱是心律失常最常见的原因,甚至能影响心肺复苏及之后的治疗。如果电解质严重缺乏或升高,即便仅仅是单纯一种离子,也能引起心脏结构正常的患者发生致命性心血管事件。临床综合征中发生 K^+、Na^+、Mg^{2+}紊乱,并可引起最常见且临床最重要的心律失常。虽然临床上血液中 Na^+异常很常见,特别是低钠血症,但对心脏电生理影响却并不重要。临床上预判电解质失衡很重要。有时,对于一些致命性电解质失衡,可以不必等到实验室检验结果回报即采取治疗措施。所有的电解质失衡中,高钾血症是最危及生命的一种情况。临床上高度疑诊并给予强化的纠正基础电解质紊乱的治疗, 往往能避免进展为心脏停搏等心律失常的发生[24]。电解质紊乱的心电图表现,可提供一些诊断线索,并指导治疗干预。虽然要个体化分析电解质紊乱, 但要牢记电解质内环境稳态的动态生理平衡关系,彼此之间互相影响,一个“室”的偏差可能会影响到另一个“室”[25]。

9.1.2.1 钾离子

K^+是细胞内含量最多的阳离子,人体细胞外间隙的 K^+仅占总量的 2%,低钾血症是临床最常遇到的电解质失衡。K^+在维持跨膜电位,心肌细胞的去极化和复极化的过程中发挥着重要的作用。K^+的电生理作用不仅取决于细胞外 K^+的浓度,同时还取决于 K^+浓度变化的方向(低钾血症或高钾血症)和速率。虽然不同“室”间 K^+的内稳态调节机制非常复杂,但仍有 2 个主要的转运过程。其中,主动转运过程需要有 Na^+/K^+ ATP 酶泵、胰岛素、β 肾上腺能物质、矿物质皮质类固醇参与,而被动转运过程是由 pH 值和细胞外液渗透压的变化引起的。血清 K^+浓度稳态是由肾小管末端肾单位段来维持的。而血清 K^+浓度调节改变的因素包括肾衰竭和药物,如非甾体抗炎药、血管紧张素转换酶抑制剂、利尿剂、洋地黄类药物[26,27]。血清 K^+浓度改变对心肌细胞传导具有明显影响,甚至可以引起心电图的变化。因此,心电图对于评估血清 K^+浓度异常的严重程度和治疗性干预的紧急程度是一个有用的筛查工具[28,29]。

高钾血症

高钾血症是一类常见的电解质失衡。虽然比低钾血症少见,但两者均可见于门诊患者,而且住院患者中约有 8%发生过高钾血症,其中主要发生于肾功能损害的患者[30-33]。高钾血症定义为细胞外液室(间隙)K^+浓度超过 5.0mmol/L。中度高钾血症(6~7mmol/L)和重度高钾血症(>7mmol/L)可危及生命,需要紧急处理。虽然轻度高钾血症通常不引起任何不适,并且容易纠正。但急性重度高钾血症,如果未能及时治疗,可以引起致命性心律失常[34-36]。

重度高钾血症最常见的临床表现是见于慢性肾功能不全终末期的患者。高钾血症可能的原因需要快速确认并给予处理,因为高钾血症可引起心律失常[37-39]。这些患者应慎用保钾利尿剂,如螺内酯、氨苯蝶啶、阿米洛利,容易引起高钾血症。此外,血管紧张素转换酶抑制剂也可以升高血清 K^+浓度,特别是联用口服补钾药物时。同时,非甾体抗炎药也能通过直接作用于肾脏而引起血清 K^+浓度升高。

血清 K^+浓度升高引起的躯体症状包括乏力、上行性麻痹和呼吸衰竭。

高钾血症的心电图表现与血清 K^+浓度有关。已有研究证实,高钾血症和心电图改变有紧密的相关性,但并非都是如此。大约 50%的患者,虽然他们的血清 K^+浓度>6.5mmol/L,但心电图并没有任何变化。

细胞外 K^+浓度升高会使 K^+向细胞内流动,因而可引起跨膜电位梯度的变化,静息电位减小,动作电位的 0 期去极化速度减慢。K^+内流使动作电位时限缩短,可引起心肌细胞间传导减慢及心电图变化,如 T 波高尖,其典型表现描述为 T 波对称性高而窄,虽然波形常常宽而振幅高[40]。此外,T 波倒置与左心室肥大有关,可能会出现心电图的假性正常化(翻转直立)[41]。当心肌细胞复极化末期加速时,可能会引起 T 波变化,尤其是在胸前区导联。当血清 K^+浓度>5.5mmol/L 时,心电图可能出现 T 波变化。随着血清 K^+浓度越来越高,心肌细胞间的传导也越受到抑制。心房肌和心室肌细胞跨膜电位的减少可使 Na^+通道失活,引起细胞动作电位幅度的下降。心房组织对这些早期变化更敏感,因此,P 波低平、PR 间期延长,并往往出现在 QRS 间期延长之前。当血清 K^+浓度>6.5mmol/L 时,这些心电图改变才会出现[42]。当血清 K^+浓度继续升高到正常上限的2倍时,容易出现窦房和房室传导阻滞,并常伴有逸搏。其他传导阻滞包括室内传导延迟、束支传导阻滞和分支传导阻滞也有报道。高钾血症引起的束支传导阻滞在意义上不典型,可能涉及QRS波初始和终末向量。QRS电轴的变化可提示左束支的不相称传导延迟[43]。当血清K^+浓度进一步升高时,去极化和复极化融合在一起,在心电图上表现为QT间期缩短和ST段明显抬高,类似于急性心肌损伤时的心电图表现[44]。此外,重度高钾血症患者更可能出现不典型的束支传导阻滞(LBBB和RBBB)、室内传导延迟、室性心动过速、心室颤动、室性自主心律。

低钾血症

低钾血症是指血清K^+浓度<3.5mmol/L,是临床上最常见的电解质紊乱。约超过20%的住院患者可出现低钾血症[45],因为临床上很多治疗措施可以使血清K^+浓度降低,例如,10%~40%的患者使用噻嗪类利尿剂[46]。此外,据统计资料显示,院外室颤复苏的患者中约50%的病例有低钾血症[47]。

临床上最容易引起血钾降低的情况有胃肠道丢失(腹泻或通便药物)、肾脏丢失(醛固酮增多症)、严重的高血糖、K^+耗竭、利尿剂、羧苄西林、青霉素钠、两性霉素B、K^+向细胞内转移(碱中毒或pH值升高)和营养不良。

重度低钾血症的主要结果是对神经和肌肉(包括心肌)的损害。心肌对低钾血症特别敏感,尤其是患者正在服用洋地黄类药物时。轻度低钾血症的临床表现为疲乏无力、瘫痪、呼吸困难、便秘、麻痹性肠梗阻和下肢痉挛等。而更严重的低钾血症可以改变心肌组织的兴奋性和传导性。

低钾血症的心电图表现:重度低钾血症的患者,心电图可作为一项非常有用、快速、经济且便捷的诊断工具。低钾血症的心电图表现是由于低钾对复极和传导的影响[48]。当血清K^+浓度下降时,K^+的跨膜浓度差也随之下降,细胞膜的静息电位升高,动作电位时间延长,尤其是复极化3相和不应期延长。

低钾血症的最早心电图表现为T波低平。

随着血清K^+浓度进一步降低,可出现ST段压低,T波倒置,U波变得明显。PR间期可能会出现延长,P波的波幅也会增大。

当血清K^+浓度继续降低时,可出现典型的低钾血症心电图变化,表现为U波增大。U波是T波后出现的一个正向波,中胸前区的导联显示最清楚,如 V2 和 V3 导联。血清 K^+浓度<2.7mmol/L 的患者中,几乎 80%出现上述心电图的变化[49]。

血清 K^+浓度极度降低时,巨大的 U 波可能会掩盖前面的 T 波或后面的 P 波[50]。T 波和 U 波波幅的颠倒是低钾血症最特征性的波形变化。低钾血症中 U 波的出现是心肌复极化过程延长造成的,相对不应期的延长容易引起折返性心动过速。

9.1.2.2 镁离子

虽然 Mg^{2+}是人体内第 4 个常见的矿物质和第 2 个细胞内含量最高的阳离子(仅次于 K^+),但对 Mg^{2+}异常的重要意义存在争议,部分原因为 Mg^{2+}紊乱总是合并其他电解质紊乱。同时,Mg^{2+}还是正常心血管生理过程中一些酶促反应中重要的辅助因子。

正常人体中 Mg^{2+}平均含量约为 24g,但只有 1%存在于细胞外间隙[51]。而这 1%中又有 1/3 与白蛋白结合在一起。因此,血清 Mg^{2+}浓度并不能准确反映机体 Mg^{2+}的储存量。Mg^{2+}在稳定细胞膜的兴奋性方面也发挥着重要的作用。Mg^{2+}可通过直接作用、调节 K^+的作用以及作为 Ca^{2+}通道阻滞剂来影响心律失常的发生率。Mg^{2+}的缺乏可能会影响细胞膜上 ATP 酶的功能,因而 Na^+/K^+的转运(Na^+泵出细胞外,而 K^+泵入细胞内)也受其影响[52]。

高镁血症

高镁血症是指血清镁浓度>1.1mmol/L(正常范围 0.7~1.1mmol/L)。Mg^{2+}的内稳态由许多因素来控制,如 Ca^{2+}平衡的相同调节系统、影响 K^+平衡调节的疾病和影响因素。因此,Mg^{2+}的内稳态和 Ca^{2+}、K^+的平衡联系在一起。高镁血症最常见的原因是肾衰竭,也有可能是医源性的(过量补充 Mg^{2+}),或者是由于长期使用通便药或者含镁的抗酸剂,这在老年人中是重要原因。高镁血症的临床表现包括神经系统的症状、神经反射消失、肌无力、麻痹、共济失调、嗜睡、意识模糊、呼吸衰竭甚至罕见的心脏骤停。胃肠道症状包括恶心、呕吐。中度高镁血症可引起血管扩张;而重度高镁血症可引起低血压;极重度高镁血症可能会引起意识障碍、心动过缓、低通气和呼吸心跳停止[53]。

高镁血症的心电图表现:

- QRS 时限延长。

- PR 和 QT 间期延长。
- P 波电压不同程度降低。
- 不同程度的 T 波高尖。
- 完全性房室传导阻滞和心脏停搏。

低镁血症

低镁血症是指血清 Mg^{2+}浓度<0.7mmol/L，比高镁血症更常见。当摄入减少、丢失过多或者细胞内外分布的变化都可引起低镁血症。低镁血症通常都是由于摄入减少或丢失过多所引起，既可以通过肾脏也可以通过肠道丢失(腹泻)。此外，甲状旁腺激素水平的变化和一些药物治疗(喷他脒、利尿剂、酒精)都可引起低镁血症。哺乳期女性更容易出现低镁血症。

Mg^{2+}缺乏的程度与临床表现并不是非常符合。低镁血症可对机体产生广泛而严重的影响。它可影响中枢神经系统(惊厥和神志的改变)、心血管系统(心律失常、血管痉挛)、内分泌系统(低钾血症、低钙血症)以及肌肉系统(支气管痉挛和肌无力)[54]。

低镁血症的心电图表现：

- ST 段压低。
- QT 和 PR 间期延长。
- T 波倒置。
- 胸前导联 P 波低平或倒置。
- QRS 波增宽。
- 尖端扭转型室速、难治性室颤或者其他类型的心律失常，以及洋地黄中毒加重[55]。

9.1.2.3　钙离子

Ca^{2+}是人体最丰富的矿物质。Ca^{2+}的基本功能是增加骨骼的强度和加强神经肌肉的功能，同时在心肌收缩方面也起着重要的作用。人体内有几乎取之不尽用之不竭的钙储存库，因为 Ca^{2+}都储存在骨骼中的羟磷酸盐内。成年人体内有 1~2kg Ca^{2+}，血浆中只有 1g Ca^{2+}。Ca^{2+}在极大数量的调节机制、骨骼肌的收缩、酶促反应的控制中十分重要，而且是心肌电活动、心肌收缩的关键离子[56]。总的血清钙和人血白蛋白直接相关，游离型 Ca^{2+}和人血白蛋白呈负相关。人血白蛋白越低，游离型 Ca^{2+}浓度就越高。临床上只有严重的高钙血症或低钙血症时，细胞外游离型 Ca^{2+}浓度异常才会引起显著的电生理变化。

高钙血症

高钙血症是指血清 Ca^{2+}浓度超过正常范围(2.1~2.6mmol/L)，或者游离型 Ca^{2+}浓度超过正常范围(1.1~1.2mmol/L)。

高钙血症是甲状旁腺功能亢进症的基本特征。临床上出现高钙血症的患者有 90%以上是由甲状旁腺功能亢进或恶性肿瘤所引起[57]。高钙血症是一种慢性、温和并且容易耐受的疾病。重度高钙血症是指血清 Ca^{2+}浓度>3.5mmol/L，临床上见于因胃肠道丢失过多和利尿剂使用而引起脱水的患者，还见于因摄取大量钙盐的患者。

当血清总 Ca^{2+}浓度达到或超过 3~3.75mmol/L 时，患者可有不适症状。这些症状缺乏特异性，如疲劳、嗜睡、运动乏力、厌食、恶心、便秘和腹痛等。高钙血症还可使肾脏的浓缩功能减退，患者可有多尿，进而引起 Na^+、K^+、Mg^{2+}和 P^+的丢失增加，Ca^{2+}重吸收增多，进一步加重高钙血症，形成一个恶性循环。高钙血症还可使人产生幻觉、定向力障碍、肌张力降低，甚至引起昏迷。高钙血症引起的心血管系统表现多种多样。当血清 Ca^{2+}浓度升高到 3.75~5mmol/L 时，心肌收缩力开始增强。如超过这个范围，则出现心肌抑制，心脏自律性下降，但只有不应期缩短时才会发生心律失常，还有很多患者会进一步合并出现低钾血症，并加重洋地黄中毒作用[58]。

高钙血症的心电图表现：高钙血症的心电图表现和低钙血症相反，表现为 QTc 间期明显缩短。还有可能出现心脏传导阻滞，其中以缓慢型心律失常最常见[59]。高钙血症的心电图变化如下：

- PR 间期延长和 QRS 波增宽。
- QT 间期缩短(通常当 Ca^{2+}浓度>3.25mmol/L 时)。
- QRS 波群电压增高伴切迹。
- T 波低平增宽。
- 当血清 Ca^{2+}浓度超过 3.75~5mmol/L 时，可出现房室传导阻滞，并可进展为完全性心脏传导阻滞，甚至心脏停搏。

低钙血症

低钙血症定义为血清 Ca^{2+}浓度低于正常范围(2.1~2.6mmol/L)，或者游离型 Ca^{2+}浓度低于正常范围(1.1~1.2mmol/L)。低钙血症常见于功能性甲状旁腺激素缺乏，见于甲状旁腺激素的绝对缺乏(原发性甲状旁腺功能减低、甲状旁腺切除术后)，或者假性甲状旁腺功能减退综合征。低钙血症的其他原因包括维生素 D 缺乏、先天性钙代谢紊乱、慢性肾衰竭、急性胰腺炎、横纹肌溶解和脓毒血症。低钙血症常见于危重症患者，据报道发病率高达 50%[60]。此外，低钙血症通常和低镁血症同时出现。当游离型 Ca^{2+}浓度<0.62mmol/L 时，可出现临床症状，主要表现为神经肌肉的兴奋性改变，如手足痉挛是临床最典型的体征，可能进展为四肢抽搐、喉痉挛、反射亢进、面神经征阳性和低钙束臂征阳性。

低钙血症可延长动作电位的 2 相，使 QTc 间期延长，从而引起早后除极和触发心律失常。尖端扭转型室性心动过速可能由低钙血症触发，但发生概率较低钾血症和低镁血症低很多。

低钙血症引起严重的临床症状和致命性心律失常时，要求立即进行处理。此外，其伴随的电解质紊乱也需要同时纠正，如低镁血症、磷代谢异常和酸中毒。

低钙血症的心电图表现：低钙血症可引起 ST 段和 QT 间期延长，其是发生尖端扭转型室性心动过速的潜在原因，但比低钾血症或低镁血症引起的概率要小很多[61]。虽然低钙血症常可以引起传导异常，但重度低钙血症可引起一些不常见的心律失常，如心脏传导阻滞和室性心律失常。

9.1.3　心律失常并发症的管理

临床上如何管理一个伴有复杂的代谢紊乱、心脏和多器官功能障碍的危重症患者，是一个棘手的问题。复苏管理的基本原则是积极保护患者的基础心肺功能，并给予时间纠正患者的复杂代谢紊乱。根据患者的基本临床表现和疾病，对患者的电解质、酸碱和液体平衡状态进行恰当的初始评估。然后，依据此评估结果，随着病情演变和治疗的进行，体内电解质的变化也可能发生急剧的变化，因此评估需要重复进行。同时，需要计划纠正患者生化指标的治疗方案，并要定期更新。此外，有时治疗基础疾病也很重要。然而，当代谢障碍持续存在，或者基础疾病治疗未达到预期的生理正常目标时，可能需要针对具体的代谢指标考虑其他治疗方案，如纠正电解质紊乱、补液或者消除其他病因，如低氧可能加重心肌缺血。

一般不推荐刻意去纠正酸碱失衡[62,63]。不论是糖尿病酮症酸中毒还是其他类型的酸中毒，专家共识认为补碱（碳酸氢钠）对治疗弊大于利，可能会加重细胞内酸中毒。但碳酸氢盐可以偶尔用于临床，仅用于严重酸中毒或其他药物治疗无效的情况。

值得说明的是，上述治疗决策缺乏临床循证学依据，主要依赖专家共识。12 导联心电图能持续记录心律变化，可提供有价值的信息，但不能干扰必要的急诊处理。对于心律失常患者，如果血流动力学代偿，就有时间辨别心律失常的类型，并且根据指南进行治疗[64]。需要记住的是，任何抗心律失常药物开始治疗时可能有非预料中的致心律失常作用，特别是在代谢紊乱的患者[65]。这种情况下，从来没有抗心律失常"鸡尾酒"的原则更为贴切。

9.1.3.1 高钾血症的治疗

高钾血症的急诊处理有很多治疗选择，包括胰岛素、β2 肾上腺能受体激动剂（吸入、雾化和静脉用）、碳酸氢盐、树脂、氟氢可的松、氨茶碱和血液透析。

高钾血症的治疗方法取决于其严重程度和患者的临床状况。首先，停止外源性补钾（比如静脉补钾），同时还要评估可能引起血钾升高的药物（例如，保钾类利尿剂、血管紧张素转换酶抑制剂、非甾体抗炎药）。但血清 K^+浓度升到多高才开始治疗，目前尚无循证定论。目前推荐的一些治疗方案，尤其是将 K^+转运入细胞内，它们的起效时间和作用持续时间都不同[66]。

对于轻度高钾血症（5.5~6.0mmol/L），将 K^+排出体外，方案如下。

1.利尿剂：呋塞米 1mg/kg，缓慢静脉注射。

2.树脂：聚磺苯乙烯 15~30g 溶入 50~100mL 20%山梨醇口服或保留灌肠（50g 聚磺苯乙烯）。

对于中度高钾血症（6~7mmol/L），将 K^+转运入细胞内，可采取如下措施。

1.碳酸氢钠：50mmol，静脉注射，超过 5min（碳酸氢钠单独使用的疗效较葡萄糖加胰岛素或雾化用沙丁胺醇弱，尤其是对于肾衰竭患者。如果这些药物联合应用，疗效更佳）[67,68]。

2.葡萄糖加胰岛素：50g 葡萄糖和 10U 常规胰岛素混合后，在 15~30min 内静脉注射完毕。

3.吸入用沙丁胺醇 10~20mg 雾化吸入（时间超过 15min）。

对于重度高钾血症（>7mmol/L 伴有中毒性心电图改变），需要将 K^+转运入细胞内，同时要将 K^+排出体外。其中，将 K^+转入细胞内起效迅速，但只是暂时的。如果血清 K^+浓度反弹，可能需要重复这些治疗措施。按照优先的顺序，列出如下方案。

• 将钾离子转入细胞内的具体方法

1.氯化钙（10%）：500~1000mg（5~10mL）静脉注射（2~5min），减少 K^+对心肌细胞膜的损害，以降低心室颤动的风险。

2.碳酸氢钠：50mmol/L 静脉注射（超过 5min），对于终末期肾病患者可能疗效较低。

3.葡萄糖加胰岛素：将 25g 葡萄糖（50mL 50%的葡萄糖）和 10U 常规胰岛素混合后静脉注射（15~30min）。

4.吸入用沙丁胺醇：10~20mg 雾化吸入（超过 15min）。

• 促进钾排泄的具体方法

1.利尿剂（呋塞米：40~80mg，静脉注射）。

2.聚磺苯乙烯：15~50g 加山梨醇口服或者保留灌肠。

3.透析。

9.1.3.2　低钾血症的治疗

低钾血症的治疗可以通过胃肠外或者口服进行补钾，同时还应寻找电解质紊乱的原因并给予治疗。当出现心律失常或血清 K^+浓度<2.5mmol/L 时，应开始静脉补钾治疗。注意补钾应缓慢，除非患者病情严重、生命体征不稳定需要快速纠正时。对于临床紧急情况，快速补钾目前只是经验性治疗。这种情况下，需大剂量静脉补钾，速度应该在 10~20mmol/L，并且在补钾过程中持续进行心电监护。静脉补钾可以通过中心静脉或外周静脉。中心静脉更适用于高浓度补钾，但是中心静脉导管不应延伸进入右心房。

如果患者血清 K^+浓度较低，出现心脏停搏（如恶性室性心律失常），则应立即快速补钾。静脉补钾起始剂量 10mmol/L 静脉注射(5min 以上),必要时可重复一次。这种情况应在病程中做好记录,说明快速补钾的原因是纠正致命性低钾血症。患者病情一旦稳定,则应放慢补钾速度,持续逐渐补充。血清 K^+浓度每下降 1mmol,人体总缺钾量为 150~400mmol。对于年老体弱的女性患者,估计量应适当降低,而对于年轻强壮的男性患者,则估计量应适当提高。

9.1.3.3 高镁血症的治疗

高镁血症的治疗一般是使用钙剂,它能将 Mg^{2+}移出血浆。在 Mg^{2+}浓度下降之前,可能需要心肺支持。一方面应停止 Mg^{2+}的摄入。另一方面给予 10% 的氯化钙溶液 5~10mL(500~1000mg)静脉注射,通常可以纠正致命性心律失常。必要时可重复给药。高镁血症的治疗还可以选择血液透析方案,在透析之前,如果患者的肾功能、心血管功能能耐受,可以静脉给盐利尿剂(分别静脉注射生理盐水和呋塞米)以增加肾脏 Mg^{2+}的排泄,直到进行血液透析。然而,这种利尿方法也会增加 Ca^{2+}的排泄,低钙血症会使高镁血症的症状和体征加重。

9.1.3.4 低镁血症的治疗

低镁血症的治疗取决于其严重程度和患者的临床情况。其中,对于严重的或有症状的低镁血症,可以给 1~2g 硫酸镁静脉注射(5~60min),而对于尖端扭转型室性心动过速伴有心脏停搏的患者,可以给予 1~2g 硫酸镁静脉注射(5~20min);如果尖端扭转型室性心动过速是间断出现的,并且不伴有心脏停搏,则可以将上述剂量的硫酸镁在 5~60min 内静脉注射完毕。当发生抽搐时,将 2g 硫酸镁静脉注射 10min 以上。此外,葡萄糖酸钙(1g)通常也用于治疗低镁血症,因为大多数低镁血症的患者都合并有低钙血症[69]。对于合并有肾功能不全的低镁血症患者,补镁应谨慎,因为有可能引起真正致命性高镁血症的风险。

9.1.3.5 高钙血症的治疗

如果是恶性肿瘤引起的高钙血症,应谨慎考虑患者的预后及其期望值。

高钙血症的治疗通常是根据患者的临床症状，这比血清 Ca^{2+}绝对浓度更为重要。当血清 Ca^{2+}浓度>3mmol/L 时，即使患者没有症状，也应开始进行治疗。而对于低白蛋白血症的患者，即便游离型 Ca^{2+}浓度显著升高，总的 Ca^{2+}浓度可能仍然处于正常水平。在这种情况下，不管患者有无临床症状，只要血清 Ca^{2+}浓度>3.75mmol/L 就应开始治疗。高钙血症的治疗主要措施是促进尿钙的排泄。而主要方法是静脉补液和利用双磷酸盐抑制溶骨性骨破坏。当患者的心肾功能正常时，可给予 0.9%生理盐水以 300~500mL/h 的速度进行补液，直到缺水被纠正，患者利尿增多(排尿 200~300mL/h)。当补液已足够时，生理盐水的补液速度应降至 100~200mL/h。多尿患者的血清 K^+和 Mg^{2+}浓度也会降低，可能会增加高钙血症的心律失常风险，应密切监测，维持血清 K^+和 Mg^{2+}浓度。血液透析是快速降血钙的方法，尤其是对于有心力衰竭和肾功能不全的患者[70]。伴利尿剂的使用(呋塞米，1mg/kg 静脉注射)可以促进尿钙的排泄，但对于低血容量的患者，能否使用尚有疑问。

9.1.3.6　低钙血症的治疗

低钙血症的治疗需要补钙。Ca^{2+}的交换依靠 K^+和 Mg^{2+}的浓度梯度，所以低钙血症的治疗需要上述 3 种电解质的共同调节。

急性有症状的低钙血症治疗可以使用 10%的葡萄糖酸钙，90~180mg Ca^{2+}静脉注射(超过 10min)，随后 540~720mg Ca^{2+}溶于 5%葡萄糖溶液 500~1000mL，以每小时 0.5~2.0mg/kg 的速度静脉滴注。每 4~6h 测量一次 Ca^{2+}浓度，目标是将总的血清 Ca^{2+}浓度维持在 1.75~2.25mmol/L。

维生素 D 和口服钙剂对于慢性低钙血症也适用。

9.1.3.7　电解质水平何时需要复查?

对于电解质紊乱的患者，复查的频率和监测的时间目前尚无定论，因此关于进一步评估的推荐基于提出的意见。对于急性电解质不足/过量的患者，监测的频率取决于电解质的水平和共存的基础疾病。一般而言，应在治疗后 1~2h 内复查以评估治疗的疗效，随后，监测的频次可减少。这主要依据电解质紊乱的程度和基础病因的逆转程度来判断。

代谢紊乱和电解质紊乱可以引起严重的并发症，比如致命性心律失常。

其特点及治疗方法是急诊科医师和心内科医师应掌握的。我们这里特别强调一些可能对临床医师有用的内容。

9.2 急诊科医师须知

长期剧烈的腹泻可能会引起大量必需的电解质、水和碳酸氢钠的丢失。如果没有给予适当及时的治疗,可能会出现代谢性酸中毒、肾上腺分泌活动增强、低钾血症、低钙血症、低镁血症等情况,进而诱发心律失常。呕吐也可引起电解质的丢失,当合并有腹泻或者其他疾病如糖尿病酮症酸中毒,则可能会引起严重的心脏损害。临床上应及时辨别发现代谢和液体平衡异常,并进行处理。因此,对于这些腹泻或呕吐的患者,定期评估液体平衡、酸碱平衡和电解质状态是很重要的。

9.2.1 钾离子

• 临床上评估血清 K^+浓度应结合血清 pH 值来判断。当血清 pH 值下降时,血清 K^+浓度升高,因为 K^+由细胞内转运到血管间隙。当血清 pH 值升高时,血清 K^+浓度下降,因为 K^+转运至细胞内。通常而言,血清 pH 值每增加 0.1U,血清 K^+浓度大约下降 0.3mmol/L。因此,在治疗 K^+紊乱时,应考虑血清 pH 值的影响,比如在治疗糖尿病酮症酸中毒时,就要考虑到一旦酸中毒纠正后,血清 K^+浓度会随之下降。纠正碱中毒时,即使没有补钾,血清 K^+浓度也会升高。

• 低钾血症会加重洋地黄的毒性作用。因此,对于接受洋地黄衍生物治疗的患者,应避免低钾血症,并且一旦出现,应立刻治疗。

• 低钾血症引起的心电图表现易与心肌缺血相混淆。另外,高钾血症的高尖 T 波和 U 波比较难区分。

• β 受体激动剂对于快速降低血钾比较有效:沙丁胺醇经静脉、雾化吸入都可以发挥作用。静脉注射胰岛素和葡萄糖起效迅速。高钾血症中碳酸氢钠的使用目前尚无定论, 而且也不推荐单独使用。如果和其他药物联合应用,应仔细权衡利弊,可能对患者的 pH 值和血容量有影响。

联合使用胰岛素加葡萄糖和沙丁胺醇, 很可能比单药更大幅度地降低血清 K^+浓度。在动物和人体试验中,静脉注射钙剂可以稳定细胞膜、降低心律失常发生的阈值。虽然缺乏临床随机试验支持钙的应用，但在心律失常或心电图发生变化时，仍然推荐静脉使用氯化钙，必要时还可重复使用。

9.2.2　镁离子

- Mg^{2+}、K^{+}和 pH 值的紊乱必须同时纠正。
- 低镁血症如不先纠正，则低钙血症也很难纠正。

9.2.3　钙离子

- 游离型 Ca^{2+}浓度是由 pH 值决定的。碱中毒可以增加 Ca^{2+}和白蛋白的结合，因此可以降低游离型 Ca^{2+}浓度。而酸中毒时会使游离型 Ca^{2+}浓度升高。
- 低白蛋白血症患者中，虽然总 Ca^{2+}水平可能会降低，但游离型 Ca^{2+}浓度可以在正常范围内。
- Ca^{2+}可拮抗 K^{+}和 Mg^{2+}对细胞膜的作用。因此，当治疗高钾血症和高镁血症时，钙剂效果较好。
- 减少骨重吸收 Ca^{2+}的药物（降钙素、糖皮质激素）可降低血钙浓度。

9.3　心内科医师须知

许多代谢紊乱可以促使心律失常的发生，尽管代谢紊乱各自的致心律失常作用可以利用宽泛一致的病理生理机制来简化。

代谢紊乱可引起折返性心律失常，因为生理和病理传导区域（心肌细胞复极加速或心肌传导速度减慢）都可能存在，虽然从解剖学基质来看，这些区域会互相影响，并产生复杂的心肌兴奋和传导异常。

酸中毒可以通过促进折返和触发活动引起心律失常[71]。值得注意的是，大范围的折返是某些室上性心动过速的原因。例如，WPW 预激综合征中出现的房室折返性心动过速。此外，代谢紊乱还可以改变异常解剖传导通路中的传导特性，因而可通过异常解剖传导通路促进折返或使心率加快。而更复杂的折返如心房颤动或室性心动过速，也是其他心律失常的促发因素，可见于危重症患者。此外，迟后除极或触发活动也是电解质紊乱引起心律失常的其他主要机制。

迟后除极或触发活动可能会不断重复并引起心动过速，并且可引起多形性室速或尖端扭转型室速。但迟后除极在单纯代谢紊乱的患者中很少引起心律失常,尽管在一定情况下可能相关。典型的例子即是由于低钾血症和高钙血症加重的地高辛中毒所引起的心律失常。此外,在代谢紊乱的患者中,儿茶酚类物质过量和心肌缺血也是常见的促发心律失常的重要相关因素。

9.3.1 钾离子

• 值得注意的是,旁路对 K^+浓度升高引起的传导延迟更敏感,因而可以使心电图正常化,WPW 预激综合征中 δ 波消失。

• 如果血清 K^+浓度过高,会出现 QRS 波时限明显延长、增宽,并与 T 波融合,形成切迹,心电图上表现为一个近似正弦波。这种表现往往提示不良预后,除非立刻开始治疗。致命性事件包括心脏停搏(心室传导出现完全性传导阻滞)或心室颤动。

• 高钾血症可诱导心电图上产生 Brugada 样表现[72]。这种表现常发生于血清 K^+浓度>7mmol/L 的危重症患者,同时会伴有假性右束支传导阻滞和胸前区至少 2 个导联出现持续的 ST 段弓背向上抬高。临床医师快速识别此类心电图表现,要考虑到患者可能有重度高钾血症,而且死亡率很高。

• 已有研究表明高钾血症对心室节律搏动的 QRS 波群形态有影响[73]:高钾血症是引起心室失夺获最常见的原因。对于有起搏器的患者,高钾血症可以引起 2 个重要的临床表现:①心室节律搏动的 QRS 波群(包括 P 波)增宽,因为心肌传导延迟。当 K^+浓度>7mmol/L 时,室内传导速度通常会减慢,QRS 波群增宽;②心房和心室起搏阈值升高,有或无心肌传导延迟。

• 对于接受心脏再同步化治疗的患者，高钾血症可以引起心室失夺获和(或)电极的感知障碍,如果其中一个心室电极感知失败,就可引起双心室不起搏。

• 一些心脏和非心脏类药物可以抑制 hERG K^+通道,增强 K^+(IK)电流,特别是在低钾血症的情况下,这些药物可以使动作电位时限、QT 间期延长,以及发生早后除极和尖端扭转型室性心动过速。

• 高钾血症是一种常见的代谢紊乱,如未能及时发现和处理,可能是致命的。胰岛素静脉注射降血钾起效最快,并且非常有效。β2 肾上腺能受体激动剂在降血钾方面和胰岛素同样有效,并且作用时间更长。若两种药物联合应用比单药更有效。此外,经静脉给碳酸氢钠治疗急性高钾血症的证据目前并不充分[74]。

• 血清 K^+浓度变化和 pH 值变化成反比。酸中毒(低 pH 值)可以使 K^+转运到细胞外,因而引起血清 K^+浓度升高。反之,高 pH 值(碱中毒)可使血清 K^+转运到细胞内,从而使血清 K^+浓度降低。有些代谢障碍(如碱中毒、高钠血症或高钙血症)可以拮抗高钾血症对细胞膜的作用,因而使 K^+浓度升高引起的心电图改变不明显。

• 高钾血症可以抑制糖苷和(Na^+、K^+)ATP 酶的结合,减弱洋地黄类药物的正性变力作用,并且抑制洋地黄诱导的异位心律。而低钾血症可以增加葡萄糖苷和(Na^+、K^+)ATP 酶的结合,降低地高辛的清除速率,并且加强地高辛的毒性作用。

9.3.2 镁离子

• 低钾血症合并低镁血症是发生严重心律失常的一个危险因素。

• 众所周知,Mg^{2+}在治疗快速性室上性和室性心律失常方面比较有效,但临床疗效和血清 Mg^{2+}浓度之间没有直接的关联。

• Mg^{2+}在治疗快速性房性心律失常方面十分有效,即使心律转复和血浆浓度之间没有关系。

• 美国心脏协会 ACLS 指南中,硫酸镁是治疗尖端扭转型室性心动过速的一线治疗药物。

9.3.3 钙离子

• 高钾血症和低钙血症同时存在时,对于房室或室内传导延迟具有累积的影响,可促使发生心室颤动。高钙血症可通过稳定细胞膜作用而抵消高钾血症对房室或室内传导的抑制,并且能防止心室颤动的发生。

• 细胞外液中近一半的 Ca^{2+}与白蛋白结合,而另一半是游离型的,具有生物学活性。游离型 Ca^{2+}活性最强。血清游离型 Ca^{2+}的浓度必须评估,可依据血清 pH 值和人血白蛋白来判断。

• 低钙血症可以加重洋地黄的毒性(表 9.1)。

表 9.1 离子紊乱:病因、诊断和治疗

离子	紊乱类型	病因	临床表现	心电图变化	治疗
K^+	轻度高钾血症 (5~6mmol/L)	药物 终末期肾病 横纹肌溶解	疲乏 上行性麻痹 呼吸衰竭	P 波低平 PR 间期延长 QRS 波群增宽	1.呋塞米 1mg/kg 静脉注射(缓慢) 2.降钾树脂 15~30g 溶入 50~100mL 20%的山梨醇
	中度高钾血症 (6~7mmol/L)	代谢性酸中毒 假性高钾血症 血液透析 肿瘤溶解综合征 饮食 低醛固酮血症		S 波加深 S 波和 T 波合并 正弦波 室性自主心律 心脏停搏	1.碳酸氢钠 50mmol 静脉注射(超过 5min) 2.葡萄糖加胰岛素 50g 葡萄糖加 10U 常规胰岛素,静脉注射(15~30min) 3.沙丁胺醇 10~20mg 雾化吸入(超过 15min)
	重度高钾血症 (>7mmol/L)	(艾迪生病、低肾素血症) 4 型肾小管酸中毒 高钾性周期性麻痹			1. 10%氯化钙 500~1000mg(5~10mL)静脉注射(2~5min) 2. 碳酸氢钠 50mL 静脉注射 (超过 5min) 3.葡萄糖加胰岛素:25g(50mL 50%)葡萄糖加 10U 常规胰岛素混合后静脉注射(15~30min) 4.吸入用沙丁胺醇:10~20mg 雾化吸入(超过 15min) 5.呋塞米 40~80mg,静脉注射 6.降钾树脂灌肠剂 15~50g 加山梨醇口服或灌肠 7.血液透析
	轻度低钾血症 (3.5~2.5mmol/L)	腹泻、通便药物 醛固酮增多症	疲乏无力 麻痹	U 波 T 波低平	补钾应缓慢
	重度低钾血症 (<2.5mmol/L)	高血糖 排钾类利尿剂 羧苄西林、青霉素钠、两性霉素 B 细胞内转移(碱中毒或 pH 值升高) 营养不良	呼吸困难 便秘 麻痹性肠梗阻 下肢痉挛	室性心律失常 (无脉搏电活动) 心脏停搏	1.最大补钾速度(静脉注射):10~20mmol/h 2.当发生心脏停搏时,补钾 10mmol(静脉注射,超过 5min)

(待续)

表9.1(续)

离子	紊乱类型	病因	临床表现	心电图变化	治疗
Mg^{2+}	高镁血症 (>1.1mmol/L)	肾衰竭 过度补镁 含镁的泻药/抗酸剂的使用	反射消失 肌无力 麻痹 共济失调 昏睡 意识模糊 呼吸衰竭 恶心呕吐 低血压 低通气	PR间期和QT间期延长 QRS波群增宽 P波电压降低 T波高尖 完全性房室传导阻滞 心脏停搏	1. 10%氯化钙溶液5~10mL(500~1000mg)静脉注射 2.血液透析 3.呋塞米1mg/kg
	低镁血症 (<0.7mmol/L)	肠切除、胰腺炎、腹泻、肾脏病 利尿剂、喷他脒、庆大霉素、地高辛、酒精、低体温症、高钙血症、糖尿病酮症酸中毒、甲状腺功能亢进症、甲状腺功能减退症、磷缺乏、烧伤、脓毒血症	惊厥 神志改变 心律失常 血管痉挛 低钾血症 低钙血症 支气管痉挛 肌无力	QT间期和PR间期延长 ST段压低 T波倒置 P波低平 QRS波群增宽 尖端扭转型室速 心室颤动	1. 1~2g硫酸镁,静脉注射(5~60min) 2.对于尖端扭转型室速,1~2g硫酸镁,静脉注射(5~20min)

(待续)

表 9.1(续)

离子	紊乱类型	病因	临床表现	心电图变化	治疗
Ca^{2+}	高钙血症>2.6mmol/L(或者游离型Ca^{2+}浓度>2.6mmol/L)	甲状旁腺功能亢进症 恶性肿瘤	疲乏 昏睡 肌无力 厌食症 恶心 便秘 腹痛 多尿 幻觉 定向力障碍 肌张力降低	QT间期缩短 PR间期延长和QRS增宽 QRS电压增高 T波低平增宽 QRS切迹 房室传导阻滞	1. 0.9%生理盐水(300~500mL/h) 2.血液透析 3.螯合剂 4.呋塞米 5.降钙素、糖皮质激素
	低钙血症<2.1mmol/L(或者游离型Ca^{2+}浓度<1.1mmol/L)	中毒性休克 血清镁离子浓度异常 肿瘤溶解综合征	神经肌肉兴奋性增高 手足痉挛/抽搐 喉痉挛 肢端感觉异常 面肌痉挛 反射亢进 面神经征和低钙素臂征阳性	QT间期延长 T波倒置 心脏传导阻滞 心室颤动	1. 10%葡萄糖酸钙,90~180mg Ca^{2+}静脉注射(10min) 2. 540~720mg Ca^{2+}溶于500~1000mL 5%葡萄糖溶液中,以每小时0.5~2.0mg/kg即10~15mg/kg静脉滴注

(章登峰 刘德平 译)

参考文献

1. El-Sherif N, Turitto G. Electrolyte disorders and arrhythmogenesis. Cardiol J. 2011;18:233–45.
2. Kraft MD, Btaiche IF, Sacks GS, et al. Treatment of electrolyte disorders in adult patients in the intensive care unit. Am J Health Syst Pharm. 2005;62:1663–82.
3. Task FM, Zipes DP, Camm AJ, et al. ACC/AHA/ESC 2006 guidelines for management of patients with ventricular arrhythmias and the prevention of sudden cardiac death – executive summary: A report of the American College of Cardiology/American Heart Association Task Force and the European Society of Cardiology Committee for Practice Guidelines (Writing Committee to Develop Guidelines for Management of Patients with Ventricular Arrhythmias and the Prevention of Sudden Cardiac Death). Developed in collaboration with the European Heart Rhythm Association and the Heart Rhythm Society. Eur Heart J. 2006;27:2099–140.
4. Whalley DW, Wendt DJ, Grant AO. Electrophysiologic effects of acute ischemia and reperfusion and their role in the genesis of cardiac arrhythmias. In: Podrid PJ, Kowey PR, editors. Cardiac arrhythmia: mechanisms, diagnosis, and management. Baltimore: Williams & Wilkins; 1995. p. 109–30.
5. Ramaswamy K, Hamdan MH. Ischemia, metabolic disturbances, and arrhythmogenesis: mechanisms and management. Crit Care Med. 2000;28(Suppl):N151–7.
6. Nesher G, Zion MM. Recurrent ventricular tachycardia in hypothyroidism report of a case and review of the literature. Cardiology. 1988;75:301–6.
7. Osborn LA, Skipper B, Arellano I, et al. Results of resting and ambulatory electrocardiograms in patients with hypothyroidism and after return to euthyroid status. Heart Dis. 1999;1:8–11.
8. Singh AK, Nguyen PN. Refractory ventricular tachycardia following aortic valve replacement complicated by unsuspected pheochromocytoma. Thorac Cardiovasc Surg. 1993;41:372–3.
9. Michaels RD, Hays JH, O'Brian JT, et al. Pheochromocytoma associated ventricular tachycardia blocked with atenolol. J Endocrinol Invest. 1990;13:943–7.
10. Shimizu K, Miura Y, Meguro Y, et al. QT prolongation with torsades de pointes in pheochromocytoma. Am Heart J. 1992;124:235–9.
11. Viskin S, Fish R, Roth A, et al. Clinical problem-solving. QT or not QT? N Engl J Med. 2000;343:352–6.
12. Colao A. Are patients with acromegaly at high risk for dysrhythmias? Clin Endocrinol (Oxf). 2001;55:305–6.
13. Kahaly G, Olshausen KV, Mohr-Kahaly S, et al. Arrhythmia profile in acromegaly. Eur Heart J. 1992;13:51–6.
14. Colao A, Ferone D, Marzullo P, et al. Long-term effects of depot long-acting somatostatin analog octreotide on hormone levels and tumor mass in acromegaly. J Clin Endocrinol Metab. 2001;86:2779–86.
15. Minniti G, Moroni C, Jaffrain-Rea ML, et al. Marked improvement in cardiovascular function after successful transsphenoidal surgery in acromegalic patients. Clin Endocrinol (Oxf). 2001;55:307–13.
16. Suyama K, Uchida D, Tanaka T, et al. Octreotide improved ventricular arrhythmia in an acromegalic patient. Endocr J. 2000;47(Suppl):S73–5.
17. Lombardi G, Colao A, Marzullo P, et al. Improvement of left ventricular hypertrophy and arrhythmias after lanreotide-induced GH and IGF-I decrease in acromegaly. A prospective multi-center study. J Endocrinol Invest. 2002;25:971–6.
18. Colao A, Marzullo P, Cuocolo A, et al. Reversal of acromegalic cardiomyopathy in young but not in middle-aged patients after 12 months of treatment with the depot long-acting somatosta-

tin analogue octreotide. Clin Endocrinol (Oxf). 2003;58:169–76.
19. Izumi C, Inoko M, Kitaguchi S, et al. Polymorphic ventricular tachycardia in a patient with adrenal insufficiency and hypothyroidism. Jpn Circ J. 1998;62:543–5.
20. Abdo A, Bebb RA, Wilkins GE. Ventricular fibrillation: an extreme presentation of primary hyperaldosteronism. Can J Cardiol. 1999;15:347–8; 549.
21. Chang CJ, Chen SA, Tai CT, et al. Ventricular tachycardia in a patient with primary hyperparathyroidism. Pacing Clin Electrophysiol. 2000;23:534–7.
22. Wallace TM, Matthews DR. Recent advances in the monitoring and management of diabetic ketoacidosis. QJM. 2004;97:773–80.
23. Harrower C. The value of continuous ECG monitoring during treatment of diabetic ketoacidosis. A computer study. Acta Diabetol Lat. 1975;15:88–94.
24. American Heart Association. Guidelines for cardiopulmonary resuscitation and emergency cardiovascular care: life-threatening electrolyte abnormalities. Circulation. 2005;112:IV-121–5.
25. Diercks DB, Shumaik GM, Harrigan RA, Brady WJ, Chan TC. Electrocardiographic manifestations: electrolyte abnormalities. J Emerg Med. 2004;27:153–60.
26. Brobst D. Review of the pathophysiology of alterations in potassium homeostasis. J Am Vet Med Assoc. 1986;188:1019–25.
27. Brown RS. Potassium homeostasis and clinical implications. Am J Med. 1984;77:3–10.
28. Yu AS. Atypical electrocardiographic changes in severe hyperkalemia. Am J Cardiol. 1990;77:906–8.
29. Martinez-Vea A, Bardaji A, Garcia C, Oliver JA. Severe hyperkalemia with minimal electrocardiographic manifestations: a report of seven cases. J Electrocardiol. 1999;32:45–9.
30. Moore ML, Bailey RR. Hyperkalaemia in patients in hospital. N Z Med J. 1989;102:557–8.
31. Stevens MS, Dunlay RW. Hyperkalemia in hospitalized patients. Int Urol Nephrol. 2000;32:177–80.
32. Paice B, Gray JM, McBride D, et al. Hyperkalaemia in patients in hospital. Br Med J (Clin Res Ed). 1983;286:1189–92.
33. Shemer J, Modan M, Ezra D, et al. Incidence of hyperkalemia in hospitalized patients. Isr J Med Sci. 1983;19:659–61.
34. Surawicz B. Relationship between electrocardiogram and electrolytes. Am Heart J. 1967;73:814–34.
35. Freeman K, Feldman JA, Mitchell P, et al. Effects of presentation and electrocardiogram on time to treatment of hyperkalemia. Acad Emerg Med. 2008;15:239–49.
36. Fisch C. Relation of electrolyte disturbances to cardiac arrhythmias. Circulation. 1973;47:408–19.
37. Jackson MA, Lodwick R, Hutchinson SG. Hyperkalaemic cardiac arrest successfully treated with peritoneal dialysis. BMJ. 1996;312:1289–90.
38. Voelckel W, Kroesen G. Unexpected return of cardiac action after termination of cardiopulmonary resuscitation. Resuscitation. 1996;32:27–9.
39. Niemann JT, Cairns CB. Hyperkalemia and ionized hypocalcemia during cardiac arrest and resuscitation: possible culprits for postcountershock arrhythmias? Ann Emerg Med. 1999;34:1–7.
40. Slovis C, Jenkins R. Conditions not primarily affecting the heart. BMJ. 2002;324:1320–3.
41. Mattu A, Brady WJ, Robinson DA. Electrocardiographic manifestations of hyperkalemia. Am J Emerg Med. 2000;18:721–6.
42. Webster A, Brady W, Morris F. Recognising signs of danger: EKG changes resulting from an abnormal serum potassium concentration. Emerg Med J. 2002;19:74–7.
43. Ettinger PO, Regan TJ, Oldewurtel HA. Hyperkalemia, cardiac conduction and the electrocardiogram: a review. Am Heart J. 1974;88:360–71.
44. Levine HD, Wanzer SH, Merrill JP. Dialyzable currents of injury in potassium intoxication resembling acute myocardial infarction or pericarditis. Circulation. 1956;13:29–36.

45. Paice BJ, Paterson KR, Onyanga-Omara F, et al. Record linkage study of hypokalemia in hospitalized patients. Postgrad Med J. 1986;62:187–91.
46. Schulman M, Narins RG. Hypokalemia and cardiovascular disease. Am J Cardiol. 1990;65:4E–9.
47. Thompson RG, Gobb LA. Hypokalemia after resuscitation out-of-hospital ventricular fibrillation. JAMA. 1982;248:2860–3.
48. Surawicz B, Braun HA, Crum WB, et al. Quantitative analysis of the electrocardiographic pattern of hypopotassemia. Circulation. 1957;16:750–63.
49. Surawicz B. Electrolytes and the electrocardiogram. Postgrad Med. 1974;55:123–9.
50. Yan GX, Lankipalli RS, Burke JK, Musco S, Kowey PR. Ventricular repolarization components of the electrocardiogram: cellular basis and clinical significance. J Am Coll Cardiol. 2003;42:401.
51. Agus ZS, Wasserstein A, Goldfarb S. Disorders of calcium and magnesium homeostasis. Am J Med. 1982;72:473–9.
52. Dyckner T, Wester PO. Relation between potassium, magnesium and cardiac arrhythmias. Acta Med Scand Suppl. 1981;647:163–9.
53. Navarro-Gonzalez JF. Magnesium in dialysis patients: serum levels and clinical implications. Clin Nephrol. 1998;49:373–8.
54. Fiset C, Kargacin ME, Kondo CS, Lester WM, Duff HJ. Hypomagnesemia: characterization of a model of sudden cardiac death. J Am Coll Cardiol. 1996;27:1771–6.
55. Leier CV, Dei Cas L, Metra M. Clinical relevance and management of the major electrolyte abnormalities in congestive heart failure: hyponatremia, hypokalemia, and hypomagnesemia. Am Heart J. 1994;128:564–74.
56. Bushinsky DA, Monk RD. Electrolyte quintet: calcium. Lancet. 1998;352:306–11.
57. Barri YM, Knochel JP. Hypercalcemia and electrolyte disturbances in malignancy. Hematol Oncol Clin North Am. 1996;10:775–90.
58. Aldinger KA, Samaan NA. Hypokalemia with hypercalcemia: prevalence and significance in treatment. Ann Intern Med. 1977;87:571–3.
59. Ziegler R. Hypercalcemic crisis. J Am Soc Nephrol. 2001;12 Suppl 17:S3–9.
60. Carlstedt F, Lind L. Hypocalcemic syndromes. Crit Care Clin. 2001;17:139–53.
61. Campistol JM, Almirall J, Montoliu J, Revert L. Electrographic alterations induced by hyperkalaemia simulating acute myocardial infarction. Nephrol Dial Transplant. 1989;4:233–5.
62. Forsythe SM, Schmidt GA. Sodium bicarbonate for the treatment of lactic acidosis. Chest. 2000;117:260–7.
63. Viallon AM, Zeni FM, Lafond PM, et al. Does bicarbonate therapy improve the management of severe diabetic ketoacidosis? Crit Care Med. 1999;27:2690–3
64. Committee M, Blomstrom-Lundqvist C, Scheinman MM, et al. ACC/AHA/ESC guidelines for the management of patients with supraventricular arrhythmias-executive summary: A Report of the American College of Cardiology/American Heart Association Task Force on Practice Guidelines and the European Society of Cardiology Committee for Practice Guidelines (Writing Committee to Develop Guidelines for the Management of Patients With Supraventricular Arrhythmias) Developed in collaboration with NASPE-Heart Rhythm Society. Eur Heart J. 2003;24:1857–97.
65. Friedman P, Stevenson W. Proarrhythmia. Am J Cardiol. 1998;82:50N–8.
66. Weisberg LS. Management of severe hyperkalemia. Crit Care Med. 2008;36:3246–51.
67. Ngugi NN, McLigeyo SO, Kayima JK. Treatment of hyperkalaemia by altering the transcellular gradient in patients with renal failure: effect of various therapeutic approaches. East Afr Med J. 1997;74:503–9.
68. Allon M, Shanklin N. Effect of bicarbonate administration on plasma potassium in dialysis patients: interactions with insulin and albuterol. Am J Kidney Dis. 1996;28:508–14.

69. al-Ghamdi SM, Cameron EC, Sutton RA. Magnesium deficiency: pathophysiologic and clinical overview [see comments]. Am J Kidney Dis. 1994;24:737–52.
70. Edelson GW, Kleerekoper M. Hypercalcemic crisis. Med Clin North Am. 1995;79:79–92.
71. Orchard CH, Cingolani HE. Acidosis and arrhythmias in cardiac muscle. Cardiovasc Res. 1994;28:1312–9.
72. Littmann L, Monroe MH, Taylor 3rd L, Brearley Jr WD. The hyperkalemic Brugada sign. J Electrocardiol. 2007;40:53–9.
73. Barold SS, Leonelli F, Herweg B. Hyperkalemia during cardiac pacing. Pacing Clin Electrophysiol. 2007;30:1–3.
74. Elliott MJ, Ronksley PE, Catherine M, Ahmed SB, Hemmelgarn BR. Management of patients with acute hyperkalemia. CMAJ. 2010;10:182–15.

第 10 章

药物滥用和药物中毒所致心律失常

Laura Vitali-Serdoz, Francesco Furlanello, Ilaria Puggia

10.1 问题聚焦

虽然目前相关流行病学数据仅限定于某些特定的物质，但在急性中毒时心律失常还是很常见的。据德国中毒转诊中心报道，急性中毒期间，心律失常发生率为10%，该中心通过分析1995—2003年转诊的91 285例患者，采用对内科医师和医护人员的调查得出如上数据[1]。

毒物产生的大量物质及其产物可导致临床前状态或活动性心血管疾病恶化，还可诱发新发心血管疾病或心律失常。毒物的药代动力学引起的负性心血管效应是主要原因，特别是在联合用药或滥用药物，共存代谢情况、肾脏或肝脏疾病时，负性心血管效应尤其明显。此外，负性心血管效应也可能

L. Vitali-Serdoz (✉)
Klinikum Fürth, Clinic for Heart and
Lung Disease, Electrophysiology Section, Fürth, Germany
e-mail: lavise@gmail.com

F. Furlanello
Humanitas Research Hospital, Rozzano Milano Gavazzeni
Bergamo Cardiac Arrhythmias and Electrophysiology II,
Villa Bianca Hospital, Trento, Italy

I. Puggia
Cardiovascular Department, Ospedali Riuniti and University of Trieste, Trieste, Italy

是药效学的结果，例如，在没有其他毒物影响和心脏形态、功能改变（例如，长 QT 间期或 Brugada 综合征）之间存在相互作用。

10.2 急诊科医师须知

对于已明确诊断为“中毒”和“药物滥用”的患者，或未确诊但有高风险的患者，急诊处理应针对中毒症状和血流动力学的支持（如气管插管和呼吸支持，电解质置换，水化和心动过缓的临时起搏）。

急诊科医师应了解，使用或滥用违禁药物者往往容易服用混合多种成分的物质，乙醇是最常见的滥用或者联合滥用的物质。大麻是最常用的违禁药物，其次是可卡因、摇头丸和苯丙胺[2]。急诊科医师还应熟悉当地中毒控制中心的电话及其内部运行协议和程序。

决定治疗策略时，询问患者病史很重要，可按如下顺序，系统规范地了解病史：

- 惯用药物。
- 并存疾病。
- 何时服用，哪种药物或混合物。
- 若服用混合药物，其后果是什么。
- 药物滥用方式：药丸、舌下、静脉注射或吸入。

为稳定病情，尽早开始如下治疗：

- 心肺支持，包括液体复苏，如合并血流动力学不稳定性心律失常时给予直流电复律，如合并心动过缓时给予临时起搏。
- 口服药物需洗胃。
- 尽早用解毒剂。
- 纠正酸碱和电解质紊乱。

10.3 急诊科和心内科医师须知

为药物滥用和中毒相关心律失常提供一种实用的治疗方法，本节重点介绍娱乐性药物，其次是最常见的处方药。

10.3.1　娱乐性药物

娱乐性药物的使用和滥用正逐年增加，每年娱乐性药物市场还在不断涌现“新设计毒品”，如新型卡西酮衍生物。按照其分子结构进行修饰包装，将其归类到香味剂、去污剂、香料、混合物，甚至是近来臭名昭著的“浴盐”[3]，从而使其成为“合法兴奋药物”。

通过查询世界反兴奋剂机构网站[4]，很容易就能发现许多娱乐性药物的最新名单（世界反兴奋剂机构 2015 年名单，每年均有更新；www.wada-ama.org）。这份名单包括了所有被普通大众滥用的药品，特别是运动员在有限的运动生涯中为增强体质所服用的一些药品。这些药物不管是长期使用，还是短期、中期使用，均能诱发心血管不良反应，特别是心律失常[5-8]。

10.3.1.1　兴奋剂

兴奋剂包括有许多种类的药物，多用于增强体能、提高攻击性和竞争性以及减少疲劳感，或者仅仅是为了“娱乐”。

兴奋剂中，苯丙胺多在减肥疗法中应用[9-11]。中药麻黄包含有麻黄素及其类似生物碱，常作为膳食添加剂来销售[12,13]。

安非他明作为“舞会药物”出售，是许多“名牌药物”的化学基础：亚甲基二氧基苯丙胺（MDA）是众所周知的“爱情药丸”，3，4-亚甲基二氧基-N-甲基苯丙胺（MDMA 或摇头丸）常以混杂名称出售，例如“狂喜”或“情人速度”，这些化学变构体通常被滥用。片剂剂量为 50~200mg，毒性作用从 50mg 剂量即显现[14,15]。

该类兴奋剂（安非他明或麻黄素衍生物）通过释放去甲肾上腺素、多巴胺和 5-羟色胺发挥作用。急诊室就诊的患者其症状通常表现为拟交感神经效应，例如，血压升高、高热、瞳孔散大、口干和心动过速。患者还可表现极度活跃反应，如多言癖、不安综合征、焦虑、震颤、肌阵挛和昏迷。

在心律失常方面，患者常出现窦性或房速心动过速，也有报道发生心房扑动（房扑）、心房颤动（房颤）、室上性折返性心动过速和室性心动过速（室速）。折返性心动过速可能与心肌不应期的肾上腺素能系统激活有关[16,17]。这些患者出现上述心律失常时，可给予静脉输注生理盐水扩容、纠正电解质紊乱治疗。另外，针对心动过速和高血压，可静脉缓慢注射β受体阻滞剂。

据报道，几例兴奋剂使用者发生的心脏骤停和猝死与冠状动脉疾病、心肌病和心肌炎以及直接的心肌细胞毒性有关[14,16]。而在WPW综合征患者中，兴奋剂可通过增加心房、心室兴奋性，以及缩短旁路不应期而诱发快速性房颤和心室颤动（室颤）[18]。

需要特别注意那些参与体力活动（例如"狂欢派对"或竞技比赛后的运动员）后的年轻人陶醉于吸食致幻剂的狂喜中，常表现出"5-羟色胺综合征"：当发生中心效应（即高热）、合并严重脱水、电解质紊乱时，可引起恶性心律失常，其处理需联合应用抗心律失常治疗（心脏复律或应用β受体阻滞剂）和降温、补液、纠正电解质紊乱结合起来。

急诊科医师也应牢记，安非他明中毒的患者通常伴有横纹肌溶解症。

近年来，患者服用了"名牌药品"，即卡西酮与安非他明混合物，也就是所谓的 "浴盐" 到急诊科就诊。这些娱乐性药物就是亚甲基双氧吡咯戊酮（MDPV）、4-甲卡西酮（4-MMC或甲氧麻黄酮）和4-甲基酮。在美国，大多数浴盐的主要活性成分是亚甲基双氧吡咯戊酮；而在欧洲联盟，甲氧麻黄酮则更为常见[19]。

卡西酮是天然存在于植物阿拉伯茶（又名咖特）叶片中的β-酮苯丙胺类似物[3]。卡西酮通过抑制中枢神经系统内多巴胺、5-羟色胺和去甲肾上腺素的单胺转运蛋白发挥温和的兴奋作用，目前已受到国际管制。

在急诊科，服用亚甲基双氧吡咯戊酮的患者会出现窦性心动过速和其他类型心律失常，包括室速[3]。文献报道有许多不同的症状，其中主要与导致血清素综合征相关的多巴胺素能机制有关。此外，有报道该药存在较长期的心理反应，可持续1周[20]。也有使用浴盐后死亡的报道[3]。

卡西酮衍生物中，只有安非他酮是作为抗抑郁药被批准用于医疗目的。

10.3.1.2 可卡因

可卡因是一种来源于植物古柯的生物碱，可被吸入或抽吸，很少用于注射[21,22]。在非法药物市场上，可卡因常作为盐（盐酸或硫酸盐）或游离碱（"克勒克"）存在。事实上，这种生物碱可引起不同类型的局灶性或折返性室上性和室性心律失常，如异位搏动、房颤、房室结折返性心动过速、WPW以及非持续性和持续性室速、室颤。这些心律失常多与体力劳动相关，而且体力活动可诱发与可卡因成瘾协同作用的拟交感神经效应[23]。

有关可卡因影响的动物实验表明，可出现 PR，QT 和 QTc 间期延长、QRS 波群增宽、室上性和室性异位搏动以及室速、室颤等相关心电图改变和心律失常表现[21,24-26]。

可卡因可通过以下多种致心律失常机制引起心脏不良反应：

- 局部麻醉作用，阻断 Na^+通道和 K^+通道。
- α 受体和 β 受体激动引起的拟交感神经效应，可出现心率增加、心房和心室兴奋性增加。
- 细胞内 Ca^{2+}超载（后除极相关的心律失常）。
- 缺血/再灌注机制引起的心律失常。
- 通过迷走神经效应增加心率。
- 由 Na^+通道阻断效应引起的 QRS 延长，使动作电位的产生和传导抑制[27]。

心律失常也可能是药物全身反应的继发表现，这些全身反应包括高热、酸中毒、卒中、蛛网膜下隙出血或吸食"克勒克"引起的气胸。众所周知，可卡因可诱发心肌梗死[22,23,28,29]，常常是严重并发症，可卡因使用后第 1h 的风险可高达 24 倍[30]。

心肌梗死以及各种心律失常与可卡因的剂量大小无关，即使第一次应用也可能发生。

在急诊科，凡使用/滥用可卡因的患者均可出现多种不同类型的心律失常，无论是否存在缺血/再灌注事件。"紊乱性房性心律失常"可出现在严重呼吸功能不全或急性心肌炎的患者，这是典型的可卡因毒性相关心律失常（图 10.1）。此外，还有发生室上性心动过速、房颤、室速/室颤以及由继发性长 QT 间期综合征引起的尖端扭转型室速，常与 hERG K^+通道阻滞相关[25,31]，也有心脏停搏病例（行急诊心脏起搏的零星报道）和心脏骤停的报道[18]。可卡因诱发的宽 QRS 波室性心动过速被认为是一种典型的中毒性心律失常表现，通常由大剂量可卡因所致[22]，其治疗是给予碳酸氢钠[32]。

对于有潜在心律失常疾病的患者，由于可卡因选择性阻滞心肌 Na^+通道，可诱发心电图改变，例如，典型的 Brugada 综合征，心电图 V1~V3 导联上

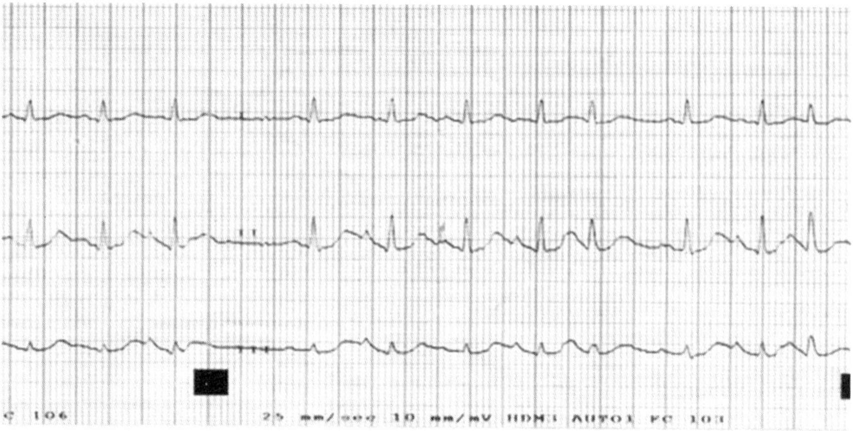

图 10.1 业余足球运动员，17 岁，怀疑可卡因中毒和"紊乱性房性心律失常"，即窦性心律和多形性室上性异位搏动。

ST 段抬高(马鞍型)[33]。

此外，滥用可卡因的患者还通常将其与不同物质混合服用，例如，致幻剂、士的宁("死命")、海洛因("速球")和酒精("液体女士")。如果同时摄入酒精和可卡因发生猝死的风险更高，可能是由于代谢产物古柯-乙烯的累加作用，这种物质可阻止多巴胺再摄取，增加了可卡因的毒性作用[34]。

10.3.1.3 大麻

许多患者吸食大麻和大麻制剂后就诊急诊科，出现各种不同心律失常：运动相关的窦性心动过速、房颤、阵发性室上性心动过速、室上性和(或)室性早搏以及严重的室性心律失常[35,36]，这些心律失常与儿茶酚胺介导有关(图 10.2)。

心律失常通常在吸食后 30min 或 60min 后发作，其严重程度与剂量相关。吸食低至中等剂量可引起交感神经兴奋性增加，而副交感神经兴奋性降低，患者常表现为窦性心动过速、期前收缩或阵发性室上性心动过速。当吸食大剂量时，则导致交感神经兴奋性下降，而副交感神经兴奋性增加，易诱发房颤[37]。

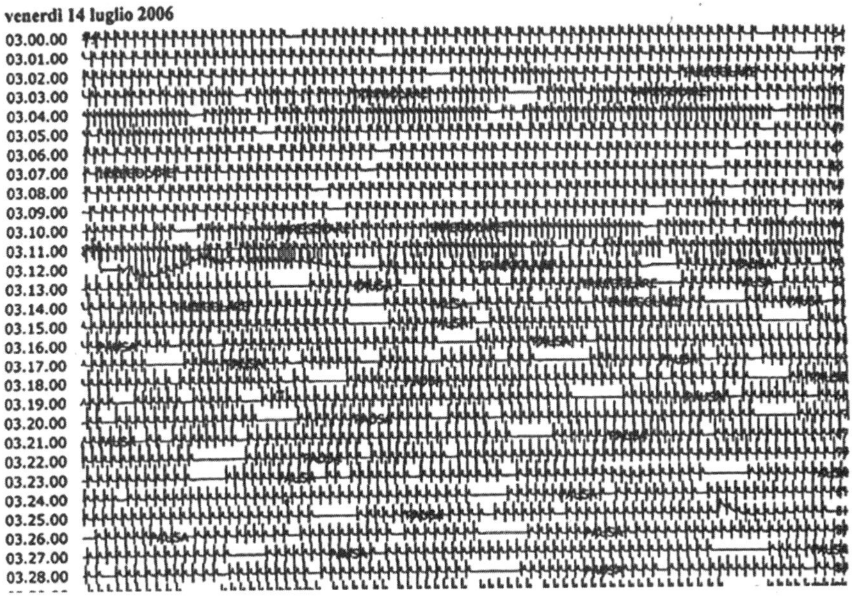

图 10.2　22 岁年轻男性(足球运动员)的 24h 动态心电图监测。该运动员有长期食用大麻和偶尔服用可卡因病史。这份动态心电图提示:病态窦房结综合征,存在窦性停搏、窦性心动过速和非持续性房性心动过速。

10.3.2　处方药

各种常用处方药可诱发心律失常,常常是非自愿服用、自杀或多重相互作用的药物。本部分内容并不是为了罗列一个使用或滥用处方药引起心律失常发生的药品清单，而是旨在指导急诊科医师应具备全面整体的临床思维模式。不仅要治疗心律失常,还要治疗整个疾病的病理状况。

以下是滥用或误用药物出现心律失常最常见的处方药。

10.3.2.1　β 受体阻滞剂

滥用 β 受体阻滞剂可引起缓慢性心律失常，包括各种程度的房室传导阻滞、窦性心动过缓、交界性和室性逸搏心律、心动过缓依赖性室性异位搏动以及停搏，上述心律失常在有结构性心脏病和电激动异常的患者中更容易发生。β 受体阻滞剂中,索他洛尔可导致高心律失常发生率[1],其与 QT 间期延长有关。其他症状还可出现低血压、晕厥、肌肉收缩、瞳孔散大、支气管痉挛以及儿童低血糖等。

急诊医师可应用活性炭给患者洗胃,积极纠正低血糖和电解质紊乱(如果存在)。必要时,静脉注射多巴胺或肾上腺素,而且心内科医师应准备中心静脉通路,必要时临时起搏。

10.3.2.2 洋地黄

就诊急诊科的患者出现洋地黄中毒症状,主要表现为胃肠道症状,如厌食、恶心和呕吐。同时可能出现多种心律失常,几乎包括各种节律或传导障碍[38-40]。最常见的心律失常是一度房室传导阻滞或更严重的房室传导阻滞和室性早搏。

地高辛在心肌细胞内有两种主要作用:抑制(Na^+、K^+)ATP 酶而干扰房室传导和增加 Ca^{2+}浓度而增加自律性[41]。

因此,评估有无电解质紊乱、酸碱平衡以及肝肾功能障碍很重要。由于严重的地高辛中毒可抑制(Na^+、K^+)ATP 酶而导致高钾血症,这种情况很难治疗,并常在治疗后出现低血钾。

当存在缓慢性心律失常时,阿托品和心脏起搏通常有效。洋地黄过量最有效的治疗方法是给予抗地高辛免疫球蛋白 IgG。镁和利多卡因通常用于治疗室性早搏。

10.3.2.3 抗心律失常药物

对于有房颤病史的患者,应用抗心律失常药物(如氟卡尼或普罗帕酮)可能在急诊科出现 2:1 或 1:1 房室传导的心房扑动。由于滥用药物也可出现宽 QRS 波心动过速,这与Ⅰ类抗心律失常药物作用于 Na^+通道使 QRS 延长有关(图 10.3)。

10.3.2.4 苯二氮䓬类

焦虑病患者因心悸就诊急诊科时,病史通常发挥重要作用。事实上,苯二氮䓬类(BDZ)药物的停药可引起撤药综合征,但反应程度和持续时间不同。撤药综合征更多见于三唑仑和中短效苯二氮䓬类,其药物的半衰期短至中等,尤其是在 1 天内重复服用,这种综合征很少见于长效苯二氮䓬类,实

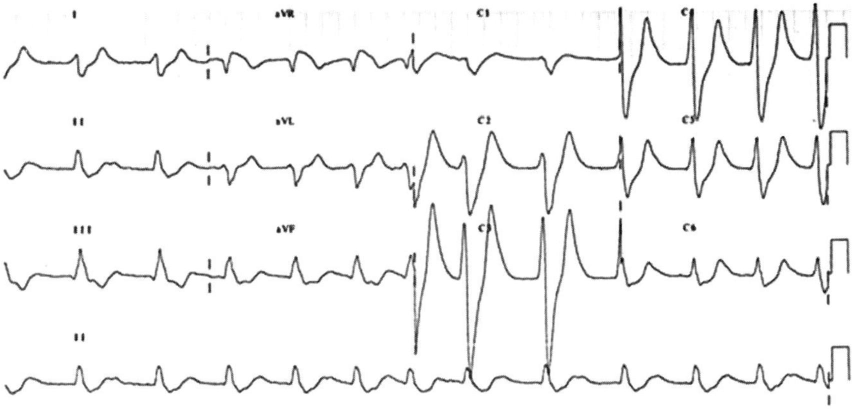

图 10.3 60 岁女性,体重 60kg,有阵发性房颤病史;口服 300mg 氟卡尼。

质上苯二氮草类类似物中几乎不存在,如唑吡坦和佐匹克隆。

撤药综合征中出现的心律失常与交感神经过度激活引起的自发觉醒有关,主要包括窦性心动过速和异位搏动,常合并有血压失衡(直立性低血压和轻度收缩压升高),可应用 β 受体阻滞剂或可乐定来治疗交感神经过度激活引发的反应[42]。

10.3.2.5 抗抑郁药

抑郁症患者更易发生心律失常，可能的机制之一是与副交感神经系统活性降低有关,通常表现为心率变异性下降[43]。

抑郁症患者在急诊科出现心律失常时，很重要的一点是识别不同类别的药物。

- **三环类抗抑郁药**(TCA),如丙咪嗪、阿米替林和氯米帕林可作为非选择性单胺再摄取抑制剂。三环类抗抑郁药可诱发奎尼丁样作用,经常发生在老年患者和儿童患者中。体表心电图上通常表现为室内传导阻滞、不同程度的房室传导阻滞(QRS 时限增宽和 PR 间期延长)。此外,由于出现 QT 间期延长和 T 波倒置，这些患者更易发生室性心律失常，特别是尖端扭转型室速。三环类抗抑郁药还可诱发窦性心动过速(5%~20%的患者),心率平均增加 15~20 次/分,可能与外周抗胆碱能活性有关。对于使用 IC 类抗心律失常药物(氟卡尼、普罗帕酮)或奎尼丁的心脏病患者,应密切监测,因为这些药物之间的相互作用可使三环类抗抑郁药的血药浓度增加。

- **选择性血清素再摄取抑制剂**(SSRI),包括氟西汀、舍曲林、帕罗西汀、西酞普兰等。这些患者应用了SSRI,常可记录到窦性心动过速,但很少有心悸感。而老年患者应用SSRI可导致窦性心动过缓,但很少发生晕厥。药物过量可出现节律紊乱,包括缓慢性心律失常和快速性心律失常以及低血压[44]。以外,SSRI还可抑制肝脏CYP3A4,因此,要尽量避免或减少使用抗心律失常药物的剂量,如胺碘酮、氟卡尼、普罗帕酮、利多卡因以及西地那非[44,45]。

- **单胺氧化酶抑制剂**(MAOI),如苯乙肼、反苯环丙胺和异卡波肼,这是临床使用的第三大类抗抑郁药物。患者服用单胺氧化酶抑制剂类药物后,常因心悸到急诊科就诊,不论心动过速还是心动过缓均应评估血压情况,有报道突发的血压升高可致死。患者的病史起着举足轻重的作用,如果患者食用了奶酪或其他高酪胺含量食物,由于血液高酪胺水平引起的去甲肾上腺素释放和肾上腺素能过度激活,可诱发心律失常[46-48]。

10.3.2.6 抗生素

患者接受抗生素治疗常因窦性心动过速或因异位搏动和快速性房颤引起的心悸而就诊急诊科。其中,异位搏动和快速性房颤可能与基础状态(通常是感染)、发热和电解质紊乱有关。

任何情况下都应完善12导联心电图检查,以排除QTc间期延长和室性心律失常的风险,特别是尖端扭转型室速。

下列抗生素可引起心律失常:

- **大环内酯类**,如红霉素、克拉霉素和阿奇霉素。若合并应用H1拮抗剂(例如,特非那定、阿司咪唑),其QT间期延长的风险增高。红霉素、螺旋霉素均报道过可出现QT间期延长,但克拉霉素和阿奇霉素相对报道较少。患者应用阿奇霉素可引起心悸。还有研究报道,接受红霉素治疗的患者,其血液中地高辛浓度增高,这与消灭地高辛代谢的细菌有关[49]。

- **氟喹诺酮类**,如左氧氟沙星和环丙沙星。有报道,氟喹诺酮治疗期间发生了罕见的QT间期延长引起的室性心律失常。

10.4 诊断和治疗建议方案/途径

相关内容见表 10.1。

表 10.1　诊断和治疗建议方案/途径

所有缓慢性或快速性心律失常患者疑似药物滥用或中毒	需要做什么	如何做
	询问病史	惯用药物
	寻找可疑药物	并存疾病
		服用何种物质/混合物(酒精!)
		何时服用药物/混合物
		若服用混合药物,其结果如何
		服用的途径:片剂、静脉内注射、吸入、经皮、舌下
	寻找解毒剂	联系当地毒物控制中心(每个急诊科均有联系电话)
	医疗管理	心肺支持,包括液体复苏,如合并血流动力学不稳定性心律失常时需要直流电复律
		心动过缓需要临时起搏
		经消化道摄入的药物需要洗胃
		尽早用解毒剂
		纠正酸碱平衡和电解质紊乱

(马建新　译)

参考文献

1. Von Mach AA, Brinkmann X, Weilemann LS. Epidemiology of cardiac dysrhythmias in acute intoxication. Z Kardiol. 2004;93 Suppl 4:IV9–15.
2. European drug report 2014: trends and developments. http://www.emcdda.europa.eu.
3. Kesha K, Boggs CL, Ripple MG. Methylenedioxypyrovalerone (bath salts) related death: case report and review of the literature. J Forensic Sci. 2013;58(6):1654–9.
4. WADA list 2015, yearly updated www.wada-ama.org.
5. Tokish JM, Kocher MS, Hawkins RJ. Ergogenic aids: a review of basic science, performance,

side effects, and status in sports. Am J Sports Med. 2004;32:1543–53.
6. Dhar R, Stout W, Link SM, Homoud MK, Weinstock J, Estes III M. Cardiovascular toxicities of performance-enhancing substances in sports. Mayo Clin Proc. 2005;80:1307–15.
7. Kutscher EC, Lund BC, Perry PJ. Anabolic steroids: a review for the clinician. Sports Med. 2002;32:285–96.
8. Gauthier J. The heart and doping. Arch Mal Coeur Vaiss. 2006;99:1126–9.
9. Calfee R, Fadale P. Popular ergogenic drugs and supplements in young athletes. Pediatrics. 2006;117:577–89.
10. Bouchard R, Weber AR, Geiger JD. Informed decision-making on sympathomimetic use in sport and health. Clin J Sport Med. 2002;12:209–24.
11. Gray SD, Fatovich DM, McCoubrie DL, Daly FF. Amphetamine-related presentations to an inner-city tertiary emergency department: a prospective evaluation. Med J Aust. 2007;186:336–9.
12. Krome CN, Tucker AM. Cardiac arrhythmia in a professional football player. Was ephedrine to blame? Phys Sports Med. 2003;31:1–12.
13. Gee P, Richardson S, Woltersdorf W, Moore G. Toxic effects of BZP-based herbal party pills in humans: a prospective study in Christchurch, New Zealand. NZ Med J. 2005;18:1227–37.
14. Hall AP, Henry JA. Acute toxic effects of "Ecstasy" (MDMA and related compounds: overview of pathophysiology and clinical management. Br J Anaesth. 2006;96:678–85.
15. Ricaurte GA, McCann UD. Recognition and management of complications of new recreational drug use. Lancet. 2005;365:2137–45.
16. Haller CA, Benowitz NL. Adverse cardiovascular and central nervous system events associated with dietary supplements containing ephedra alkaloids. N Engl J Med. 2000;343:1833–8.
17. Zahn KA, Li RL, Purssell RA. Cardiovascular toxicity after ingestion of 'herbal ecstasy'. J Emerg Med. 1999;17:289–91.
18. Furlanello F, Vitali Serdoz L, Cappato R, De Ambroggi L. Illicit drugs and cardiac arrhythmias in athletes. Eur J Cardiovasc Prev Rehabil. 2007;14:487–94.
19. Hunterdon Drug Awareness Program (HDAP). Comprehensive drug information on "bath salts" (MDPV, Mephedrone). Flemington: HDAP. Updated 29 June 2012; http://www.hdap.org/mdpv.html.
20. Benzie F, Hekman K, Cameron L, Wade DR, Miller C, Smolinske S, et al. Emergency department visits after use of a drug sold as "bath salts"–Michigan, November 13, 2010-March 31, 2011. MMWR Morb Mortal Wkly Rep. 2011;19:624–47.
21. Billman GE. Cocaine: a review of its toxic actions on cardiac function. Crit Rev Toxicol. 1995;25:113–32.
22. Karch SB. Cocaine cardiovascular toxicity. South Med J. 2005;98:794–9.
23. Kloner RA, Hale S, Alker K, Rezkalla S. The effects of acute and chronic cocaine use on the heart. Circulation. 1992;85:407–19.
24. Hale SL, Lehmann MH, Kloner RA. Electrocardiographic abnormalities after acute administration of cocaine in the rat. Am J Cardiol. 1989;63:1529–30.
25. Taylor D, Paroish D, Thompson K, Cavaliere M. Cocaine induced prolongation of the QT interval. Emerg Med J. 2004;21:252–3.
26. Magnano AR, Talathoti NB, Hallur R, Jurus DT, Dizon J, Holleran S, et al. Effect of Acute Cocaine Administration on the QTc Interval of Habitual Users. Am J Cardiol. 2006;97:1244–6.
27. Fuller TE, Milling TJ, Price B, Spangle K. Therapeutic hypothermia in cocaine-induced cardiac arrest. Ann Emerg Med. 2008;51:135–7.
28. Hollander JE, Hoffman RS. Cocaine-induced myocardial infarction: an analysis and review of the literature. J Emerg Med. 1992;10:169–77.

29. Turhan H, Aksoy Y, Ozgun Tekin G, Yetkin E. Cocaine-induced acute myocardial infarction in young individuals with otherwise normal coronary risk profile: is coronary microvascular dysfunction one of the underlying mechanisms? Int J Cardiol. 2007;114:106–7.
30. Mittleman MA, Mintzer D, Maclure M, Togler GH, Sherwood JB, Muller JE. Triggering of myocardial infarction by cocaine. Circulation. 1999;99:2737–41.
31. Guo J, Gang H, Zhang S. Molecular determinants of cocaine block of human ether-a-go-go-related gene potassium channels. J Pharmacol Exp Ther. 2006;317:865–74.
32. Parker RB, Perry GY, Horan LG, Flowers NC. Comparative effects of sodium bicarbonate and sodium chloride on reversing cocaine-induced changes in the electrocardiogram. J Cardiovasc Pharmacol. 1999;34:864–9.
33. Littmann L, Monroe MH, Svenson RH. Brugada-type electrocardiographic pattern induced by cocaine. Mayo Clin Proc. 2000;75:845–9.
34. Randall T. Cocaine, alcohol mix in body to form even longer lasting, more lethal drug. JAMA. 1992;267:1043–4.
35. Lindsay AC, Foale RA, Warren O, Henry JA. Cannabis as a precipitant of cardiovascular emergencies. Int J Cardiol. 2005;104:230–2.
36. Fisher BA, Ghuran A, Vadamalai V, Antonios TF. Cardiovascular complications induced by cannabis smoking: a case report and review of the literature. Emerg Med J. 2005;22:679–80.
37. Aryana A, Williams MA. Marijuana as a trigger of cardiovascular events: speculation or scientific certainty? Int J Cardiol. 2007;118:141–4.
38. Pita-Fernandez S, Lombardia-Cortina M, Orozco-Veltran D, Gil-Guillen V. Clinical manifestations of elderly patients with digitalis intoxication in the emergency department. Arch Geron Geriat. 2011;53:e106–10.
39. Davis JA, Ravishanktar C, Shah MJ. Multiple cardiac arrhythmias in a previously healthy child: a case of accidental digitalis intoxication. Pediatr Emerg Care. 2006;22(6):430–4.
40. Goranitou G, Stavrianaki D, Babalis D. Wide QRS tachycardia caused by severe hyperkalaemia and digoxin intoxication. Acta Cardiol. 2005;60(4):437–41.
41. Deret RW, Horowitz BZ. Cardiotoxic drugs. Emerg Med Clin North Am. 1995;13:771–91.
42. Shader RI, Greenblatt DJ. Use of benzodiazepines in anxiety disorders. N Engl J Med. 1993;328(19):1398–405.
43. Mann JJ. The medical management of depression. N Engl J Med. 2005;353(17):1819–34.
44. Shader RI, Greenblatt DJ. Selective serotonin reuptake inhibitor antidepressants: cardiovascular complications-sorting through findings. J Clin Psychopharmacol. 2001;21(5):467–8.
45. Warrington SJ, Padgham C, Lader M. The cardiovascular effects of antidepressants. Psychol Med Monogr Suppl. 1989;16:i–iii, 1–40.
46. Yamada M, Yasuhara H. Clinical pharmacology of MAO inhibitors: safety and future. Neurotoxicology. 2004;25(1–2):215–21. Review.
47. Goldman LS, Alexander RC, Luchins DJ. Monoamine oxidase inhibitors and tricyclic antidepressants: comparison of their cardiovascular effects. J Clin Psychiatry. 1986;47(5):225–9.
48. Murray JB. Cardiac disorders and antidepressant medications. J Psychol. 2000;134(2):162–8. Review.
49. Periti P, Mazzei T, Mini E, Novelli A. Adverse effects of macrolide antibacterials. Drug Saf. 1993;9(5):346–64.

第 11 章

起搏器功能异常:真与假

Roberto Verlato,Maria Stella Baccillieri,Pietro Turrini

11.1 问题聚焦

起搏器(PM)和植入式心脏复律除颤器(ICD)的功能异常是临床上经常遇到的问题。起搏器功能异常的临床表现取决于患者基础节律和植入装置功能障碍的类型，可从无症状到晕厥以及由于心脏停搏或心室颤动而致猝死,引起不同程度的危害。不幸的是,在心脏植入式电子装置(CIED)故障检测时,常因患者症状模糊不典型而使危险迟发,如仅表现为气短、头晕、呼吸困难、心悸等。该问题的诊断需要记录心电图,仔细检查装置和导线,并且通过遥测评估以做出诊断。远程监测对早期发现心脏植入式电子装置故障有很大帮助,多数情况下,故障发生后24h内就可以进行干预治疗。

CIED的故障包括两大类,即感知功能障碍和起搏功能障碍。其中,感知功能障碍包括感知失败、感知低下以及对心内和心外信号感知过度等。感知低下可引起不适当的非同步起搏和不必要的起搏，如在心室不应期内起搏可诱发室性心律失常(R-on-T 现象)。而对伪信号感知过度会导致起搏器不发放起搏脉冲,使起搏器依赖性患者出现心脏停搏。ICD患者不适当地放电常因感知过度引起。感知不良和感知过度主要是由于导线相关的问题,如绝缘层破损或导线断裂。除此,起搏器与导线的连接处松动也必须纳入鉴别诊

R. Verlato, MD (✉) • M.S. Baccillieri, MD • P. Turrini, MD
Cardiology Unit, Hospital P. Cosma, Camposampiero, Padova, Italy
e-mail: roberto.verlato@libero.it

断中。无论何种原因引起的起搏功能障碍,有一个共同的最终结果是:起搏器的脉冲信号不能有效夺获心肌。这种故障发生在心房似乎不太重要,但对于起搏器依赖性患者,这是一种危及生命的紧急情况,它可以导致猝死。对于心脏再同步化治疗(CRT)植入双室起搏器或 ICD 的患者,左心室失夺获可能导致心力衰竭再发或加重。

电池耗竭也可引起非同步起搏和其他功能异常，如感知低下和感知过度。

11.2　急诊科医师须知

11.2.1　起搏器的基本功能和心电图解释

起搏器的基本原理如图 11.1 所示,显示了双腔(DDD)起搏器的正常功能。正如心脏病学专家指出的那样,这些装置能够复制正常的房室传导和生理功能。它们能感知和起搏心房和心室。当它们感知到心房信号后,在编程的 AV 延迟后发放心室脉冲。如果在程控的逸搏间期末没有检测到心房信号,则心房被起搏。如果在 AV 延迟时间内感知到心室自身信号,则不会发出心室脉冲[1]。

单腔(SSI)起搏器的基本功能,更常见的是单心室(VVI)起搏器。这类起搏器更简单:在程控的逸搏间期末若没有感知到心室自身信号则起搏心室,即基础起搏心率。而对于频率应答型起搏器,无论是 VVI 或 DDD,刺激频率随着传感器的需要而增加,并与传感器符合[1]。

11.2.2　起搏器最重要的基本可程控功能

(1)低限频率:低于这个频率时,起搏器就发放脉冲刺激心脏,假如自身的心电活动高于起搏器程控的低限频率,则起搏脉冲的发放就被抑制;假如程控的频率高于自身的频率,却没有看到起搏器的尖峰电位,则表现为功能障碍,通常为感知过度,但要除外程控的“滞后”算式。

(2)滞后:假如这个功能被激活,起搏器发放脉冲不是在程控的低限频

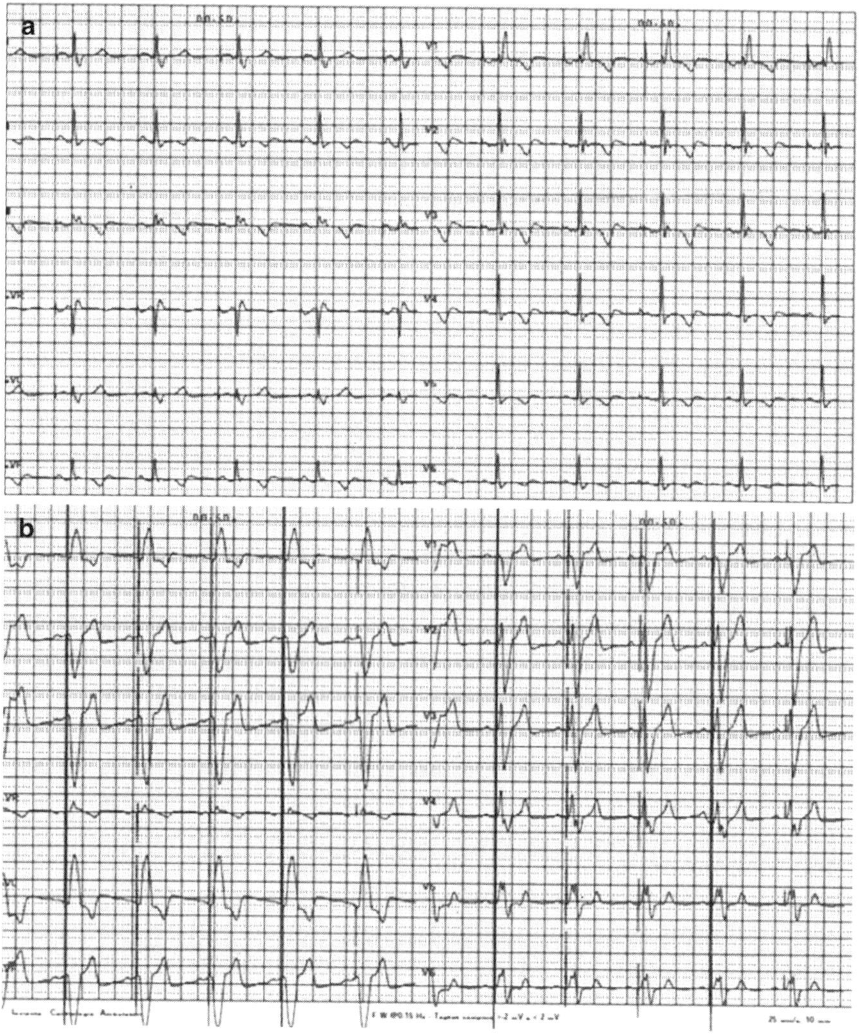

图 11.1 (a)DDD 起搏器。心房节律是 60 次/分起搏心律,而自身 QRS 波群出现在心房起搏后 180ms,呈右束支传导阻滞图形,从而抑制了心室起搏,这称为心房驱动节律。(b)自身窦性节律出现;每个 P 波后在程控的 AV 间期(120ms)末心室刺激夺获心室肌。QRS 图形呈左束支传导阻滞伴电轴左偏,是典型的右心室心尖部起搏图形。

率，而是在程控的低限频率以下发放脉冲。例如，若程控滞后被设定为40 次/分，低限频率为 70 次/分，起搏器只有在自身频率降到 40 次/分以下时才开始发放脉冲，但刺激频率为 70 次/分。因而，当自身频率为 40~70 次/分时，起搏器会定期检查。

(3)频率应答型起搏器：当体动感知器探查到患者的运动加速时，起搏器刺激频率随之增加。此外，呼吸感知器或其他计算程序也能增加基础刺激频率。

(4)上限频率：即最大刺激频率，指心房驱动或传感器驱动的最大刺激频率。假如起搏器刺激频率高于程控设定的上限频率时，就表现为硬件或软件设备的功能障碍。这可能发生在没有保护的情况下，如 MRI 等强电磁场的情况。

(5)减少心室起搏的算法：为了减少不必要的心室起搏，现代双腔起搏器有几种算法。最常见的是，假如自身房室传导保留，则只刺激心房(AAI 模式)，当 1 个或 2 个(取决于起搏器的型号和程控设计)连续的 A-V 传导阻滞发生时，刺激模式自动转换为房室顺序起搏(DDD 模式)。此外，其他一些算法如延长程控的 A-V 间期到 400ms 以检测是否有自身的 A-V 传导出现，当这些算法被激活时，识别起搏器工作正常与否有时是困难的，例如，在仅有心房搏动而没有心室活动的情况下， 这些可能是装置的正常行为，当 DDD 起搏跟随时，可能表现为心室的感知过度。因此，了解起搏器的程控设置、进行起搏器询问，或者实时遥测，对于诊断是必要的。

(6)起搏电压：即起搏器发放的刺激电压。假如将它程控在起搏阈值以下，起搏尖峰是无效的，引起传出阻滞。

(7)脉宽：是起搏器发放刺激的持续时间，假如它被程控得太短，起搏尖峰是无效的，会引起传出阻滞。

(8)自动夺获：这些算法能自动减少起搏器的输出能量，且刚好在心室起搏阈值以上。当发放的脉冲刺激不能夺获心室时，则提供第二个高能量的刺激。这是现代起搏器一个正常的行为，而不是功能障碍。

(9)模式转换：双腔起搏器的这种算法激活时，当检测到房性心动过速或房颤时，刺激模式从 DDD(R)自动转换到 VDI(R)。假如房性心律失常终止，刺激模式将从 VDI 自动转回到 DDD[1]。

11.3 心内科医师须知

心内科医师必须熟悉起搏器的基本功能、刺激模式、起搏器的算法以及起搏器患者记录的心电图解释。现代起搏器是非常复杂而又完全可程控的装置,有许多诊断和治疗功能,包括起搏器问询、电池和电极数据的评估、实时遥测分析和储存数据,这对起搏器功能的最终评估都是必需的。心内科医师最好接受过培训,至少能够应用起搏器程控的基本功能,并且可解释以下内容的含义和用途。

(1)磁铁:在起搏器囊袋上方放置磁铁可引起非同步起搏(在单腔起搏器中使用为VOO,双腔起搏器中使用为DOO)。在起搏器明显不工作(因为起搏尖峰信号不明显),而心动过缓明显存在(低限频率以下,包括滞后)的情况下,在起搏器上加用磁铁是有帮助的。如果起搏器尖峰出现并夺获心室,有可能是感知过度抑制了起搏器脉冲发放。必要时,磁铁也可用于心动过缓的紧急治疗。

(2)择期更换指示(ERT):这是一种"电池负荷低"(择期更换指示)的信息,意味着该设备将很快(通常大约3个月之后)达到电池完全耗尽或寿命结束状态(EOL);选择更换时间(ERT)和服务结束(EOS)是ERI和EDL的同义词,所有这些术语为制造商使用。

(3)起搏阻抗:起搏阻抗值通常为350~900Ω。起搏阻抗受起搏电路(导体和绝缘层)完整性、导线类型(即主动固定或被动固定、类固醇电极或普通电极)以及电极与心内膜接触面的影响。当起搏阻抗降到250Ω以下时,很可能是导线的绝缘层损坏。当起搏阻抗在1500~2000Ω以上(取决于导线类型)时,可能存在导线断裂或连接有误。对于双极起搏和感知时出现的异常起搏阻抗,建议将起搏器重新程控为单极起搏和感知后再行测试。

所有参与起搏器患者紧急评估的心内科医师都应接受训练,以识别最常见的起搏器故障,即感知不良、感知过度和传出阻滞[1-3]。

11.3.1 心脏起搏器感知功能不良

当起搏器不能检测到自主的心房或心室激动时,起搏器会出现感知不良或感知低下。在这种情况下,起搏器会忽略自主心电活动,并以程序设定的速度起搏心脏，就好像患者没有自主心律一样。这就导致了所谓的"非同步"起搏，也就是说，起搏与自身心脏活动竞争。如在心脏易损期(T 波)发生心室起搏，可触发室性心律失常，包括心室颤动[1-3]。

心室感知不良示例参见图 11.2。

11.3.1.1 感知不良的原因

感知不良的原因包括导线故障、起搏器故障以及环境和生理变化。导线故障是当前心脏 CIED 中感知低下和感知过度最常见的原因。当绝缘层损坏和导线断裂时，都可能引发感知低下，因此检查起搏器以评估起搏阻抗是至关重要的。当起搏阻抗>2000Ω 时，可作为导线损坏的诊断指标。而当起搏阻抗<250Ω 时，可诊断绝缘层损坏。除此，连接缺陷通常与高起搏阻抗(>3000Ω)有关，存在高起搏阻抗时，必须与导线断裂区分开来。为了识别电极与起搏器的连接问题，可行胸部 X 线检查，因为它可显示电极头端是否完全插入起搏器头部。连接缺陷的示例如图 11.3 所示。

胸部 X 线检查在发现导线故障方面作用有限，因为大多数情况下，导线

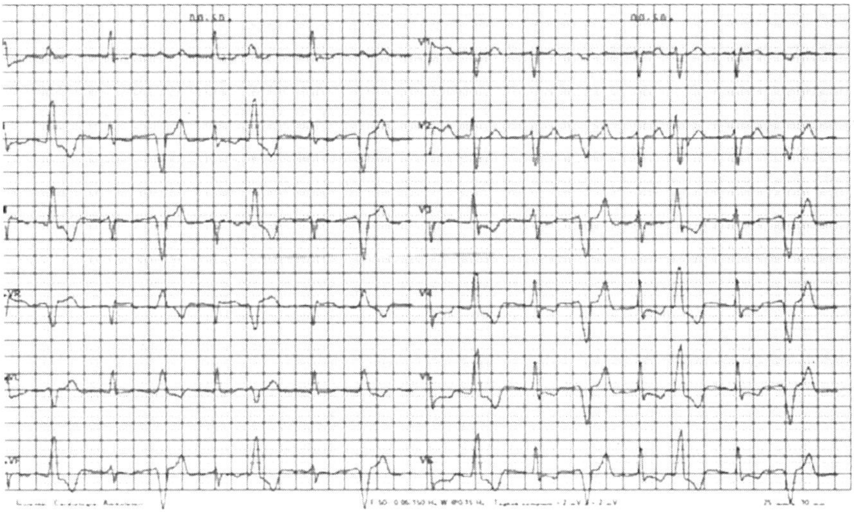

图 11.2 VVI 起搏器。自主节律被不同形态的期前收缩所打断，仔细检查心电图发现，起搏器的起搏信号(双极)出现在 QRS 波群前，QRS 波群呈左束支传导阻滞形态和电轴左偏。其他起搏信号后以随机顺序跟随自主的 QRS 波群(非同步起搏)，表现为心室感知不良。

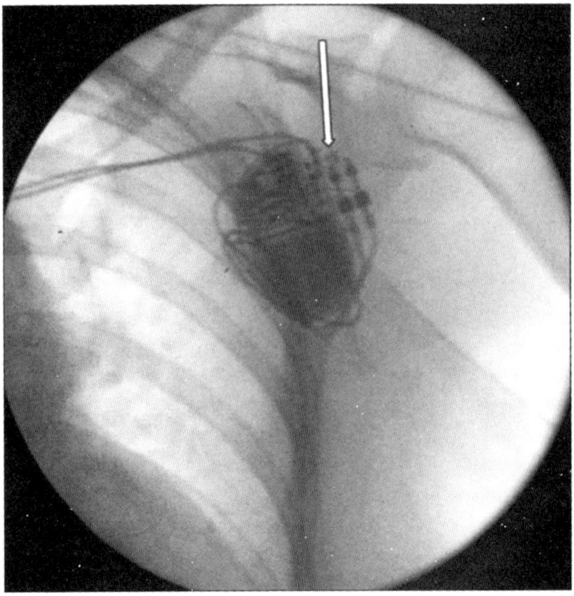

图 11.3 胸部 X 线片显示心脏起搏器的闭合囊袋。患者于 1 周前接受起搏器置换术后出现高起搏阻抗(>3000Ω)、感知低下及感知过度。心房导线的连接,即侧面的电极完全插入起搏器的头部,并在电极环外面可见导线末端的小头。心室电极连接(箭头)头端未完全插入起搏器,其末端小头不可见。

看起来似乎完好无损。

起搏器故障会引起感知低下。最常见的情况是电池耗竭(服务结束,或遥测询问时显示 EOL 信息):此时刺激模式将转换为非同步起搏。

除此之外,引起感知低下的环境因素是强磁场,如防盗装置、大型发动机、在起搏器囊袋上使用磁铁和行 MRI。另外,可引起感知低下的另一个常见环境因素是心脏除颤。在这种情况下,由于心肌-电极头端接触界面的组织损伤,可能会出现传出阻滞而导致心室失夺获。

心脏和非心脏因素的生理变化也可以促发感知低下,以及降低心脏感知信号的振幅。例如,新发束支传导阻滞、心肌梗死、低钾血症、其他离子异常、植入导线的老龄化以及围绕电极头端的纤维组织增生,都与起搏器感知低下相关。

11.3.1.2 起搏器感知低下的处理

在感知信号振幅降低的情况下(通过遥测测量),可以通过重新程控来增加起搏器感知功能,但这样反过来又增加了感知过度的风险,特别是对于单极导线来说。当电池耗竭或导线故障时,更换起搏器或电极导线是纠正故障的唯一方法[1-3]。

11.3.2 ICD 感知低下

ICD 感知低下与心脏起搏器感知低下的原因相同。例如，导线故障时，无论是绝缘层损坏还是导线损坏，都是 ICD 患者最危险的情况，因此在感知低下或感知过度时，必须排除导线故障。对于 ICD 患者，导线相关的感知低下或感知过度可能是间歇性的，这使诊断更加困难。由于室性心动过速和心室颤动时心脏的电压信号较低，在 ICD 患者中通常可以观察到一种“生理”程度的感知低下，但这是很少见的临床问题。另外，心室颤动期间长时间的心室感知低下可能会导致患者死亡，唯一可能的治疗方法是外部补救放电。然而，ICD 患者室性心动过速时感知低下最常见的原因是程控设置“错误”，也就是说，截断检测频率数值设置在自发室性心动过速频率以上。室性心动过速检测频率的重新程控将能解决这个问题[1]。

11.3.3 心脏起搏器感知过度

起搏器感知到不同于心房或心室去极化的噪声、伪差、心脏或非心脏的生理信号，并将这些信号归类为心房或心室去极化时，就发生了感知过度。感知过度发生在心室会抑制心室起搏，感知过度发生在心房会导致心室不必要的起搏。感知过度时的起搏是不稳定、不规则的，而且与程控的低限频率完全无关。起搏器依赖性患者出现长时间的起搏抑制，将会发生心脏停搏[1-3]。

11.3.3.1 感知过度的原因

迄今为止，临床上最常见的感知过度原因是导线故障，包括绝缘层损坏、导线断裂和电极移位等，都能引起噪声的感知过度。如前文对感知低下的描述一样，导线问题可通过测量起搏阻抗来识别。起搏阻抗增高可诊断为导线问题，而起搏阻抗减低则为绝缘层损坏。导线移位和导线与起搏器连接的问题经常可在 X 线片上表现出来。

环境中的电磁干扰（EMI）是感知过度的第二个常见原因。因为患者的身体就像一个容积导体，当电磁电流流过患者的身体时，它们可以到达起搏器导线的双极远端。电凝、体外冲击波碎石术和 MRI(当 CIED 被忽略时)是患者在医院里发生感知过度的常见原因。对于植入多个起搏器或除颤电极导线的患者，其噪声信号也可能来自金属与金属之间的摩擦。

除此，肌电感知过度可发生在囊袋水平(胸肌感知过度)，特别是当程控为单极感知时，但更多的是起搏器能感知到膈肌呼吸活动。

T 波感知过度是心脏生理信号感知过度最常见的情况。T 波感知使逸搏间期重整，导致起搏频率降低[1-3]。

11.3.3.2 感知过度的治疗

囊袋上放置磁铁可立即减少(起搏器，并非 ICD)心房和心室的非同步起搏。紧急情况下，这是唯一必须立即应用于患者的策略，尤其是出现症状性心动过缓的情况下。

如果起搏器可以程控，则感知功能必须重新程控，以降低起搏器的感知敏感性。如果植入的是双极导线，在单极感知的情况下，可改变感知为双极，这将减小甚至可以完全纠正肌电的感知过度。如果出现 T 波感知过度，则必须设定较长的心室不应期。

对起搏器依赖性患者来说，因为导线问题导致感知过度，为纠正心动过缓，将起搏模式转换为 VOO 或非同步起搏是最安全的选择。在这种情况下，必须更换故障导线[1-3]。

11.3.4 ICD 的感知过度

起搏器感知过度是引起心律失常不适当诊断和治疗的第二个主要原因，包括快速性房性心律失常后的不适当电击。无论在任何情况下出现不适当的电击和设备存储器记忆噪音时，必须怀疑导线故障。基于感知信号之间存在非常短的间隔，已经开发了几种用于导线故障早期检测的算法。但是，必须始终将起搏器与导线之间的连接问题视为噪声感知过度的另一种来源。ICD 导线故障必须要重置导线，是否需要拔除导线要根据对患者拔除导线的风险和效益进行仔细评估。

若噪音感知过度是由于植入导线之间的干扰引起，则必须拔除导线[1-4]。

11.3.5　起搏故障

最常见的起搏故障是监护屏上或心电图上有可见的起搏器尖峰信号(起搏钉),但其后并没有心室或心房的除极(传出阻滞)。这种夺获失败必须要立即识别,因为它是一种威胁生命的功能紊乱。

起搏器失夺获的示例参见图 11.4。脉冲发生器发出起搏器尖峰,但其后并无心室除极[1-3]。

11.3.5.1　失夺获的原因

起搏器植入后,电极移位和心脏穿孔是引起失夺获的最常见原因。胸部 X 线检查有助于诊断。一旦明确诊断,电极重新复位的再干预必须尽快完成。有时穿孔十分微小,CT 扫描有助于确定电极导管头端和心包之间的关系。

假如传出阻滞发生在植入后几周(最常见),通常是由于电极头端周围纤维化使刺激阈值增高引起。但类固醇释放电极不常发生,而主动固定电极

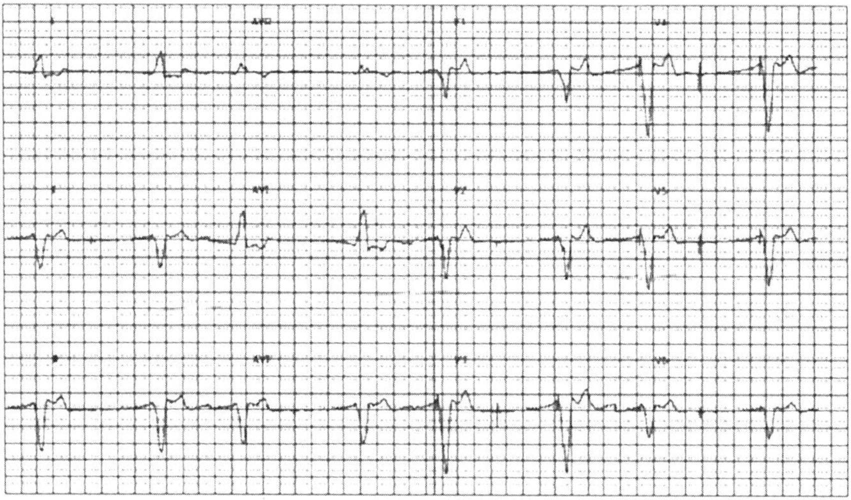

图 11.4　植入起搏器的患者发生晕厥后来到急诊室,12 导联心电图显示几个起搏信号后没有心室除极(传出阻滞)。这肯定是失夺获。而且实时监测显示起搏阻抗高(2500Ω)。这种情况下,传出阻滞加上起搏高阻抗二者结合可以诊断电极断裂。这种情况必须进行电极更换。

阈值增高的风险更高,一般起搏阈值增高经常出现在植入后的第1周,这种阈值增高通常是短暂的,很少持续,且在以后的随访中一般不易恶化(特别是年轻患者)。

除此，失夺获也会因为起搏器电池接近寿命结束或电池故障时发出的电压太低和(或)刺激时间太短引起,但通常是由于不适当的程控所致。现代起搏器中自动化夺获的算法可确保心室夺获。

心脏除颤和由MRI检查发出的强磁场能引起传出阻滞,这是由于电流通过导线流向电极头端引起组织损坏,导致一种偶然的组织消融,尤其是当绝缘层破裂时易出现。

对于导线故障,无论是起搏器患者还是ICD患者,导线故障除了与感知低下和感知过度有关外,也常与起搏阈值或感知阈值变差有关[1-3]。

11.3.5.2 失夺获的治疗

急性穿孔通常在手术室内是一种紧急情况，需要行心包穿刺术和紧急电极重置。

亚急性和慢性穿孔较难识别,症状较少,可表现为心包炎、胸痛及膈肌刺激,有时表现为气胸。心脏穿孔可出现在心房或心室水平。失夺获几乎总是和感知异常同时存在。如将设备进行重新程控,对于纠正起搏和感知异常有短暂的帮助,但是一旦诊断为穿孔,为了解决问题,绝对需要电极修正或重置。

由于起搏阈值增高而导致失夺获时,需要重新程控设备,应根据脉宽和脉冲电压选择较高能量的输出,这是解决问题的办法。然而,就目前的起搏器技术而言,程控设置较高的起搏能量,即电压幅值5~6V和脉宽1~2ms都与电池寿命明显减少有关,可使电池寿命不到2年。而起搏器依赖性和(或)高起搏阈值的年轻患者,必须要考虑电极修正、重置、复位或更换。

MRI检查后或心脏除颤后的失夺获,需要电极修正。

11.4 伪性故障

现代起搏器中,有些算法非常复杂,有时做出正确的心电图解释以及区别正常行为与起搏功能障碍十分困难。

因此，想要做出一个正确的心电图解释，有必要了解装置的型号和程控设置，其中一些型号可能认为是正常的行为，在有些程控下可能会被认为是功能障碍[5]。

- 例如，设置滞后频率时，在程控的低限频率以下的自发心律是正常的，但这个功能缺乏时则是感知过度的标志。

- 为了预防心率的突然改变，根据不同的制造商，可以启用称为“心率平滑”“调速轮”或“室率稳定”的一些算法。在这种情况下，刺激能超出低限频率短暂发出。即使频率反应功能不表现出来，但在一次自发的快速激动之后，也会出现心率平滑地减低。这在房颤心率不规则时、室性早搏后及心动过速终止时经常发生。

- 非常有说服力的数据表明，刺激右心室对血流动力学不利，有时会导致或加重充血性心力衰竭。但有些装置可以使用最小化心室起搏的算法，这些病例可能观察到极长的 PQ 间期。在自动模式从 AAI 模式（或 ADI）转换到 DDD 模式之前，甚至观察到 2 个连续的 P 波（自发的或刺激的）后没有心室活动（图 11.5）。

最后，有时也能观察到一个非常短的起搏 AV 间期（大约 100ms）。

这是“心室安全起搏”的功能。当心房发放刺激后，信号被心室通道探查到，心室立即发放刺激脉冲。实际上，起搏器并不能够区别这个信号是由心室水平探测到的心房起搏的伪差（交叉感知）所产生，还是一个真正的心室搏动（当有心室期前收缩时），所以起搏器立即发出心室刺激脉冲确保心室起搏（在交叉感知的情况下），但在心室起源搏动的情况下，因间期足够短，落在心室不应期，避免触发心律失常的危险。当窦性节律和正常房室传导时，当心房刺激与自发的 QRS 波一致时，即使在缺乏心房感知的情况下，心室安全起搏仍能表现出来。

11.5 可疑起搏器功能障碍时须知

当可疑起搏器功能障碍时，需要立即监护患者并完成标准 12 导联心电图记录。

假如心电图记录中没有观察到刺激信号，应该在设备囊袋上放置磁铁。这将引起心房和心室间的不同步起搏（VOO、DOO），如能见到起搏器刺激信

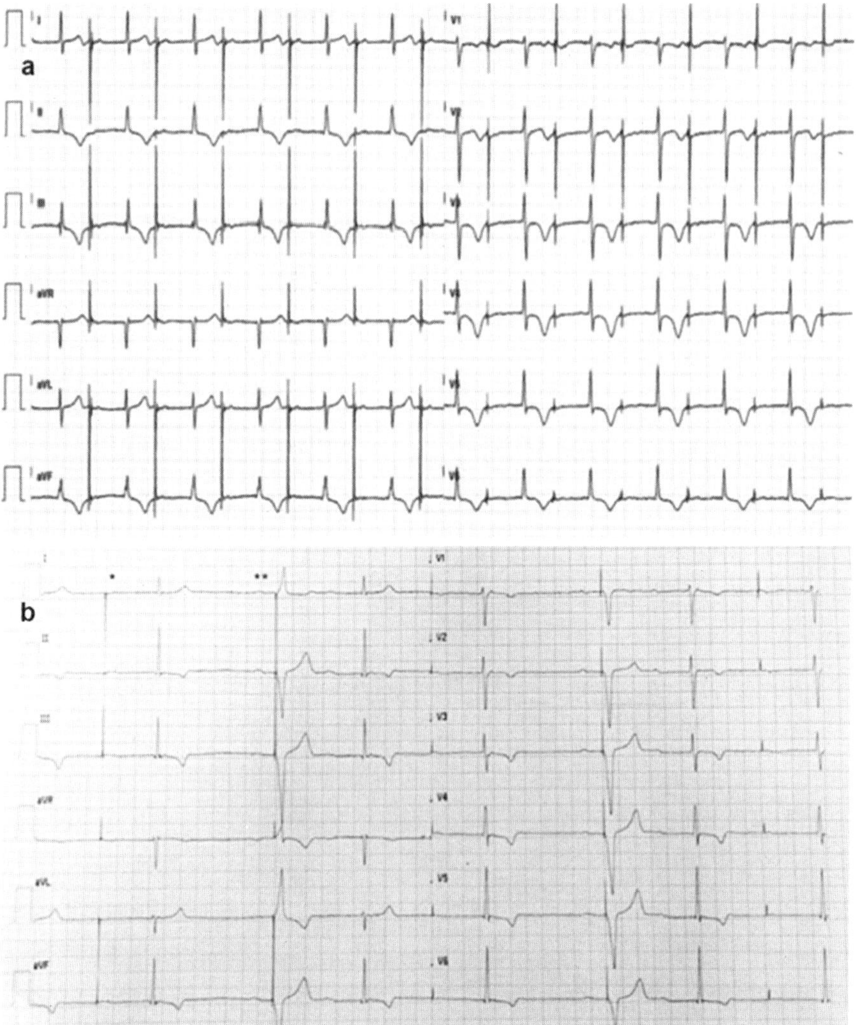

图 11.5 由于减少心室起搏的算法出现明显的起搏功能障碍。(a)心房刺激有自发的房室传导,PQ 间期很长(440ms)。(b)AAI(*)和 DDD(**)模式的改变,引起极其缓慢的心室率。

号,才可能评价它们是否夺获心脏(起搏的 P 波和 QRS 波)。

假如心动过缓可通过应用磁铁而纠正,最可能的原因是感知过度和导线故障。主要的鉴别诊断是电极与起搏器的连接问题,特别是最近有起搏器更换史的患者。

假如起搏器有信号但不能夺获心室，或者即使应用磁铁也只是间断夺获心室,则应考虑导线移位、心脏穿孔、导线故障、起搏阈值增高、组织消融及程序错误,这些都是可能引起传出阻滞的原因。

实时监测、程控起搏装置对于最终诊断是必需的,除此之外,还必须检查起搏阻抗瞬间值和趋势。过高或过低的起搏阻抗(>2000Ω 或<250Ω)可诊断导线故障。由于导线故障可能是间歇的,所以瞬时阻抗趋势也必须要获得。即使仅出现一个区域外的值,也可诊断导线故障,并要在实时和瞬时趋势检查时评估起搏和感知阈值。

询问后，程控屏幕上可立即展示电池状态，如果电池量低，报警信息(ERI、EOS、EOL 信息)也能展示出来。

为了检查连接问题或可见的导线断裂,必须进行胸部 X 线检查,特别是 ICD 患者。如果怀疑心脏穿孔,推荐行超声心动图检查和 CT 扫描。

假如脉冲发生器表现功能紊乱,如电池耗竭,应更换起搏器。与上面所讨论的大多数病例一样,导线修正/更换、复位可能是必需的。

(黄织春　译)

参考文献

1. Ellenbogen KA, Kaszala K. Cardiac pacing and ICDs. 6th ed. Boston: Wiley-Blackwell Editors; 2014.
2. Harper RJ, Brady WJ, Perron AD, et al. The paced electrocardiogram: issues for emergency physicians. Am J Emerg Med. 2001;19:551–60.
3. Sarko JA, Tiffany BR. Cardiac Pacemakers: evaluation and management of malfunctions. Am J Emerg Med. 2004;18:435–40.
4. Wilkoff BL, Love CJ, Byrd CL, et al. Transvenous lead extraction: HRS expert consensus on facilities, training, indications and patient management. Heart Rhythm. 2009;6:1085–104.
5. Lloyd MS, El Chami NF, Langberg JJ. Pacing features that mimic malfunction: a review of current programmable and automated device functions that cause confusion in the clinical setting. J Cardiovasc Electrophysiol. 2009;20:453–60.

第 12 章

ICD 植入患者电风暴的处理

Daniele Muser, Domenico Facchin, Luca Rebellato, Alessandro Proclemer

12.1 问题聚焦

电风暴(ES)的定义是指 24h 内发生 3 次及以上的持续性 VT 或 VF,需要紧急医疗干预的情况。同样,ICD 电风暴也是指 ICD 植入患者 24h 内发生 3 次或以上(每次至少间隔 5min)恰当干预,包括抗心动过速起搏(ATP)或放电[1]。

当前指南推荐,ICD 植入为非可逆原因造成的心脏停搏幸存者和各种病因引起的有症状的持续性 VT 患者发生心脏性猝死(SCD)的二级预防。除此, 这些指南也推荐 ICD 植入用于缺血性或非缺血性扩张型心肌病且射血分数≤35%患者的一级预防,而且需经过至少 3 个月的优化药物治疗[2],以及用于其他相对少见的遗传性致心律失常综合征患者。

已有报道发达国家的成年人群心力衰竭的发病率为 1%~2%,其中至少超过半数的心力衰竭患者的射血分数减低[3],因此 ICD 的植入量正不断增

D. Muser
Clinical Cardiac Electrophysiology, Hospital of the University of Pennsylvania, Philadelphia, PA, USA

D. Facchin • L. Rebellato • A. Proclemer (✉)
Cardiology Unit, Santa Maria Della Misericordia University Hospital, Udine, Italy
e-mail: proclemer.alessandro@aoud.sanita.fvg.it

长。此外,随着心力衰竭治疗的进展加快,这些患者寿命更长,但并发症也增多。基于以上原因,电风暴导致的急诊入院人数正不断增长。据估算,约 25%的 ICD 植入患者随访中每年至少经历一次电风暴发作[4]。电风暴的紧急医疗处置需要联合多学科合作手段来共同管理。

12.2　急诊科医师和麻醉医师须知

12.2.1　ICD 如何构成及如何运作

ICD 是一个植入皮下的设备，能够监测心脏节律并终止可能致命性的心律失常。ICD 由两部分组成：

• 脉冲发生器。由电池、设备运行电路及术者互访通信系统组成。脉冲发生器一般植入于左锁骨下方的皮下囊袋。

• 电极导线。通过静脉系统到达心腔,以连接脉冲发生器和心脏,使脉冲发生器通过导线的连接监测心脏电活动并进行治疗。ICD 的一根导线植入右心室心尖部以记录心室活动并实施起搏和(或)电击治疗。同时,有部分 ICD 还有另外一根导线植入右心房，可记录心房电活动以增强鉴别室上性心律失常(SVA)和室性心律失常的能力,同时这根导线也能用于心房起搏(ICD-DR)。除此,具有心脏再同步化治疗功能的 ICD(CRT-D)还有第三根导线,经冠状静脉系统植入以起搏左心室,促进与右心室的同步收缩。近年来还有一种新型的皮下 ICD,其脉冲发生器和导线均植入皮下,不与心腔和静脉系统直接接触。目前,这种皮下 ICD 仅能进行高能量放电,不能用于长期稳定的起搏。

ICD 通过厂商设计的数学算法自动鉴别致命性室性心律失常和室上性心律失常,并进行恰当治疗,但有时会因识别错误而导致不恰当治疗。此外,还有一些 ICD 提供的治疗不能有效终止室性心律失常,这称为无效治疗：

• 操作人员通过程控仪与 ICD 实现通信，从而调整 ICD 的相关参数。每个厂商都有其相应的程控仪，所以明确 ICD 的厂商并使用其对应的程控仪非常重要。将程控仪头端放置于 ICD 上方,可以建立与脉冲发生器的初始通讯连接。绿灯亮起通常提示程控仪头端位置正确。此时,根据 ICD 的特征,可能有必要在整个查询过程中保持程控仪头部始终置于 ICD 上方以允许通讯连接，而在某些设备中，由于通讯连接是通过无线网络进行的，程控仪的头部可在建立初始连接后移开。

程控仪能为操作人员提供存储在 ICD 内的信息，包括：

• 心律失常事件。ICD 能够记录所有心律失常事件，基于用户定义的标准来识别，并提供每个心律失常事件及其治疗的腔内心电图（皮下 ICD 则为心腔外电电图）。

• 电池状态。

• 关于导线完整性的信息。

根据 ICD 存储的信息，操作者可以考虑更改 ICD 的如下设置：

• 心律失常识别标准（心率、治疗前发生时间、室上性心动过速的识别算法等）和干预标准。

• 实施治疗的类型和具体设置。

12.2.2 ICD 如何识别并治疗心律失常（恰当治疗）？

VT 的识别主要基于心动过速周长（以区分正常窦性心律）和持续时间（以排除非持续性 VT），这两项参数都需要结合患者的临床情况进行设置。事实上，ICD 利用心室率区间来进行心律分类，不同区间的分界值设置主要依据如下两项原则：

• 不稳定的快速性 VT/VF 的识别必须高度敏感，即使可能造成对室上性心动过速的不恰当治疗。

• 缓慢性 VT（通常较能耐受）的识别必须更加具有特异性以尽量避免不恰当治疗，可以在识别上稍加延迟。

ICD 通过以下方式治疗室性快速性心律失常：

• 抗心动过速起搏（ATP）：可通过短暂（6~8 个心搏）的心室起搏（以比室性心动过速略短的周期起搏，通常为室速周期的 81%~88%），以重整折返环并中止心律失常。有时可将起搏周期设置成随每次起搏而逐渐缩短，称为频率递增超速起搏。

• 直流电击：由脉冲发生器与右室导线的线圈之间产生的双相电击。释放的能量是可变的，最新一代的高能 ICD 脉冲发生器能释放高达 40J 的能量。

根据几项研究结果[5-7],ICD 程控参数设定通常会采用 3 个心率区间:

- 周长不超过 320ms 的慢 VT(<188 次/分)
- 周长为 240~320ms 的快 VT(188~250 次/分)
- 周长不超过 240ms 的 VF(>250 次/分)

在两种 VT 区间,电击前会先发放不同数量可设置的 ATP 治疗。其中,慢 VT 设定的 ATP 治疗次数(例如,3 次 ATP 治疗后,再发放 3 次频率递增超速起搏)要多于快 VT,这是由于快 VT 的耐受性较差。

而在 VF 区间,由于血流动力学不稳定和潜在的致命风险,要求立即实施电击治疗(通常起始就给予最大能量)。现代 ICD 可在电容器充电(通常需要<10s 的时间)时进行 ATP 治疗,如果此时的 ATP 能够中止心动过速,则放电可取消。

VT/VF 的检测不仅依赖心室率的快慢, 还需要符合所设定的心律失常持续时间,从而排除非持续性发作的情况。当 ICD 感知到有一定比例的心室电激动满足了设定的周长标准时,即可判定为 VT/VF。不同检测区间和不同厂商所使用的计数方式都是不一样的。为了保证 VF 检测的高敏感性,根据一些厂商的设定,当一定比例的心搏(不一定是连续心搏)达到了 VF 的周长标准即可被判定为 VF, 而 VT 的判定需要进行连续间隔计数以增加特异性。VT 的判定时间需要足够长,以使非持续性心动过速达到自发终止[6,8]。

12.2.3　不恰当治疗

不恰当治疗(尤其是放电)会导致患者不适,并有潜在致心律失常风险,以及会减少电池寿命,因而在 ICD 治疗中需要注意避免。

不恰当放电的两个主要原因为对室上性心动过速的错误鉴别和电信号的误判。

室上性心动过速由于快速心室反应常常使心室率落入 VT/VF 的检测区间而引起不恰当治疗。这种问题更易出现在单腔 ICD,其不具备心房感知功能。而双腔 ICD 能够比较心房率和心室率,从而确定心动过速的来源。ICD 可通过一系列算法来区分室上性心动过速和 VT。其主要算法如下:

- 房室率比较:仅适用于双腔 ICD。当心室率快于心房率时,则诊断为 VT。当心房率和心室率相等时,则需要更多标准进一步区分。

• 突发性：常能有效区分逐渐加速的窦性心动过速和突发的VT。如果检测到RR间期与之前的平均RR间期相比以一定比例缩短，则可判定为窦性心动过速。但对于发生在窦性心动过速基础上的VT而言，这种判断方法则不适用。

• 稳定性：可有效区分快速AF。这种算法可评估RR间期的变异性，当RR间期的变异性超过设定比例（如20%）时则判定为AF。但这种判定方法对于极快速AF（因为存在心室率假性规律）、房扑和不规则VT可能存在判定不准。

• 形态学：ICD通过比较窦律和VT时的腔内电图图形进行判断。这种方法适用于单腔ICD（译者注：双腔ICD也同样适用），由于缺乏心房信号，可能存在室内传导阻滞延迟和频率依赖性传导阻滞延迟。

• 心率持续时间：当心动过速发作（即使是室上性心动过速）持续超过一个设定的时长后，就会触发放电。这种算法通常在VT被鉴别为室上性心动过速可能造成严重后果时应用，但可能会增加过度治疗的风险。

电信号的误判是导致不恰当放电的另一重要原因。信号误判的原因通常由于参数的设置、外部及远场干扰或需要介入处理的装置/导线故障。信号误判的常见情况如下：

• T波感知过度：高振幅T波可能会被错误识别成R波，这是由于ICD为了感知低幅VF而设置了较低的心室感知阈值。T波感知过度可以通过增加感知阈值、延长感知不应期或改变感知阈值衰减参数以避免T波感知过度。

• 外部电磁干扰：外部电磁场会被误判为心内电信号而导致不恰当的心律失常检测和治疗。其中，常见家用电器一般不会造成问题，但高强度电磁场如高压电线、电动机、MRI、TENS单元、术中电凝止血、神经刺激器和放射治疗可能会对ICD造成电磁干扰，应当尽量避免。

• 肌电位：远场肌电位可能引起不恰当心律失常感知。单极感知时从电极头端感知到脉冲发生器，范围较广，容易出现这种情况。现代ICD多应用双极感知导线，仅识别局部电位，因此出现肌电位感知的风险较小。

• 导线故障：导线断裂或绝缘层破损会导致ICD受到外部噪声干扰而发生不恰当感知。此时必须移除原导线和（或）更换新的导线。现代ICD通常能在导线故障时自动发出报警。

12.2.4　电风暴

12.2.4.1　电风暴的发生率和临床预测因素

已有多项研究分析了 ICD 植入患者的电风暴发生率，但不同研究对于电风暴的定义并未统一，其入选标准和随访时间也不一致。基于当前的定义，ICD 植入后 1~3 年的随访期内，电风暴的发生率为 4%~28%[9]。在 AVID 试验的亚组分析中[10]，499 例二级预防的 ICD 患者，3 年随访期内电风暴的发生率为 20%。值得注意的是，一级预防患者的电风暴发生率较低（MEDIT Ⅱ研究中发生率为 4%）。根据我们的经验[11]，平均 2 年随访中仅 13 名（2%）ICD 患者发生过电风暴。

最新一项 Meta 分析[9]纳入了 13 项研究，评估了与电风暴相关的危险因素、相应的权重及临床预测因素，结果显示高龄和男性是 ICD 电风暴易发因素，其他危险因素还有心力衰竭相关的临床参数（如低射血分数）、ICD 二级预防指征、单形性 VT 而非多形性 VT/VF 作为触发性心律失常，以及使用Ⅰ类抗心律失常药物而不是胺碘酮和 β 受体阻滞剂。相比，缺血性或非缺血性扩张型心肌病在电风暴的发生率上无明显差异。而经过 Meta 回归分析显示，上述临床因素并未证实能够显著增加电风暴的发生率。

已有一项多中心研究报道了电风暴的主要临床特征和临床预测因素，共纳入 631 例 CRT-D 植入患者，平均随访（19±11）个月。该项研究中 VT/VF 发作均可检出，其中 141 例进行了治疗（22%），45 例发生了电风暴（7%）。多因素分析显示，电风暴的唯一一项预测因素是非缺血性心肌病，并有二级预防的指征，而其他常见的预测因素（包括年龄、男性、左心室射血分数<25% 以及较高的 NYHA 分级）与电风暴无关。

除此，我们在 2006—2012 年间共收住 62 例电风暴患者（平均年龄 66 岁，男性占 90%）。从 ICD 植入至发生电风暴的平均时间是 47 个月，其中缺血性心脏病 30 例，非缺血性心肌病 11 例，其他原因 14 例。60%患者经历过 ICD 二级预防治疗，左室射血分数平均为 35%。23 例心律失常患者在入院时为无休止性 VT，而其余 39 例有过几次 VT/VF 发作，每位患者平均经历过 6 次电击。约半数以上患者（31 例）没有明显的触发因素，电风暴是由于原发的电不稳定所致。其他最多见的触发因素是心力衰竭恶化、电解质紊乱、心肌缺血以及致心律失常药物的不良反应。

12.2.4.2 预后

大多数评估电风暴作为死亡危险因素的文献表明，其可能增加3倍的死亡风险。与间断发作的持续性VT/VF相比，电风暴影响死亡率的作用更为显著[9]。而对于全因死亡率、心脏移植和心力衰竭住院的复合终点，电风暴患者的风险增加了3.39倍。

一项随访时间为1~2.5年的大样本研究报道[12]，经导管消融治疗的电风暴患者的死亡率为15%~29%。我们的研究发现，经过包括导管消融等方案积极治疗后，初次发生电风暴的患者，电风暴发生后1年、2年及3年的总体生存率分别为60%、50%和44%。

基于电风暴与心脏性猝死及非心脏性猝死发生率呈正相关性的前提下，Guerra等评估了植入ICD和慢性心力衰竭患者的电风暴与心力衰竭间的关系。该项研究中随访5年期间，发生电风暴的患者与心力衰竭恶化患者相比，预估生存时间接近(36.4个月对38.5个月)，然而两者生存时间均较发生短阵VT/VF事件的患者组显著缩短(49.2个月)。电风暴组患者的主要死亡原因是顽固性心力衰竭(59%)，其次为非心脏性死亡，仅有2例患者出现心脏性猝死。与短阵VT/VF事件的患者相比(分别为15.4个月、20.1个月和36.1个月)，电风暴组患者和心力衰竭恶化组患者的未住院率较低，但电风暴组患者和心力衰竭恶化组患者的住院率没有明显差异。其研究结果表明，心力衰竭患者因电风暴入院，其临床结果与急性心力衰竭入院患者类似。因此，电风暴应作为心力衰竭失代偿的重要评价指标。

12.3 心内科医师须知

电风暴有可能导致急性心力衰竭及心源性休克，需要多学科团队协作治疗。

初诊时需重点关注体格检查、心电图、胸部X线片、超声心动图、血气分析、电解质、血肌酐水平以及ICD程控结果。

接诊 ICD 多次频繁放电的患者时，最先需要评估的是出现 ICD 放电的原因。

若判定 ICD 因 VT/VF 事件适当放电时，首要措施是排除引起电风暴的可逆诱因，包括电解质紊乱、急性心肌缺血、心力衰竭恶化、感染、甲状腺功能亢进以及使用致心律失常的药物。在一项大型的电风暴可逆性因素研究中，不足 10%的患者需要电生理检查[4]。

经初步评估后，需要根据患者的血流动力学状况评估临床 VT 患者的危险分层和共存疾病[13]。血流动力学失代偿定义为持续性低血压（如收缩压<80~90mmHg），而且经过大剂量血管活性药物或机械血流动力支持（如主动脉内球囊反搏、左心室辅助装置及体外膜肺氧合）等仍不能维持血压[14]。这些患者即使可能短暂恢复窦性心律，但仍为高危患者。对于血流动力学稳定的 VT 患者，并至少存在下列一种共存疾病属于极高危，包括左心室射血分数<30%、血清肌酐>132.6μmol/dL、冠状动脉左前降支慢性闭塞或严重的慢性肺病等情况[13]。高危患者均应收住 ICU 行进一步监护治疗，必要时可行呼吸、循环支持和（或）血液透析等治疗。

为避免 ICD 再次放电，我们需要采取一切措施来减少 VT/VF 发作，必要时可选择抗心律失常药物、程控 ICD、深度镇静/机械通气以及导管消融等方式进行积极的综合干预。

12.3.1 抗心律失常药物

电风暴患者初始治疗时通常需要应用抗心律失常药物，并在使用前需仔细权衡评估致心律失常作用及负性肌力作用，以防止心律失常复发。

抗心律失常治疗的基石仍是通过 β 受体阻滞剂的交感神经阻滞作用来避免 VT 再发[15]。所有 β 受体阻滞剂均可降低 VT/VF 的易感性，但对普萘洛尔的研究较多。普萘洛尔可同时阻断 β1 和 β2 受体，同时普萘洛尔具备的亲脂性可保证其通过中枢神经系统，阻断突触前肾上腺素能受体。因此，心力衰竭患者应用普萘洛尔较美托洛尔可更有效抑制交感活性[16,17]。经交感神经阻滞不仅可减少电风暴发生[18]，而且较联合应用利多卡因、普鲁卡因胺和溴苄胺等药物更能提高短期生存率[15]。对于病情严重的电风暴患者，可选择静脉应用艾司洛尔等短效药物[19]。抗心律失常药物首选胺碘酮，可联合应用普萘洛尔，能有效控制电风暴的发生并提高患者生存率[15,18]。除此，静脉使用胺碘酮还可降低肾上腺素能活性，阻断 Na^+通道及 L 型 Ca^{2+}通道，且不延长心室不应期，而口服胺碘酮能够延长心室不应期[20,21]。当单用胺碘酮或联合β受体阻滞剂效果不佳时，胺碘酮可以联合其他抗心律失常药物[22]。如果患者胺碘酮的血清浓度未达到治疗浓度，即使是长期服用胺碘酮，也可以再次给予负荷剂量的胺碘酮或调整其剂量。胺碘酮的负性肌力作用较弱，对射血分数低的患者也是相对安全的。需要注意的是，胺碘酮可能增加除颤阈值，从而影响 ICD 治疗。因此，需重新测试或重新评估 ICD 除颤阈值。长期使用胺碘酮可能引起副作用，如甲状腺毒性、肝毒性或肺毒性，严重时可能需被迫停药。对于胺碘酮治疗失败的患者，可考虑应用其他药物进行治疗(如口服或静脉使用普鲁卡因胺等)。然而，多种抗心律失常药物联合使用时难以预测药物之间的相互作用，可能会引起严重的不良反应。利多卡因是一种快速 Na^+离子通道阻滞剂，对终止瘢痕相关的 VT 作用有限[23]。由于心肌缺血导致的 VT，随着 pH 值降低[24]，膜电位改变，可提高利多卡因的结合率，从而有效终止 VT。利多卡因的药效学特性导致其对非缺血性心律失常的作用有限，仅可用于治疗与局部缺血相关的多形性室速(美国心脏病学会/美国心脏协会指南Ⅱb 类推荐[25])。

普鲁卡因胺(仅部分国家有)是另一种Ⅰc 类抗心律失常药物，常用于难治性 VT 的二线或三线治疗。普鲁卡因胺作为快速 Na^+通道阻滞剂，其活性代谢产物 N-乙酰卡尼可阻断 K^+通道，产生相应的抗心律失常作用，但是也可能出现 QT 间期延长等副作用。对于射血分数降低的患者，普鲁卡因胺导致药物性低血压的风险较高，因此这类患者使用普鲁卡因胺需要非常小心。

12.3.2 ICD 程控

已有几项研究表明，ICD 反复放电可能增加死亡率，同时降低患者生活质量[10]。因此，为了避免不必要的放电，电风暴患者必须进行 ICD 程控优化。如前面所述，ICD 的心律失常检测和治疗应遵循步骤流程，包括室率阈值检测、心动周期数目检测、室上性心动过速的鉴别以及相对应的治疗方式及强度。这些参数均可根据患者特征进行个性化设定，避免不必要的治疗。

12.3.2.1 设定较高的诊断频率阈值

ICD 植入的患者通常是一级预防,往往会出现快频率 VT,而接受二级预防的患者则往往出现慢频率 VT,其频率与室上性心动过速有很大部分的重叠[26]。在此基础上,一级预防患者应设置更高的检测频率阈值,而二级预防患者则应设置稍低的检测频率阈值,并改善室上性心动过速鉴别诊断的算法。当然,如果患者既往发生过心律失常事件,则个体化设置检测频率更为合理。已有三项临床试验(PREPARE、MADIT-RIT 和 PROVIDE)表明,较高的检测频率阈值可以有效减少 ICD 放电,并且不增加晕厥或猝死风险。

12.3.2.2 较长的检测周期数

已有研究证实心律失常检测时间延长的有效性,特别对于一级预防的患者尤其有效,而二级预防患者的数据尚不充分。

REVELANT 研究表明,设置更多的心律失常检测周期数时(30/40 对 12/16)可明显降低 ICD 治疗率,同时也并不增加一级预防的非缺血性心肌病患者晕厥或死亡的发生率。除此,MADIT-RIT 试验中,采用 170~199 次/分心室率区间延迟 60s、200~249 次/分心室率区间延迟 12s 和≥250 次/分心室率区间延迟 2.5s 的治疗模式,与常规的程控相比较,不恰当治疗率和全因死亡率均降低。ADVANCE Ⅲ期试验也获得了类似的结论[27]。ADVANCE Ⅲ期试验中发现,无论 ICD 的类型及 ICD 植入指征,设置更多的检测周期数(30/40 对 18/24)并且在充电过程中进行 ATP 治疗,均能够显著减少适当或不适当的治疗。而在 PROVIDE 试验中,联合更高的检测频率、更长的检测间隔以及优化室上性心动过速鉴别算法等在内的多参数程控设置,可显著减少 ICD 放电事件并增加总体生存率,同时也不会增加心律失常性晕厥的发生率。PainFree SST 试验也证明,较长的检测间隔在防止晕厥方面是安全的。以上所有研究中,只有 ADVANCE Ⅲ期试验和 PainFree SST 试验纳入了一级和二级预防的 ICD 患者,其他试验仅选取了一级预防的 ICD 患者。

12.3.2.3 优化 ATP 治疗

已证实 ATP 治疗可有效终止 VT,减少不必要放电,从而提高患者生存率、改善患者生活质量及增加 ICD 电池寿命。有几项研究证实,85%~90%的慢频率 VT(<188~200 次/分)[28]和 54%~72%的快频率 VT(188~250 次/分)[27,29]可被 ATP 终止。如前所述，ATP 治疗可根据起搏周期的变化设定为短阵快速刺激或逐搏加速模式。短阵快速刺激或逐搏加速模式在终止慢频率 VT 方面效果相似[28]，而前者对于>200 次/分快频率 VT 作用效果更佳，并且导致心律失常的风险更小。但 ATP 终止>200 次/分快频率 VT 效果相对较差，同时该频率下的血流动力学非常不稳定，因此在快频率 VT 和 VF 区，通常仅在 ICD 充电时发放 ATP 治疗，可避免 ICD 放电延迟过久。大多数 VT 可被 1 次或 2 次 ATP 治疗终止，仅极少数的患者需要 3 次以上的 ATP 治疗[30,31]，因此，并不建议程控为 3 次以上的 ATP 治疗。而对于 CRT-D 的患者，双心室 ATP 较单独右心室 ATP 疗效更佳，安全性更高，应优先选择[32,33]。ATP 程控的最后一个关键点是短阵快速刺激间期，经验性程控为快频率 VT 的 85%~90%的周长，而对于慢频率 VT 的患者，则设置为 70%~80%的周长。当 ATP 终止 VT 无效时，可分析起搏后间期，根据患者特征个体化程控 ATP 治疗方式，例如可增加 ATP 的起搏频率或起搏次数[34]。

综上所述，增加电风暴患者的检测时间和频率阈值有助于减少不适当和不必要的放电。对于发生电风暴的患者，再次程控 ICD 是必要步骤。

当 ICD 不适当治疗发生后，必须采取具体措施来防止再次发生不适当治疗，如改变 ICD 检测参数、强化药物治疗或导管消融治疗室上性心动过速等，如果出现导线断裂或故障的情况，需在导线更换前暂时关闭除颤功能。

12.3.3 镇静、全身麻醉/机械通气和血流动力学机械支持

电风暴引起多次放电的患者，其交感神经肾上腺素激活，可能使 VT/VF 持续存在[35]，严重者危及生命，影响多种治疗效果。因此，可对一些电风暴患者使用镇静甚至全身麻醉以减少交感神经张力，抑制心室电不稳定性。据报道，异丙酚可有效抑制电风暴[36,37]，然而其负性肌力作用较强，抵消了其疗效。关于深度镇静或全身麻醉对电风暴患者预后影响的文献报道较少，而且多数为接受导管消融治疗电风暴的患者。需要注意的是，全身麻醉药物可能加剧低血压并抑制心功能[14]。除此，可选择瑞芬太尼用于电风暴患者的深度镇静，甚至也可与苯二氮䓬类药物如咪达唑仑联合应用，有助于减少交感神经反应性，减少负性肌力作用的危险[38-40]。另一种可选药物为右旋美托咪

啶[41],这是一种 α2 突触前肾上腺素能受体激动剂,可通过增强中枢迷走神经张力[42]来抑制突触前肾上腺素释放,显著降低交感神经张力[43]。但有可能引起低血压和心动过缓的不良反应[44],因此在使用过程中需严密监测。

全身麻醉和机械通气仅应用于各种治疗均无效的血流动力学不稳定的心律失常患者。这类患者可能从血流动力学机械支持中获益,包括主动脉内球囊反搏(IABP)、左心室辅助装置如 Impella(Abiomed Inc.,Danvers,MA)[45-47],甚至体外膜内氧合(ECMO)[48,49]。这些设备不仅可以增加冠状动脉灌注来抑制缺血性 VT,而且可有效抑制电风暴,减少左心室后负荷和室壁张力[50],维持器官灌注,避免多器官功能衰竭。最后,重要的是,这些设备还能在不稳定 VT 的标测和消融中起着重要作用。此外,部分难治性不稳定心律失常的患者,应仔细评估心脏移植的可能性。

12.3.4 轴索麻醉(胸段硬膜外麻醉、心脏交感神经去神经)

由于自主神经系统在触发和维持室性心律失常中起着重要作用。胸段硬膜外麻醉[51]、心脏交感神经去神经支配(CSD)和脊髓刺激等交感神经调节手段可能有助于减少经多种抗心律失常药物或导管消融仍难以终止的电风暴。CSD 通常通过胸腔镜手术进行,包括切除星状神经节的下 1/3(避免 Claude-Bernard-Horner 综合征)以及 T2~T4 胸神经节。手术通常在左侧进行,部分特殊患者可能保留双侧 CSD。由于该手术需要特殊的麻醉技术,如选择性支气管插管,故该手术仅能在较大中心内进行。我们所了解的手术疗效,多数为个案报告[51-53]。但有一项前瞻性研究纳入了 41 例药物治疗和导管消融难以治疗的电风暴患者,研究表明,CSD 可有效减少 ICD 放电,而且双侧 CSD 较左侧 CSD 手术更为有效[54]。

12.3.5 导管消融

射频(RF)导管消融是目前对反复发作 VT 甚至电风暴的主要治疗方法。已有一些研究表明,导管消融可预防 VT 复发,并且随着技术的改进以及对致心律失常基质的进一步理解,RF 消融可有效提高电风暴患者的手术成功率及生存率[14]。在过去,RF 消融被认为是经多种抗心律失常药物治疗无效后患者的最后治疗选择。而近 10 年来,越来越多的证据表明,ICD 频繁治疗的患者,或是存在预防性治疗的患者,也可行早期 RF 消融[55-57]。电风暴患者的紧急处理过程中,RF 消融可有效治疗难治性 VT,大样本数据显示急性期成功率甚至可达到 80%[40,12,58,59],特别是当所有临床 VT 达到不可诱发的终点时[12]。如前所述,对于血流动力学不稳定的 VT 患者,应尽早转诊行机械辅助,以便 RF 消融术中进行标测和消融。而即便是那些较为稳定的心律失常患者,RF 消融术中也可能会出现急性血流动力学失代偿,因此也可能需要机械辅助支持。一项初步研究表明,PAINESD 评分综合考虑了患者的基础共存疾病(如慢性阻塞性肺疾病、年龄>60 岁、缺血性心肌病、NYHA 心功能Ⅲ级或Ⅳ级、射血分数<25%、电风暴和糖尿病),用以预测 VT 导管消融期间的急性血流动力学失代偿风险,以筛选出需要预防性机械支持的患者[14](图 12.1)。

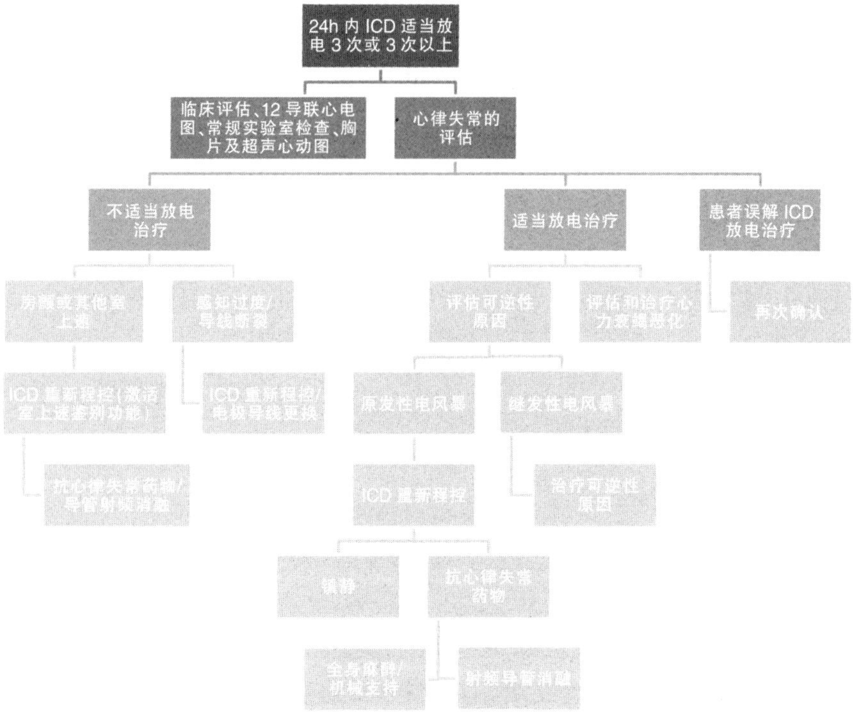

图 12.1 电风暴诊断和治疗的建议方案/路径。

12.4 随访及转诊指征

电风暴发作过的患者，即使通过导管消融的有效治疗以及多种抗心律失常药物的预防,其复发的风险仍然很高。而且,出现电风暴预示着基础心脏病变的恶化。因此,对于所有发作过至少一次电风暴的患者均应转诊至心力衰竭专家并进行适当的电生理治疗,以优化心力衰竭治疗,以及评估心脏移植或左心室辅助装置的指征，而且这两项治疗可作为心脏移植的桥接过渡期治疗或终点治疗。心律失常的随访推荐使用 ICD 的家庭监测随访,以便更及时地评估心律失常事件。

(孙雅逊 译)

参考文献

1. Pedersen CT, Kay GN, Kalman J, Borggrefe M, Della-Bella P, Dickfeld T, Dorian P, Huikuri H, Kim Y-H, Knight B, Marchlinski F, Ross D, Sacher F, Sapp J, Shivkumar K, Soejima K, Tada H, Alexander ME, Triedman JK, Yamada T, Kirchhof P, Lip GYH, Kuck KH, Mont L, Haines D, Indik J, Dimarco J, Exner D, Iesaka Y, Savelieva I, EP-Europace, UK. EHRA/HRS/APHRS expert consensus on ventricular arrhythmias. Heart Rhythm. 2014;11:e166–96.
2. McMurray JJV, Adamopoulos S, Anker SD, Auricchio A, Böhm M, Dickstein K, Falk V, Filippatos G, Fonseca C, Gomez-Sanchez MA, Jaarsma T, Køber L, Lip GYH, Maggioni AP, Parkhomenko A, Pieske BM, Popescu BA, Rønnevik PK, Rutten FH, Schwitter J, Seferovic P, Stepinska J, Trindade PT, Voors AA, Zannad F, Zeiher A, ESC Committee for Practice Guidelines. ESC Guidelines for the diagnosis and treatment of acute and chronic heart failure 2012: The Task Force for the Diagnosis and Treatment of Acute and Chronic Heart Failure 2012 of the European Society of Cardiology. Developed in collaboration with the Heart Failure Association (HFA) of the ESC. Eur Heart J. 2012;33:1787–847.
3. Mosterd A, Hoes AW. Clinical epidemiology of heart failure. Heart. 2007;93:1137–46.
4. Hohnloser SH, Al-Khalidi HR, Pratt CM, Brum JM, Tatla DS, Tchou P, Dorian P, SHock Inhibition Evaluation with AzimiLiDe (SHIELD) Investigators. Electrical storm in patients with an implantable defibrillator: incidence, features, and preventive therapy: insights from a randomized trial. Eur Heart J. 2006;27:3027–32.
5. Wathen MS. Prospective randomized multicenter trial of empirical antitachycardia pacing versus shocks for spontaneous rapid ventricular tachycardia in patients with implantable cardioverter-defibrillators: Pacing Fast Ventricular Tachycardia Reduces Shock Therapies (PainFREE Rx II) trial results. Circulation. 2004;110:2591–6.
6. Wilkoff BL, Williamson BD, Stern RS, Moore SL, Lu F, Lee SW, Birgersdotter-Green UM, Wathen MS, Van Gelder IC, Heubner BM, Brown ML, Holloman KK. Strategic programming of detection and therapy parameters in implantable cardioverter-defibrillators reduces shocks in primary prevention patients. J Am Coll Cardiol. 2008;52:541–50.
7. Wilkoff BL, Ousdigian KT, Sterns LD, Wang ZJ, Wilson RD, Morgan JM. A comparison of

empiric to physician-tailored programming of implantable cardioverter-defibrillators. J Am Coll Cardiol. 2006;48:330–9.
8. Gunderson BD, Abeyratne AI, Olson WH, Swerdlow CD. Effect of programmed number of intervals to detect ventricular fibrillation on implantable cardioverter-defibrillator aborted and unnecessary shocks. Pacing Clin Electrophysiol. 2007;30:157–65.
9. Guerra F, Shkoza M, Scappini L, Flori M, Capucci A. Role of electrical storm as a mortality and morbidity risk factor and its clinical predictors: a meta-analysis. Europace. 2014;16:347–53.
10. Tan VH, Wilton SB, Kuriachan V, Sumner GL, Exner DV. Impact of programming strategies aimed at reducing nonessential implantable cardioverter defibrillator therapies on mortality: a systematic review and meta-analysis. Circ Arrhythm Electrophysiol. 2014;7:164–70.
11. Proclemer A, Muser D, Campana A, Zoni-Berisso M, Zecchin M, Locatelli A, Brieda M, Gramegna L, Santarone M, Chiodi L, Mazzone P, Rebellato L, Facchin D. Indication to cardioverter-defibrillator therapy and outcome in real world primary prevention. Data from the IRIDE [Italian registry of prophylactic implantation of defibrillators] study. Int J Cardiol. 2013;168:1416–21.
12. Carbucicchio C, Santamaria M, Trevisi N, Maccabelli G, Giraldi F, Fassini G, Riva S, Moltrasio M, Cireddu M, Veglia F, Della Bella P. Catheter ablation for the treatment of electrical storm in patients with implantable cardioverter-defibrillators: short- and long-term outcomes in a prospective single-center study. Circulation. 2008;117:462–9.
13. Bella PD, Baratto F, Tsiachris D, Trevisi N, Vergara P, Bisceglia C, Petracca F, Carbucicchio C, Benussi S, Maisano F, Alfieri O, Pappalardo F, Zangrillo A, Maccabelli G. Management of ventricular tachycardia in the setting of a dedicated unit for the treatment of complex ventricular arrhythmias: long-term outcome after ablation. Circulation. 2013;127:1359–68.
14. Santangeli P, Muser D, Zado ES, Magnani S, Khetpal S, Hutchinson MD, Supple G, Frankel DS, Garcia FC, Bala R, Riley MP, Lin D, Rame JE, Schaller R, Dixit S, Marchlinski FE, Callans DJ. Acute hemodynamic decompensation during catheter ablation of scar-related VT: incidence, predictors and impact on mortality. Circ Arrhythm Electrophysiol. 2015;8:68–75.
15. Nademanee K, Taylor R, Bailey WE, Rieders DE, Kosar EM. Treating electrical storm: sympathetic blockade versus advanced cardiac life support-guided therapy. Circulation. 2000;102:742–7.
16. Bristow MR, Ginsburg R, Umans V, Fowler M, Minobe W, Rasmussen R, Zera P, Menlove R, Shah P, Jamieson S. Beta 1-and beta 2-adrenergic-receptor subpopulations in nonfailing and failing human ventricular myocardium: coupling of both receptor subtypes to muscle contraction and selective beta 1-receptor down-regulation in heart failure. Circ Res. 1986;59:297–309.
17. Billman GE, Castillo LC, Hensley J, Hohl CM, Altschuld RA. Beta2-adrenergic receptor antagonists protect against ventricular fibrillation: in vivo and in vitro evidence for enhanced sensitivity to beta2-adrenergic stimulation in animals susceptible to sudden death. Circulation. 1997;96:1914–22.
18. Tsagalou EP, Kanakakis J, Rokas S, Anastasiou-Nana MI. Suppression by propranolol and amiodarone of an electrical storm refractory to metoprolol and amiodarone. Int J Cardiol. 2005;99:341–2.
19. Brodine WN, Tung RT, Lee JK, Hockstad ES, Moss AJ, Zareba W, Hall WJ, Andrews M, McNitt S, Daubert JP. Effects of beta-blockers on implantable cardioverter defibrillator therapy and survival in the patients with ischemic cardiomyopathy (from the Multicenter Automatic Defibrillator Implantation Trial-II). Am J Cardiol. 2005;96:691–5.
20. Kodama I, Kamiya K, Honjo H, Toyama J. Acute and chronic effects of amiodarone on mammalian ventricular cells. Jpn Heart J. 1996;37:719–30.
21. Du XJ, Esler MD, Dart AM. Sympatholytic action of intravenous amiodarone in the rat heart. Circulation. 1995;91:462–70.
22. Vassallo P, Trohman RG. Prescribing amiodarone: an evidence-based review of clinical indica-

tions. JAMA. 2007;298:1312–22.
23. Guidelines 2000 for Cardiopulmonary Resuscitation and Emergency Cardiovascular Care. Part 6: advanced cardiovascular life support: section 5: pharmacology I: agents for arrhythmias. The American Heart Association in collaboration with the International Liaison Committee on Resuscitation. Circulation. 2000;102:I112–28.
24. Nasir N, Taylor A, Doyle TK, Pacifico A. Evaluation of intravenous lidocaine for the termination of sustained monomorphic ventricular tachycardia in patients with coronary artery disease with or without healed myocardial infarction. Am J Cardiol. 1994;74:1183–6.
25. American College of Cardiology, American Heart Association Task Force, European Society of Cardiology Committee for Practice Guidelines, European Heart Rhythm Association, Heart Rhythm Society, Zipes DP, Camm AJ, Borggrefe M, Buxton AE, Chaitman B, Fromer M, Gregoratos G, Klein G, Moss AJ, Myerburg RJ, Priori SG, Quinones MA, Roden DM, Silka MJ, Tracy C, Smith SC, Jacobs AK, Adams CD, Antman EM, Anderson JL, Hunt SA, Halperin JL, Nishimura R, Ornato JP, Page RL, Riegel B, Priori SG, Blanc J-J, Budaj A, Camm AJ, Dean V, Deckers JW, Despres C, Dickstein K, Lekakis J, McGregor K, Metra M, Morais J, Osterspey A, Tamargo JL, Zamorano JL. ACC/AHA/ESC 2006 guidelines for management of patients with ventricular arrhythmias and the prevention of sudden cardiac death: a report of the American College of Cardiology/American Heart Association Task Force and the European Society of Cardiology Committee for Practice Guidelines (writing committee to develop Guidelines for Management of Patients With Ventricular Arrhythmias and the Prevention of Sudden Cardiac Death). J Am Coll Cardiol. 2006;48:e247–346.
26. Wilkoff BL, Hess M, Young J, Abraham WT. Differences in tachyarrhythmia detection and implantable cardioverter defibrillator therapy by primary or secondary prevention indication in cardiac resynchronization therapy patients. J Cardiovasc Electrophysiol. 2004;15:1002–9.
27. Gasparini M, Proclemer A, Klersy C, Kloppe A, Lunati M, Ferrer JBM, Hersi A, Gulaj M, Wijfels MCEF, Santi E, Manotta L, Arenal A. Effect of long-detection interval vs standard-detection interval for implantable cardioverter-defibrillators on antitachycardia pacing and shock delivery: the ADVANCE III randomized clinical trial. JAMA. 2013;309:1903–11.
28. Sweeney MO. Antitachycardia pacing for ventricular tachycardia using implantable cardioverter defibrillators. Pacing Clin Electrophysiol. 2004;27:1292–305.
29. Wathen MS, DeGroot PJ, Sweeney MO, Stark AJ, Otterness MF, Adkisson WO, Canby RC, Khalighi K, Machado C, Rubenstein DS, Volosin KJ, PainFREE Rx II Investigators. Prospective randomized multicenter trial of empirical antitachycardia pacing versus shocks for spontaneous rapid ventricular tachycardia in patients with implantable cardioverter-defibrillators: Pacing Fast Ventricular Tachycardia Reduces Shock Therapies (PainFREE Rx II) trial results. Circulation. 2004;110:2591–6.
30. Martins RP, Blangy H, Muresan L, Freysz L, Groben L, Zinzius P-Y, Schwartz J, Sellal J-M, Aliot E, Sadoul N. Safety and efficacy of programming a high number of antitachycardia pacing attempts for fast ventricular tachycardia: a prospective study. Europace. 2012;14:1457–64.
31. Anguera I, Dallaglio P, Sabaté X, Nuñez E, Gracida M, Di Marco A, Sugrañes G, Cequier A. The benefit of a second burst antitachycardia sequence for fast ventricular tachycardia in patients with implantable cardioverter defibrillators. Pacing Clin Electrophysiol. 2014;37:486–94.
32. Haghjoo M, Hajahmadi M, Fazelifar AF, Sadr-Ameli MA. Efficacy and safety of different antitachycardia pacing sites in the termination of ventricular tachycardia in patients with biventricular implantable cardioverter-defibrillator. Europace. 2011;13:509–13.
33. Gasparini M, Anselme F, Clementy J, Santini M, Martínez-Ferrer J, De Santo T, Santi E, Schwab JO, ADVANCE CRT-D Investigators. BIVentricular versus right ventricular antitachycardia pacing to terminate ventricular tachyarrhythmias in patients receiving cardiac resynchronization therapy: the ADVANCE CRT-D Trial. Am Heart J. 2010;159:1116–1123.e2.
34. Madhavan M, Friedman PA. Optimal programming of implantable cardiac-defibrillators.

Circulation. 2013;128:659–72.
35. Zipes DP, Barber MJ, Takahashi N, Gilmour RF. Influence of the autonomic nervous system on the genesis of cardiac arrhythmias. Pacing Clin Electrophysiol. 1983;6:1210–20.
36. Mulpuru SK, Patel DV, Wilbur SL, Vasavada BC, Furqan T. Electrical storm and termination with propofol therapy: a case report. Int J Cardiol. 2008;128:e6–8.
37. Burjorjee JE, Milne B. Propofol for electrical storm; a case report of cardioversion and suppression of ventricular tachycardia by propofol. Can J Anaesth. 2002;49:973–7.
38. Ogletree ML, Sprung J, Moravec CS. Effects of remifentanil on the contractility of failing human heart muscle. J Cardiothorac Vasc Anesth. 2005;19:763–7.
39. Mandel JE, Hutchinson MD, Marchlinski FE. Remifentanil-midazolam sedation provides hemodynamic stability and comfort during epicardial ablation of ventricular tachycardia. J Cardiovasc Electrophysiol. 2011;22:464–6.
40. Brugada J, Berruezo A, Cuesta A, Osca J, Chueca E, Fosch X, Wayar L, Mont L. Nonsurgical transthoracic epicardial radiofrequency ablation: an alternative in incessant ventricular tachycardia. J Am Coll Cardiol. 2003;41:2036–43.
41. Tarvainen MP, Georgiadis S, Laitio T, Lipponen JA, Karjalainen PA, Kaskinoro K, Scheinin H. Heart rate variability dynamics during low-dose propofol and dexmedetomidine anesthesia. Ann Biomed Eng. 2012;40:1802–13.
42. Kamibayashi T, Hayashi Y, Mammoto T, Yamatodani A, Sumikawa K, Yoshiya I. Role of the vagus nerve in the antidysrhythmic effect of dexmedetomidine on halothane/epinephrine dysrhythmias in dogs. Anesthesiology. 1995;83:992–9.
43. Hayashi Y, Sumikawa K, Maze M, Yamatodani A, Kamibayashi T, Kuro M, Yoshiya I. Dexmedetomidine prevents epinephrine-induced arrhythmias through stimulation of central alpha 2 adrenoceptors in halothane-anesthetized dogs. Anesthesiology. 1991;75:113–7.
44. Gerlach AT, Murphy CV. Dexmedetomidine-associated bradycardia progressing to pulseless electrical activity: case report and review of the literature. Pharmacotherapy. 2009;29:1492.
45. Miller MA, Dukkipati SR, Mittnacht AJ, Chinitz JS, Belliveau L, Koruth JS, Gomes JA, d' Avila A, Reddy VY. Activation and entrainment mapping of hemodynamically unstable ventricular tachycardia using a percutaneous left ventricular assist device. J Am Coll Cardiol. 2011;58:1363–71.
46. Abuissa H, Roshan J, Lim B, Asirvatham SJ. Use of the Impella microaxial blood pump for ablation of hemodynamically unstable ventricular tachycardia. J Cardiovasc Electrophysiol. 2010;21:458–61.
47. Miller MA, Dukkipati SR, Chinitz JS, Koruth JS, Mittnacht AJ, Napolitano C, d' Avila A, Reddy VY. Percutaneous hemodynamic support with Impella 2.5 during scar-related ventricular tachycardia ablation (PERMIT 1). Circ Arrhythm Electrophysiol. 2013;6:151–9.
48. Ücer E, Fredersdorf S, Jungbauer C, Debl K, Philipp A, Amann M, Holzamer A, Keyser A, Hilker M, Luchner A, Schmid C, Riegger G, Endemann D. A unique access for the ablation catheter to treat electrical storm in a patient with extracorporeal life support. Europace. 2014;16:299–302.
49. Lü F, Eckman PM, Liao KK, Apostolidou I, John R, Chen T, Das GS, Francis GS, Lei H, Trohman RG, Benditt DG. Catheter ablation of hemodynamically unstable ventricular tachycardia with mechanical circulatory support. Int J Cardiol. 2013;168:3859–65.
50. Franz MR, Burkhoff D, Yue DT, Sagawa K. Mechanically induced action potential changes and arrhythmia in isolated and in situ canine hearts. Cardiovasc Res. 1989;23:213–23.
51. Bourke T, Vaseghi M, Michowitz Y, Sankhla V, Shah M, Swapna N, Boyle NG, Mahajan A, Narasimhan C, Lokhandwala Y, Shivkumar K. Neuraxial modulation for refractory ventricular arrhythmias: value of thoracic epidural anesthesia and surgical left cardiac sympathetic denervation. Circulation. 2010;121:2255–62.
52. Ajijola OA, Lellouche N, Bourke T, Tung R, Ahn S, Mahajan A, Shivkumar K. Bilateral cardiac sympathetic denervation for the management of electrical storm. J Am Coll Cardiol.

2012;59:91–2.
53. Estes EH, Izlar HL. Recurrent ventricular tachycardia. A case successfully treated by bilateral cardiac sympathectomy. Am J Med. 1961;31:493–7.
54. Vaseghi M, Gima J, Kanaan C, Ajijola OA, Marmureanu A, Mahajan A, Shivkumar K. Cardiac sympathetic denervation in patients with refractory ventricular arrhythmias or electrical storm: intermediate and long-term follow-up. Heart Rhythm. 2014;11:360–6.
55. Stevenson WG, Wilber DJ, Natale A, Jackman WM, Marchlinski FE, Talbert T, Gonzalez MD, Worley SJ, Daoud EG, Hwang C, Schuger C, Bump TE, Jazayeri M, Tomassoni GF, Kopelman HA, Soejima K, Nakagawa H, Multicenter Thermocool VT Ablation Trial Investigators. Irrigated radiofrequency catheter ablation guided by electroanatomic mapping for recurrent ventricular tachycardia after myocardial infarction: the multicenter thermocool ventricular tachycardia ablation trial. Circulation. 2008;118:2773–82.
56. Reddy VY, Reynolds MR, Neuzil P, Richardson AW, Taborsky M, Jongnarangsin K, Kralovec S, Sediva L, Ruskin JN, Josephson ME. Prophylactic catheter ablation for the prevention of defibrillator therapy. N Engl J Med. 2007;357:2657–65.
57. Kuck K-H, Schaumann A, Eckardt L, Willems S, Ventura R, Delacrétaz E, Pitschner H-F, Kautzner J, Schumacher B, Hansen PS, VTACH study group. Catheter ablation of stable ventricular tachycardia before defibrillator implantation in patients with coronary heart disease (VTACH): a multicentre randomised controlled trial. Lancet. 2010;375:31–40.
58. Silva RMFL, Mont L, Nava S, Rojel U, Matas M, Brugada J. Radiofrequency catheter ablation for arrhythmic storm in patients with an implantable cardioverter defibrillator. Pacing Clin Electrophysiol. 2004;27:971–5.
59. Strickberger SA, Man KC, Daoud EG, Goyal R, Brinkman K, Hasse C, Bogun F, Knight BP, Weiss R, Bahu M, Morady F. A prospective evaluation of catheter ablation of ventricular tachycardia as adjuvant therapy in patients with coronary artery disease and an implantable cardioverter-defibrillator. Circulation. 1997;96:1525–31.

第 13 章

急诊手术和心脏装置

Massimo Zecchin, Luigi Rivetti, Gianfranco Sinagra, Marco Merlo, Aneta Aleksova

13.1 问题聚焦

近 10 年来，需急诊手术的心脏植入式电子装置(CIED)的患者数量持续增长，其中也包括预防猝死和治疗心力衰竭的 ICD 和 CRT 的患者。

据估计，全世界约有 3 000 000 例起搏器植入的患者和 500 000 例 ICD 植入患者[1]。根据 EUCOMED 数据，2012 年每百万欧洲居民中，有约 1000 例新植入起搏器患者和 170 例新植入 ICD 患者。一些发表的研究结果证实 ICD 和 CRT 的效果后，近 10 年来，虽然起搏器植入比例没有显著改变，但 ICD 及 CRT 植入比例显著增加。尽管这存在一定地区差异，大多数西方国家均呈现这种趋势。

如需紧急外科干预，CIED 的患者(尤其是 ICD)可能需要考虑多种高风险因素，大多数是因为有基础心脏疾病、血流动力学异常/左心室功能障碍(特别是 ICD 植入患者)以及高龄(特别是起搏器植入患者)[2]。

M. Zecchin (✉) • G. Sinagra • M. Merlo • A. Aleksova
Cardiovascular Department, Ospedali Riuniti and University of Trieste, Trieste, Italy
e-mail: massimo.zecchin@alice.it

L. Rivetti
Department of Clinical and Experimental Medicine, University of Messina, Messina, Italy
e-mail: dott.luigirivetti@virgilio.it

除此之外，在外科干预期间，因电磁干扰或机械损伤，可能导致短暂甚至永久性设备故障[3]。

电磁场可能导致几种故障：损伤 CIED 的电路、起搏器抑制、噪声触发、非同步起搏及通讯障碍等[4]。

电磁场特征包括波长、频率、场强。频率范围由源决定，例如，MRI 以及电外科手术频率范围为 0~450MHz。电场强度是以伏特/米（V/m）为单位测量，而电磁场的磁场强度是以安培/米（A/m）为单位测量。电磁场能量以接收方与发射方距离的平方衰减，所以，距离加倍，暴露风险减至 1/4。

即使是静态磁场也可导致 CIED 的故障。常用于外科手术期间存放金属器械的无菌磁性布帘，如果距离起搏器或 ICD<15cm，可能会干扰起搏器或 ICD 工作[5]。

电凝与组织加热有关。然而，导电器械和电极，尤其是当置于电路中时，由于电极导线传导射频场的热量，可能增加灼伤风险。

近年来，研究者们为减小 CIED 的体积做出了巨大努力。其中，发生器由密封的钛或不锈钢外壳屏蔽。屏蔽的程度取决于厂商、设备的重量和大小，通常可抵抗>2MHz 电场的干扰。

除此，通过使用双极感知和低频滤波器，电磁干扰（EMI）也降低了。然而，0~60Hz 之间的频率与心脏信号频率重叠，因此，在心房和心室不应期期间的噪声采样阶段捕捉到信号时，“噪声反转功能”激活，可将设备调整到非同步起搏模式。

此外，为了提高射频和时变梯度磁场的屏蔽能力，对电极的设计进行了改进。

13.2　急诊科医师、麻醉科医师和外科医师须知

起搏器是脉冲发生器，一般放置于左侧（较少放于右侧）锁骨下区，通常置于皮下或胸肌下。起搏器通过电极与心脏相连，电极经过头静脉、腋静脉或锁骨下静脉，1 根或 2 根电极放置于右心室、右心房或二者兼有。对于 CRT 患者，第 3 根电极置于冠状静脉窦的一支用于左心室起搏。依据各患者不同的需求以及不同起搏器模式，每个设备的程控和起搏功能也各不相同。

ICD 与起搏器的区别在于抗心动过速功能,ICD 可以识别并自动终止(通过超速起搏或高压直流电击)可能致命的心律失常,例如持续性 VT 或 VF,这也是猝死的主要原因。对于任何原因引起左心室功能失调的患者,以及有心脏性猝死的其他高危心脏情况的患者,即使之前没有室性心律失常病史,也可应用 ICD 治疗以改善生存率。除一些新发布的完全皮下 ICD、无血管内电极 ICD(s-ICD)外,其余的 ICD 均有起搏功能。另外,可对需要识别和治疗的心律失常的最低频率和持续时间进行调整,从而避免对一些缓慢和(或)自行终止的心动过速进行不必要的治疗。

13.2.1 起搏器程控模式

起搏方式由北美起搏和电生理学会/英国起搏和电生理组(NASPE/BPEG)制定的代码来表示(表 13.1)[6]。第 1 个字母表示起搏心腔,第 2 个字母表示感知心腔,第 3 个字母表示感知后对下一起搏刺激触发或抑制的影响,第 4 个字母表示存在(R)或不存在(O)频率适应机制,第 5 个字母提示是否存在多部位起搏(如在 CRT 中),在临床实践中第 4 个或第 5 个字母较少使用。

13.2.2 单极导线和双极导线比较

电切术期间的干扰,可能被 CIED 错误地认为是心脏的自发快速电激

表 13.1 NASPE 起搏器代码

Ⅰ	Ⅱ	Ⅲ	Ⅳ	Ⅴ
起搏心腔	感知心腔	感知后反应方式	频率调节	多部位起搏
O → 无	O → 无	O → 无	O → 无	O → 无
A → 心房	A → 心房	T → 触发	R → 频率调节	A → 心房
V → 心室	V → 心室	I → 抑制		V → 心室
D → 双腔 (A + V)	D → 双腔 (A + V)	D → 双腔(A + V)		D → 双腔 (A + V)
S → 单腔 (A 或 V)	S → 单腔 (A 或 V)			

NASPE,北美起搏和电生理学会。

动(感知过度)[7]。近 10 年来,几乎所有植入电极都是双极电极,这意味着阴极和阳极都在导管的尖端,减少了电极间距离和外部干扰的可能。但是,在一些患者中,尤其是较早植入的患者,单极电极仍然存在。这些患者中,因为导线尖端(阴极)和发生器(阳极)之间均是感知范围,因而感知过度的发生风险特别高。

13.2.3 单极电刀和双极电刀比较

电外科手术电流的频率范围通常为 100~5000kHz, 并且在电切器械和接地电极之间,通常以单极模式放电。其中,双极电外科手术会应用电钳,电钳的每一肢均是一个电极,其应用很少,因为其仅用于凝血而非切割。双极电极仅有器械尖端的两个电极放电,从而减少了与 CIED 相关的电磁干扰。因此,功能故障仅与单极电切有关,而双极电外科手术在不直接接触 CIED 时不会导致电磁干扰。

在距 CIED 8~15cm 内进行电外科手术时,通常才会发生电磁干扰。因此, 在脐下进行电外科手术将接地垫放置在大腿上, 不太可能导致胸部 CIED 发生电磁干扰。

电磁干扰更常见于切割模式,而不是手术电切的凝固模式。这可能是因为与凝固血管出血相比,组织切割的功率更高、时间更长。

还有一些资料提示,使用谐波解剖刀、超声波切割和凝固设备可避免手术透热[8]。

13.2.4 电磁干扰对 CIED 的影响:总则

不同的设备和电极类型、设备程序、手术类型会产生不同的设备故障。

电磁干扰的影响可能是短暂的(感知过度所致)或永久的(启动噪声反转、电重置模式、起搏阈值增加)。

除非直接施加能量到脉冲发生器或系统电极上,否则永久性损伤非常少见。早先有一些关于严重不良反应的报道,例如起搏失败、系统故障,甚至是不恰当的危及生命的起搏失控[3]。然而,随着导线和发生器技术的进步,最近的报道表明,这些不良影响已经非常少见。

13.2.4.1 重置

有报道指出,当能量穿过脉冲发生器(即电切术时接触或极度靠近发生器)并产生类似电源制造时的初始连接刺激时,起搏器会发生重置。在重置期间,起搏参数自动调整为较低频率(60~70 次/分)的 VVI 模式(取决于厂商)和高输出能量。对于 ICD,除了 60~70 次/分的 VVI 起搏模式外,还要调整为固定抗心动过速治疗(较低频率阈值 146~190 次/分,取决于厂商)。

13.2.4.2 脉冲发生器损伤

电外科手术过于靠近或直接接触脉冲发生器,可引起 CIED 的故障或永久损伤,尤其是老式起搏器(内含电压控制振荡器,现已不再生产)。

ICD 或许抵抗力更强,但是能量依旧可以在导线绝缘损伤时进入脉冲发生器。

13.2.4.3 电极-组织界面损伤

现代设备很少出现电极-心肌组织界面损伤,但若单极电外科手术器械的电路穿过脉冲发生器,则可产生足够的电压,从而产生从脉冲发生器外壳到与心肌相连的起搏电极的单极电流。这可导致局部组织损伤伴起搏阈值增加以及失夺获的可能[9]。

13.2.4.4 感知过度

感知过度是电磁干扰对 CIED 最常见的影响,从而引起不恰当的起搏输出抑制或误判快速性心律失常,并可能导致不恰当的 CIED 治疗(图 13.1)。

相比于脐上方行电外科手术,于脐下方行电外科手术很少干扰起搏器或 ICD。然而,使用内镜胃肠电外科手术可能会导致干扰(图 13.2)。最近一项对 71 例 ICD 病例的分析表明,胸部、头颈部手术的电磁干扰占 50%,上肢手术占 22%,腹部/盆腔手术占 7%(仅腹腔镜胆囊切除术),下肢手术占 0%。下腹部手术未记录到电磁干扰[10]。

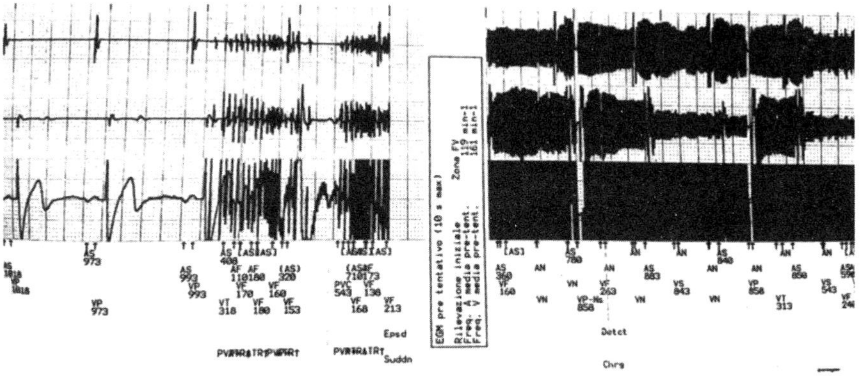

图 13.1　胸部手术时心室感知过度导致 ICD 充电。

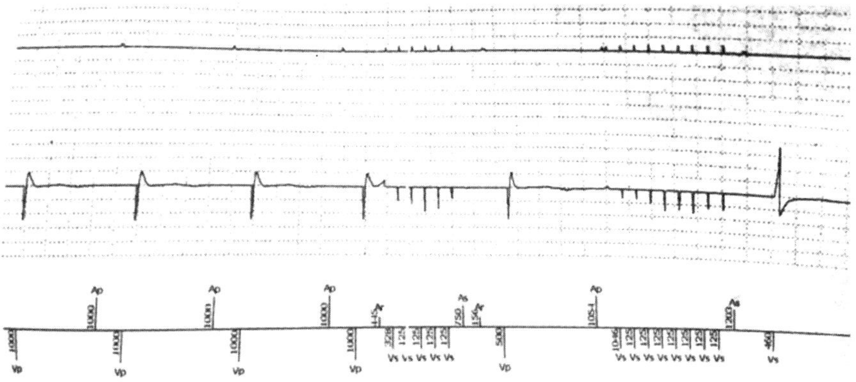

图 13.2　息肉切除术中的电磁干扰。

13.2.4.5　起搏器对电磁干扰的反应

当设置为抑制起搏模式时(AAI、VVI 或 DDI),电磁干扰之后可出现起搏抑制,从而导致起搏器依赖性患者的心动过缓或心脏停搏。当设置为触发起搏模式时(DDD),心房通道感知到电磁干扰(更可能发生,因为检测心房信号所需敏感性更高)可能引起心室起搏频率增加或误检房性心律失常并致“模式转换”到抑制起搏模式(VDI、VVI 或 DDI)。

对于有自主心律的患者,起搏抑制不会有任何后果,但对于起搏器依赖性患者，较长的（>4~5s）起搏抑制可能引起严重的血流动力学障碍。因此，缩短电外科手术放电时间以达到短阵快速刺激是可取的，而且可能比重新调整 CIED 或在植入心脏电子设备上放置磁铁更安全[3]。

对于 CRT 患者，体表心电图始终可见或应始终可见心室刺激；然而，这些患者通常不是起搏器依赖性患者，即使双心室起搏暂时异常，也不会有血流动力学障碍，除外存在自发高度房室传导阻滞或经房室结消融（“消融和起搏”）治疗的患者。

13.2.4.6 ICD 对电磁干扰的反应

ICD 需要一段特定的时间（数秒）持续高频率感知以满足心律失常诊断标准，从而开始治疗（抗心动过速起搏或直流电击）。因此，短暂的短阵快速刺激（<5s）电外科手术与数秒暂停交替不会导致误判快速性心律失常以及不适当的抗心动过速治疗。

不恰当的 ICD 放电，虽然会给清醒的患者带来痛苦，但也不应该认为其会对患者（除麻醉患者的骨骼肌收缩外）和周围人员造成危险，周围的人员也不会经历任何电击。然而，直流电击有一种罕见但可能的致心律失常效应，可引发 VF。

13.2.5 放置磁铁的效果

当 CIED 患者在实施可能导致电磁干扰的手术时，手术室内应一直备有简单磁体（通常为 90G）。然而，对于起搏器和 ICD 而言，放置于器械上皮肤表面的磁铁却有着不同的效果（图 13.3）。

13.2.5.1 起搏器

当磁铁作用于起搏器时，通常会引起“非同步起搏”（通常为 VOO 或 DOO），这意味着独立于任何感知活动的固定频率起搏，确保即使持续存在干扰时的心脏刺激（或避免不恰当的触发活动）。放置磁铁时的起搏频率是 CIED 的主要特征，并根据电池电量而变化。

如果自主心室活动足够，非同步起搏（由磁铁或 CIED 的重新程控所致）可能是不必要的，甚至是不恰当且危险的，因为磁铁频率可能与患者自身频率相竞争。虽然这是普遍担忧的情况，但是自主节律患者非同步起搏诱发房

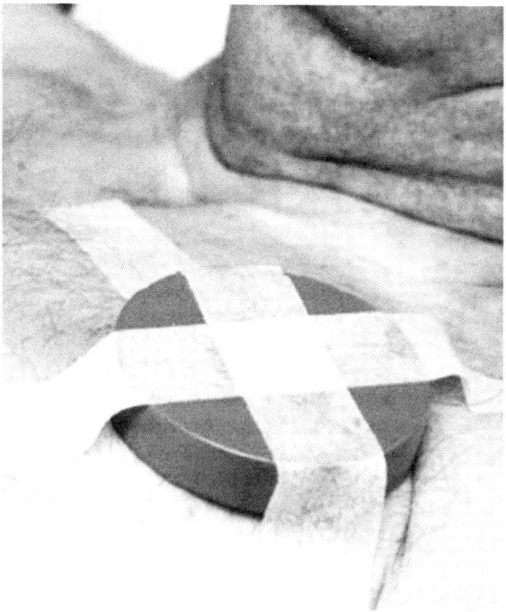

图 13.3 放置在 CIED 囊袋上的磁铁。

性或室性心律失常的风险可能性很小[11]。

13.2.5.2 埋藏式心律转复除颤器

在 ICD 中,心律失常检测或心动过速治疗可通过放置磁铁抑制,并可在磁场移除后自动开启。但一些老式的 Boston Scientific(原 Guidant)ICD 具有永久抗心动过速治疗作用,而不是暂时关闭,通过应用磁铁可以关停功能,需要重新程控设备或重新定位磁铁来恢复之前的功能。因此,由于一些设备可关闭磁铁反应,在电外科手术过程中需要密切监测以确定电刀效果。

如果应用了磁铁仍有不恰当的抗心动过速治疗(电击或抗心动过速起搏),则必须使用间歇短暂放电(<5s)、双极电凝。另一方面,当发生真正的持续性室性心律失常时,则仅通过移除磁铁或使用体外除颤器,即可行适当的抗心动过速治疗。在这种情况下,应将体外除颤电极板置于前后位置而不是前侧位置,以确保前(心尖)电极板距装置至少 5cm。

ICD 与起搏器不同,磁铁不影响 ICD 抗心动过速起搏功能。因此,若预计电磁干扰明显,为避免起搏抑制,为起搏器依赖性的 ICD 患者重新程控更为恰当。

13.2.6 如何识别患者存在 CIED 及患者是否具有起搏器依赖性

当没有病史或病历时,如果锁骨下区有伤口,且此伤口更常见于左侧,则很容易提示 CIED 的存在。对于瘦小的患者,一些设备,例如较新的起搏器,因为体积较小和植入位置,不是总能被发现,有时可能在伤口下方数厘米处。

但是,所有的患者均应携带设备识别卡,这对于识别设备类型(起搏器、ICD 或 CRT)以及厂商很必要。这些信息尤其重要,因为每个设备仅可由相应厂商的程控仪程控。对于紧急情况,胸部 X 线片对于识别起搏器以及 ICD 非常有用,因为后者接近右心室心尖部的导线处有除颤线圈(导线更粗、射线密度更高)(图 13.4)。有时,同一导线近端可见另一个线圈,位于上腔静脉处。此外,胸部 X 线片还可显示模具形态,甚至设备序列号。

根据定义,具有自主心律的患者不是起搏器依赖性患者。即使存在心动过缓发生的风险,电磁干扰期间发生起搏抑制且同时发生心脏停搏可能性很低。因此,如果 CIED 不是 ICD,则通常没有必要调整起搏器或放置磁铁。

如果可能,对于需要起搏的患者,起搏器依赖情况需要由心内科医师在

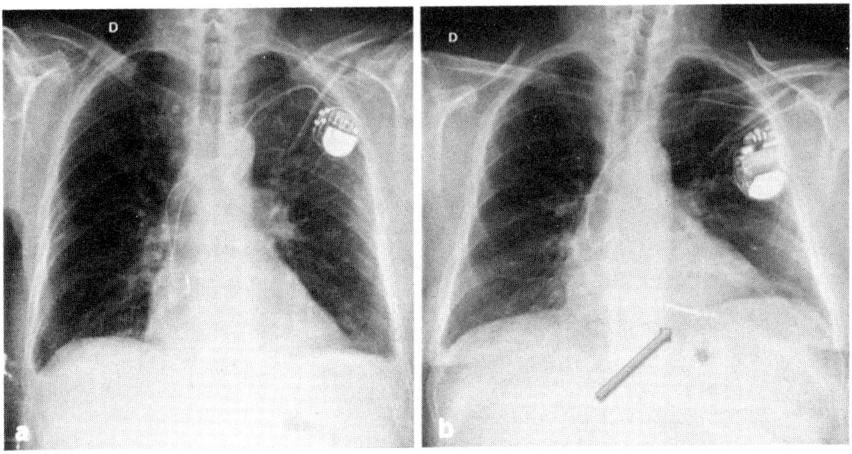

图 13.4 带有心脏起搏器(a)和 ICD(b)患者的胸部后位 X 线片。ICD 患者右心室导联的除颤线圈用箭头表示。

术前起搏器评估中进行评价,将起搏器调整至较低的起搏频率(30~40 次/分)以检测自主心律。这对于 CRT 患者尤为重要,此类患者即使没有缓慢性心律失常,通常也存在 100%双心室起搏。在手术前不能进行程控时,所有具有恒定速率的患者都应视为起搏器依赖。

常规起搏器检查通常每 6~12 个月进行 1 次(ICD 为 3~6 个月)。因此,大多数患者在过去的 1 年中均已进行过评估。此外,越来越多的设备常规采用"远程监控":使用基站设备(类似于调制解调器),连接到互联网(通过标准电话线连接或手机通信技术)与 CIED 进行无线通信连接,常规随访得到的大部分信息均可上传至特制的服务器,并可在需要时由授权人员查看。数据以固定的时间间隔发送,当出现重大事件(如心律失常或功能障碍)时,可自动发送或由患者手动发送。但是,目前的系统不允许远程设备重新程控。

13.2.7 如何最大限度地降低风险

当电场穿过 CIED、导线或与 CIED 距离不超过 15cm 时,电磁干扰的风险最高。在电外科手术中,返回电极应放置在同侧脚踝或身体侧面。然而,对于涉及 CIED 同侧手臂的手术,返回电极应放置在同侧手臂,以避免完全暴露于电外科手术能量中。

脐部不是一个精确的解剖标志,特别是在肥胖患者,而许多腹腔镜外科手术都通过脐部进行。因此,应该建议将髂嵴以下作为不需要应用磁铁或重新程控的体表标记。利用磁铁,而不是关闭 ICD,可显著减少暴露于未经治疗的危及生命的心律失常风险的时间[10]。

除此,有一项潜在风险是,在外科手术干预后,未能重新启动心动过速治疗,使患者出现室性心律失常。如 67 410 例远程随访患者的报告所显示,针对 VF 的检测和治疗最常见的"红色报警"被"关闭"。

紧急复律、除颤和紧急起搏的设备应处于紧急备用状态。然而,需要牢记的是,体表心电图中也可能存在伪影,并且电外科手术期间心电图监测可能难以检测到心律失常。因此,应采用其他方式监测心脏电活动,如侵入性或非侵入性连续动脉压监测或脉搏血氧仪监测。

因此,间歇数秒的短暂电切术(<5s),是最大限度减少起搏器依赖性患者严重缓慢性心律失常和 ICD 患者不恰当抗心动过速治疗风险的最佳方式。

13.3 心内科医师须知

当需要紧急或急诊外科手术时,心内科医师可能不会立即到达,而且并非所有心内科医师都可以进行 CIED 的程控。然而,只要可能,心内科医师或电生理专家应参与患者的治疗,特别是在胸部、头部或上肢手术的情况下。

很显然,心内科医师应该了解患者的心脏问题,包括应用 CIED 的原因,患者是否为起搏器依赖,以及 CIED 的型号、厂商。因为 CIED 及其相应程序的不同,其对电磁干扰和应用磁铁的反应也各不相同,所以应对 CIED 的程序有所了解。例如,在基于阻抗的频率调节系统(如分钟通气传感器)中,如果频率调节被激活,电磁干扰可能导致传感器触发最快速率起搏。

当出现明显的电磁干扰时,可能会出现“噪音反转”,在此期间 CIED 非同步起搏并暂停快速性心律失常治疗。噪声反转模式是一种旨在最大限度减小电磁干扰的方法,与重置不同,一旦噪声不再存在,它将自动禁用。但是,噪声反转程序随着厂商不同而不同,主要用于存在持续电磁干扰的情况;在散发的和(或)短暂的电磁干扰时,可能无法提供足够的保护,如在手术室中遇到的情况。因此,在这种情况下,更可能发生起搏抑制或以上限频率不恰当的起搏。

13.3.1 磁铁反应

不同厂商的设备对磁铁的反应各不相同,同时,厂商不断更新设备,型号也在不断改变。除此,起搏速率在启用(BOL)和建议更换(ERI)时也各不相同。

13.3.2 起搏器

对于起搏器来讲,磁铁一般会导致磁铁开关关闭,从而引起非同步起搏。

在 BOL 时,VOO 或 DOO 模式起搏频率为 85 (Medtronic)~100 次/分(Boston Scientific, S. Jude)。在 ERI 时,起搏频率会下降到较低频率(Medtronic

65 次/分,Sorin 和 Biotronik 80 次/分,S. Jude 85~86.3 次/分)。如果磁铁反应可调整,则还可见其他反应(Biotronik、Boston Scientific、S. Jude)。

对于一些具有抗房性心动过速治疗的设备(Medtronic AT500),抗心动过速起搏仅是暂停,但不会转换为非同步起搏模式。

频率调节持续关闭。

还有一些设备(Biotronik、Boston Scientic、Medtronic),其起搏振幅与程控时设定值相同,并保持不变,但是如果自动夺获功能开启,输出能量通常会重置为自动阈值夺获之上。

13.3.3 ICD

对于所有的 ICD,抗心动过速治疗暂停而起搏功能通常不变。只有 Sorin 公司的设备会更改起搏频率(96 次/分,ERI 时 80 次/分),并持续处于需求模式(因此,不会转换到非同步起搏模式)。

某些型号的设备(Boston Scientific、S. Jude)可关闭 ICD 的磁铁反应。

当在装置上放置磁铁时,某些型号的设备可以听到声音(Boston Scientific:同步 R 波的哔哔响;Medronic:持续声响)。然而,如果移除磁铁后,设备仍发出声音,则可能出现故障,应行程控。

13.4 诊断和治疗的建议程序/途径

13.4.1 术前/麻醉前评估

在紧急或急诊情况下,术前评估作为可选的步骤,可能很难实现。因为大多数患者都定期进行门诊或远程评估,患者病历中提供的信息应该足以提供大部分术前处理。

如果这样的评估并没有在相应的时间段完成(起搏器为 12 个月,而 ICD、CRT 为 6 个月),如有可能,手术之前咨询当前 CIED 团队是合理的。

13.4.2 术前

参见表 13.2。

13.4.3 术中

参见表 13.3。

表 13.2 术前

	需要做什么	如何去做
所有患者	识别 CIED 的患者	询问病史,体格检查
	识别设备(起搏器、ICD、CRT)、厂商、型号(持续)	询问病史,检查患者识别卡,胸部 X 线检查
	识别 CIED 指征(只要可能)	询问病史,检查患者识别卡
	识别是否起搏器依赖(只要可能)	术前心电图;如果体表心电图未见自主心脏活动证据,当术前不能访问或程控时,则需询问病史或证实起搏器依赖
起搏器患者		
起搏器依赖性患者且手术部位在脐部或髂嵴以上,需要单极电刀	识别基础心律和自主心率(只要可能)	术前访问且暂时程控至较低的心率(如果近期未行起搏器常规随访)
	心率监测(持续)	除心电图外,还需应用脉搏波描记法或动脉管路监测
	观察磁铁放置反应(持续)	在放置磁铁期间,观察心率
	可用其他起搏方式(只要可能)	可用经皮起搏

(待续)

表 13.2(续)

	需要做什么	如何去做
ICD 患者		
所有手术	心率监测(持续)	除心电图外，还需应用脉搏氧饱和度和动脉管路监测
手术部位在脐部或髂嵴以下,双极电刀	无须程控	
手术部位在脐部或髂嵴以上,需要单极电刀		
磁铁和术中其他设备可用(非起搏器依赖性患者)	关闭抗心动过速治疗（持续）	在装置上放置磁铁
磁铁不可用或术中其他设备不可用(但是能找到 CIED 人员)	关闭抗心动过速治疗（持续）	程控关闭抗心动过速治疗,保证术后重新程控
起搏器依赖性患者(但是能找到 CIED 人员)	万分小心，电切时减少电磁干扰(持续)	术前程控至频率适当的非同步模式(VOO 或 DOO)并保证术后重新程控
起搏器依赖性患者;术中磁铁不可用或其他设备不可用;找不到 CIED 人员		电刀返回电极位于同侧踝或躯干(如果在植入侧同侧手术,则放置于同侧手臂上)

13.4.4 术后

术后需要尽快联系 CIED 人员的情况：

- 在手术过程中 CIED 发生重置。
- 术前曾行程控(起搏器依赖性患者调整为非同步起搏,ICD 患者关闭抗心动过速治疗)。
- 手术期间发生显著的缓慢性或快速性心律失常。

表 13.3 术中

	需要做什么	如何去做
所有手术	心率监测(持续)	除心电图外，还需应用脉搏氧饱和度和动脉管路监测
	避免磁场(如果可能)	无菌磁垫与 CIED 距离>15cm
在脐部或髂嵴以下操作,双极电刀	无须程控	
在脐部或髂嵴以上操作,需要单极电刀		
所有患者,尤其是起搏器依赖性 ICD 患者(即使应用磁铁)	减少电刀电磁干扰(持续)	间歇短暂电外科手术放电(连续放电时每次<5s),且有>5s 延迟
ICD 患者,未应用磁铁		
起搏器依赖性患者未应用磁铁 (以及 CIED 人员不在场)		
起搏器依赖性患者(应用磁铁)	观察磁铁反应(持续)	电切术期间观察心率 (不论是否放置磁铁)
ICD 患者(使用磁铁关闭治疗)	术中出现室性心律失常时，保证合适治疗(持续)	移除磁铁以开启抗心动过速治疗
ICD 治疗(调整关闭治疗)		外部直流电击

(高瑞龙 周益锋 译)

参考文献

1. Wood MA, Ellenbogen KA. Cardiology patient pages: cardiac pacemakers from the patient's perspective. Circulation. 2002;105(18):2136–8.
2. Proclemer A, et al. Registro Italiano Pacemaker e Defibrillatori – Bollettino Periodico 2013. G Ital Cardiol. 2014;15(11):638–50.
3. Crossley GH, et al. The Heart Rhythm Society (HRS)/American Society of Anesthesiologists (ASA) Expert Consensus Statement on the perioperative management of patients with implantable defibrillators, pacemakers and arrhythmia monitors: facilities and patient management: executive summary this document was developed as a joint project with the American Society of Anesthesiologists (ASA), and in collaboration with the American Heart Association (AHA),

and the Society of Thoracic Surgeons (STS). Heart Rhythm. 2011;8:e1–18.
4. Beinart R, Nazarian S. Effects of external electrical and magnetic fields on pacemakers and defibrillators: from engineering principles to clinical practice. Circulation. 2013;128(25):2799–809.
5. Zaphiratos V, et al. Magnetic interference of cardiac pacemakers from a surgical magnetic drape. Anesth Analg. 2013;116(3):555–9.
6. Bernstein AD, et al. The revised NASPE/BPEG generic code for antibradycardia, adaptive-rate, and multisite pacing. North American Society of Pacing and Electrophysiology/British Pacing and Electrophysiology Group. Pacing Clin Electrophysiol. 2002;25(2):260–4.
7. Dobrow RJ. Phantom pacemaker programming. Pacing Clin Electrophysiol. 1978;1:166–71.
8. Nandalan SP, Vanner RG. Use of the harmonic scalpel in a patient with a permanent pacemaker. Anaesthesia. 2004;59(6):621.
9. Snow JS, et al. Implanted devices and electromagnetic interference: case presentations and review. J Invasive Cardiol. 1995;7:25–32.
10. Gifford J, et al. Randomized controlled trial of perioperative ICD management: magnet application versus reprogramming. Pacing Clin Electrophysiol. 2014;37:1219–24.
11. Filipovic M, et al. Harm associated with reprogramming pacemakers for surgery. Anesthesiology. 2002;97:1033–4.

索 引